医药类高职高专院校"十四五"规划教材·中医类专业

中医诊断学

主　编　祝建材　李先强

副主编　赵海军　刘鹏飞　李建民　徐　媛

编　者　（按姓氏笔画排序）

马芝艳　山东中医药高等专科学校

刘庆燕　黑龙江省中医药科学院

刘鹏飞　山东中医药大学

李　妍　黑龙江中医药大学第一临床医学院

李先强　山东中医药大学

李建民　青岛市胸科医院

杨永利　山东中医药高等专科学校

赵桂芝　山东中医药高等专科学校

赵海军　山东中医药大学

祝建材　山东中医药高等专科学校

徐　宁　淄博职业学院

徐　媛　烟台市莱阳中心医院

西安交通大学出版社
XI'AN JIAOTONG UNIVERSITY PRESS

国家一级出版社
全国百佳图书出版单位

图书在版编目(CIP)数据

中医诊断学 / 祝建材,李先强主编. — 西安:西安交通
大学出版社,2020.12(2022.7重印)
ISBN 978-7-5693-1960-6

Ⅰ. ①中… Ⅱ. ①祝… ②李… Ⅲ. ①中医诊断学-教材
Ⅳ. ①R241

中国版本图书馆 CIP 数据核字(2020)第 242824 号

书　　名	中医诊断学	
主　　编	祝建材　李先强	
责任编辑	王银存	
责任校对	张永利	
出版发行	西安交通大学出版社	
	(西安市兴庆南路 1 号　邮政编码 710048)	
网　　址	http://www.xjtupress.com	
电　　话	(029)82668357　82667874(市场营销中心)	
	(029)82668315(总编办)	
传　　真	(029)82668280	
印　　刷	西安日报社印务中心	
开　　本	787 mm×1092 mm　1/16　印张　14.5　字数　361 千字	
版次印次	2020 年 12 月第 1 版　　2022 年 7 月第 3 次印刷	
书　　号	ISBN 978-7-5693-1960-6	
定　　价	40.00 元	

如发现印装质量问题,请与本社市场营销中心联系。
订购热线:(029)82665248　(029)82667874
投稿热线:(029)82668803
读者信箱:med_xjup@163.com

前　言

　　《中医诊断学》是根据教育部有关高职高专教材建设的文件精神,以高职高专医药技术类专业学生的培养目标为依据,由西安交通大学出版社组织有关高职高专院校教师共同完成。

　　本教材根据中医学、针灸推拿等专业学生学习专业课程的需要,系统介绍了中医诊断学的基础理论,为学习中医学专业、针灸推拿专业等相关课程及将来从事临床工作打下坚实的基础。本教材的特色是:①体现高职高专教学特色,符合高职高专培养目标,遵循"三基"(基础理论、基本知识和基本技能)、"五性"(思想性、科学性、启发性、先进性和实用性)、"三特定"(特定的对象、特定的要求和特定的限制)的原则,重视实践教学,深入贯彻以能力为本的教学思想,以培养实用性的应用型人才;②本教材除绪论外共分十一章,每章前设"学习目标",使教有目的,学有方向;正文设置"知识链接",以拓宽学生思路;章后设"目标检测",使学生能抓住重点,掌握要点,并进行自我检测;③本教材适当介绍了中医诊断学的学科进展及典型案例,尽量帮助学生适当掌握中医诊断学的重要专业术语,使学生初步具有中医学的临床辨证能力;④在突出重点的原则下,本教材叙述简明、深入浅出、通俗易懂,使用简单明了的表格、图片等,体现出基本理论的特点。本教材主要供中医学、针灸推拿专业使用,其他相关专业如骨伤、康复治疗技术、医疗美容技术、中药、护理等专业也可使用,还可作为相关专业证书考试的参考书。

　　本教材的编写采用了分工合作的方式,所有内容经编委会反复讨论确定后,分工编写。其中,祝建材、杨永利编写了绪论,李先强、赵桂芝、李妍编写了第一章和第二章,赵海军、徐媛、刘庆燕编写了第三章和第四章,刘鹏飞、李妍编写了第五章,刘鹏飞、刘庆燕编写了第六章,李先强、李建民、徐宁编写了第七章和第八章,刘鹏飞、徐媛、马芝艳编写了第九章和第十章,李建民、赵海军编写了第十一章和附录。全书由主编、副主编统稿并修整。

　　本教材参考了近年来出版的高等中医药专业中医诊断学方面的教材,在此谨向原书作者表示真挚的谢意。同时,对西安交通大学出版社、山东中医药高等专科学校等单位的领导和老师给予的大力支持和帮助表示衷心感谢。

　　本教材虽经集体讨论、共同审定,但限于编者水平有限,疏漏之处在所难免,敬请广大师生在使用过程中提出宝贵意见,以便进一步修订和完善。

《中医诊断学》编委会

2020 年 11 月

目　　录

绪　　论

⊙ 学习目标

【学习目的】通过本章的学习，明确中医诊断疾病的基本原理和基本原则，为后续章节和课程的学习奠定基础。

【知识要求】正确表述中医诊断学、诊法、辨证、辨病、病、证、症、病案等概念。掌握中医诊断疾病的基本原则，熟悉中医诊断疾病的基本原理和主要内容，了解中医诊断学的发展简史及学习方法。

【能力要求】具有切实理解和运用中医诊断的基本原理和基本原则的能力。

诊，诊察了解；断，分析判断。"诊断"就是通过对患者的询问、检查，掌握病情资料，以对患者的健康状态和病变的本质进行辨识，并对所患病证做出概括性判断。

中医诊断学，是根据中医学理论，研究诊察病情、判断病种、辨别证候的基础理论、基本知识和基本技能的一门学科。它是中医学专业的基础课，是基础理论与临床各学科之间的桥梁，是中医学专业课程体系中的主干课程。

一、中医诊断学的主要内容

中医诊断学主要由诊法、辨证、辨病和病历书写四部分内容组成。

(一)诊法

诊法，即中医诊察、收集病情资料的基本方法。诊法主要包括望诊、闻诊、问诊、切诊四种诊察手段，简称为"四诊"。

望诊，是医生运用视觉察看患者的神、色、形、态、舌、头面、五官、四肢、二阴、皮肤以及排出物等，以发现异常表现，了解病情的诊察方法。闻诊，是医生运用听觉诊察患者的语言、呼吸、咳嗽、呕吐、嗳气、肠鸣等声音，以及运用嗅觉诊察患者发出的异常气味、排出物的气味，以了解病情的诊察方法。问诊，是对患者的自觉症状、既往病史、生活习惯等有关疾病的情况进行询问，以了解患者的各种异常感觉以及疾病的发生发展、诊疗等情况的诊察方法。切诊，包括脉诊和按诊，是医生用手触按患者的动脉脉搏及肌肤、手足、胸腹、腧穴等部位，测知脉象变化及有关异常征象，从而了解病变情况的诊察方法。

四诊分别从不同的角度了解病情，它们相互补充而不能互相取代。因此，临床上只有四诊合参，才能全面了解病情，为正确诊断疾病提供依据。

(二)辨证

辨证，是诊断疾病的核心，要掌握辨证这一概念，首先要了解症、证、病三个概念。

症，即症状，包括症状和体征。症状，是患者的主观异常感觉或某些异常变化，如头痛、发热、咳嗽、呕吐等。体征，是能客观检查出来的异常征象，如面黄、舌红、脉数等。证，即证候，是对疾病发展过程中某一（当前）阶段的病因、病位、病性以及病势等所做出的病理性概括。例如，脾气虚证、肝郁脾虚证、卫分证、脾肾阳虚证、膀胱湿热证、瘀阻脑络证等，均属证名。以脾气虚证为例，其病位在脾，病性为虚，病机是脾气虚，临床表现为食少纳呆、食后腹胀、体倦乏力、大便溏薄、神疲少气、舌淡脉弱等。病，即疾病，是在病因作用下，正邪斗争、阴阳失调所产生的具有特定发展规律的病变全过程，具体表现为若干特定的症状群和不同阶段前后衔接的证候。例如，温病是以急性发热、口渴尿黄等为临床特征的外感性热病，一般表现为由卫分证、气分证、营分证及血分证前后衔接组成的病变全过程。

辨证，即在中医理论指导下，对患者的各种临床资料进行综合分析，从而对疾病当前阶段的病因、病位、病性及病势等做出判断，概括为完整证名的诊断思维过程。

（三）辨病

辨病亦称为识病或诊病，是在中医学理论指导下，综合分析四诊资料，对疾病的病种做出判断，得出病名诊断的思维过程。疾病的病名，是对该病全过程的特点和规律所做出的概括与抽象定义。例如，疟疾、痢疾、消渴等，均为病名。中医诊断虽然包括病名诊断（辨病）和证名诊断（辨证）两部分，但辨病是内、外、妇、儿等临床研究的主要内容，本课程介绍的重点侧重于辨证。

（四）病历书写

病历古称医案、脉案、诊籍。病历是对患者诊疗情况的书面记录，是医疗、科研、教学及司法的重要资料。病历书写就是将患者的临床表现和诊疗等情况，按一定格式，如实、全面地记录下来，是临床工作者必须掌握的基本技能。

二、中医诊断疾病的基本原理

中医学在形成和发展过程中，受中国古代哲学思想的影响，其认识论和方法论都具有朴素的唯物辩证法思想。对于自然界和人体生理病理的认识，是以直观的方法从总体上看待其关系，形成了天人相应、形神相合、表里相关的整体观念。

中医学认为，人体是一个有机的整体，局部的病变可以产生全身性的病理反应，全身的病理变化又可反映于局部。因此，疾病变化的病理本质虽然藏之于"内"，但必有一定的症状、体征反映于"外"；微小的、局部的表现，常可反映出整体的状况，整体的病变也可以从多方面表现出来。通过审察机体反映于外的各种疾病现象，在中医学理论指导下，进行分析、综合、对比、思考，便可了解疾病的本质。这便是中医诊断病证的基本原理，具体概括为以下三个方面。

（一）司外揣内

外指疾病表现于外的症状和体征；内指脏腑气血等内在的病理本质。司外揣内又称为"从外知内"或"以表知里"，指通过观察和分析疾病表现于外的症状和体征，便有可能测知其内在的病理本质。

《灵枢·本脏》言："视其外应，以知其内脏，则知所病矣。"说明脏腑与体表内外相应，观察外部的表现，即可测知内脏的变化，了解内脏所生疾病；反之，认识了内在的病理本质，便可解释显现于外的证候表现。《丹溪心法》又总结说："欲知其内者，当以观乎外；诊于外者，斯以知其内。盖有诸内者形诸外。"

（二）见微知著

微指微小、局部的变化；著指明显、整体的情况。见微知著指通过观察局部的、微小的变化，就可以测知整体的、全身的病变。

例如，舌为心之苗，又为脾、胃之外候，舌与其他脏腑也有密切联系，故舌的变化可以反映脏腑气血的盛衰及病邪的性质。又如，五脏六腑之精气皆上注于目，故目可反映人体的神气，望目可诊察全身及脏腑的病变等。

临床实践证明，某些局部的改变，确实有诊断全身疾病的意义。因而有言，中医学含有当代"生物全息"的思想，人体的某些局部，可看作是脏腑的"缩影"。

（三）以常衡变

常指健康的、生理的状态；变指异常的、病理的状态。以常衡变指以正常的状态作为衡量标准，就可发现机体太过或不及的异常变化。

健康与疾病，正常与异常，不同的色泽，脉象的虚、实、洪、细等，都是相对的，都是通过观察比较而做出的判别。诊断疾病时，一定要注意从正常中发现异常，从对比中找出差别，进而认识疾病的本质。

三、中医诊断疾病的基本原则

中医诊断疾病的过程，就是在中医理论指导下，依据四诊收集的资料，辨识病证的过程。疾病的临床表现错综复杂、千变万化，医生要想抓住疾病的本质，提高诊断的准确性，就必须要遵循以下基本原则。

（一）整体审察

整体审察是在诊断疾病时，既要重视患者机体自身的病理联系，又要注重与患者所处的社会环境和自然环境结合起来综合地判断病情。人体是一个有机的整体，内在的脏腑与体表的形体官窍之间密切相关，整个人体又受社会环境和自然环境的影响，当人体脏腑、气血、阴阳和谐协调，能适应社会、自然环境的变化时，则身心健康；反之，若内、外环境不能维持一定范围内的和谐统一，便可产生疾病。

整体审察的诊断学意义有二。一是指通过四诊收集患者的临床资料时，必须从整体上全方位地收集，而不能只看到局部的病痛。除了以局部病痛为线索，综合运用四诊了解全身情况外，同时还要了解患者的病史、体质、家庭、环境、时令气候等对疾病有无影响。只有全面而详细地占有临床资料，才能为正确诊断病证打下基础。二是指要对病情资料全面分析、综合判断。既不要只见树木不见森林，也不要主次不分、眉毛胡子一把抓。

（二）诊法合参

诊法合参的含义有二：一是指要四诊并重，诸法并用，全面收集病情资料；二是指对四诊收集的病情资料，必须综合分析、相互参照，以全面、准确地做出诊断。

由于疾病是一个复杂的过程，其临床表现往往体现于多方面，必须诊法合参，才能全面、详尽地获取诊断所需的临床资料；而且，望诊、闻诊、问诊、切诊四诊分别从不同的角度检查病情和收集临床资料，各有其独特的方法与意义，不能互相取代。实际上，在临床中往往要四诊合参而难以截然分开。例如,对排出物的诊察,既要望其色,又要闻其味,还要问患者的感觉,而在腹诊时,既要望腹之色泽形状,又要叩听其声音,还要按知其冷热、软硬,并问患者喜按、拒按等。

(三)病证结合

病证结合指辨病和辨证相结合。中医诊断包括辨病和辨证两方面,诊断结论由病名和证名组成。病与证是疾病诊断的两个不同的侧重点。辨病是对疾病全过程的发展规律所做的概括,能掌握贯穿疾病始终的基本矛盾;辨证是对疾病当前阶段的病位、病性等做出的判断,可抓住当前疾病的主要矛盾。正是因为病与证对疾病本质反映的侧重点不同,所以中医学强调辨病与辨证相结合,以有利于正确诊断。

临床进行思维分析时,有时是先辨病再辨证,有时是先辨证再辨病。如果通过辨病而确定了病种,便可根据该病的一般演变规律而提示常见的证型,此谓在辨病基础上再辨证。当疾病的本质反映尚不够充分时,则需先辨证,这不仅有利于疾病当前的治疗,并且通过对证的变化的观察,有利于对疾病本质的揭示,从而确定病名。

四、中医诊断学的发展简史

中医诊断疾病的理论与方法早在甲骨文及《周礼》《史记》中就有记载。5世纪著名医家扁鹊,即可通过"切脉、望色、听声、写形",而"言病之所在"。

春秋战国时期成书的《黄帝内经》,是中医理论体系的经典著作。书中不仅在诊断学的方法上奠定了望诊、闻诊、问诊、切诊四诊的基础,而且提出了诊断疾病必须结合致病的内、外因素综合考虑;不仅从理论上对诊断学的形成和发展奠定了基础,而且提出了诊病与辨证相结合的思路。《难经》则于四诊中特别重视脉诊,提出的独取寸口诊脉法,对后世影响甚大。

西汉名医淳于意(仓公)首创"诊籍",即病案,记录患者的姓名、居址、病状,以及方药、日期等,作为复诊的参考。

东汉末年名医张仲景总结了汉以前诊疗经验而著成《伤寒杂病论》。其将病、证、症、治结合起来,以六经为纲辨伤寒,以脏腑为纲辨杂病,理、法、方、药一线相贯,确立了辨证论治的诊疗体系,为中医诊断学的发展做出了突出的贡献。

西晋名医王叔和所著《脉经》,集汉以前脉学之大成,分述三部九候、寸口、二十四脉等脉法,为我国现存最早的脉学专著。该书早在6世纪即传入朝鲜、日本,17世纪传入欧洲。

隋代巢元方等编撰的《诸病源候论》,是我国第一部论述病源与证候诊断的专著。全书共分67门,各种疾病的病候计有1739候,且以内科疾病最多,其他为外科、眼科、妇科等疾病,论述内容丰富,诊断标准明确。对某些传染病、寄生虫病等的诊断,也有不少精辟论述。

宋金元时期,不乏诊断方面的突出论著。如宋代陈无择的《三因极一病证方论》,是病因辨证理论与方法较完备的专著。南宋施发的《察病指南》是诊法专著,并绘脉图33种,以图示脉,颇有特色。南宋崔紫虚的《崔氏脉诀》,以浮沉迟数为纲,分类论述24种脉象,对后世颇有影响。金元四大家在诊疗上也各有特点:刘河间诊病,重视辨识病机;李东垣诊病,重视四诊合参;朱丹溪诊病,重视司外揣内;张从正诊病,重视症状的鉴别诊断,如对各种发疹性疾病的鉴别颇为明确。

明清时期,脉诊、问诊、舌诊及辨证方面的发展尤为突出。明代张介宾著《景岳全书》,内容丰富，论述精辟，尤其是"脉神章""十问歌""二纲六变"之论，对后世影响颇大。

明代李时珍所撰《濒湖脉学》取诸家脉学之精华，论述27种脉的脉体、主病和同类脉的鉴别，言简意深，便于习诵，为后世推崇。此外，明代李中梓的《诊家正眼》、清代李延昰的《脉诀汇辨》、清代周学霆的《三指禅》、清代徐灵胎的《洄溪脉学》、清代周学海的《重订诊家直诀》等脉诊专著的问世，使脉诊不断得到充实和发展。

舌诊的研究，在清代大有进展。舌诊著作中，多附有舌图，为其共同特点。如张登所辑《伤寒舌鉴》载有120图、梁玉瑜辑成的《舌鉴辨证》载图149幅。

清代对四诊进行综合性研究的医著也有很多。其中，影响较大的有清代吴谦等编撰的《医宗金鉴·四诊心法要诀》，该书以四言歌诀形式简介四诊的理论与方法，便于掌握要点。清代林之翰的《四诊抉微》，论述全面，注重色脉并重、四诊互参。此外，周学海的《形色外诊简摩》、陈修园的《医学实在易·四诊易知》等也都有一定成就。清代汪宏的《望诊遵经》，收集历代有关望诊的资料，说明气色与疾病的关系，从全身各部位的形容色泽和汗、血、便、溺等各种变化中进行辨证，并预测其顺逆安危，为全面论述望诊的专著。

在杂病的辨证方面，清代的医学家亦有建树。例如：沈金鳌的《杂病源流犀烛》以脏腑为纲，旁及其他。叶天士的《临证指南医案》于每类疾病后详列症状、病因病机、用药分析，法度严谨，启迪后学。林珮琴、王旭高等对肝病的论述颇丰，王清任、唐容川对血证的辨证甚详，叶天士则对脾胃病的辨证有独到之处。

明清时期，对温疫、温热类疾病的认识，更有突破性的发展。例如：明代吴又可的《温疫论》，对温病学说的发展起了极大的推动作用；清代叶天士的《外感温热篇》创立了卫气营血辨证法，并强调察舌、验齿等诊法的重要临床意义；清代吴鞠通撰《温病条辨》，并创立了三焦辨证法；清代薛生白的《湿热条辨》、余师愚的《疫疹一得》、王孟英的《温热经纬》等都记载了丰富的温热类疾病的诊疗经验，完善了温病学的理论体系，也丰富和发展了中医诊断学。

明清时期还出现了不少关于传染病诊疗的专著。例如：明代卢之颐的《痎疟论疏》，专论疟疾之常症与变症的证治；专论白喉的著作有《时疫白喉提要》《白喉全生集》《白喉条辨》等；《麻科活人全书》《郁谢麻科合璧》《麻证新书》《麻症集成》等，均为论述麻疹的专著；王孟英的《霍乱论》、罗芝园的《鼠疫约编》，对于霍乱、鼠疫的诊断与辨证，均有详细论述。

中华人民共和国成立后，编撰出版了大量中医诊断学专著。例如：陈泽霖等的《舌诊研究》、曹炳章的《彩图辨舌指南》、赵金铎的《中医症状鉴别诊断学》《中医证候鉴别诊断学》，朱文锋的《中医诊断与鉴别诊断学》《常见症状中医鉴别诊疗学》等；还出版了中华人民共和国国家标准的《中医临床诊断术语》《中医病证分类与代码》，以及中医药行业规范标准，如《中医病证诊断治疗标准》等；尤其是多版《中医诊断学》教材的编撰，使中医诊断学的内容更趋系统和完善。

随着中国医药学日益受到世界各国人民的认可、重视和信赖，加强中医药国际交流已成为潮流。世界卫生组织于2007年10月16日首次向全世界颁布了《中医药名词术语国际标准》，包括基础理论、诊断学、临床治疗学、针灸、药物、医学典籍等8类，共3543个词条。这不仅标志着中国医药学走向国际化，也标志着中医诊断学标准走向国际化。

随着医学研究的深入发展，为使四诊资料客观化，研制和引用了如脉象仪、舌诊仪、色差计等仪器用于中医诊断。此外，在运用声学、光学、电学、磁学和生物医学工程、电子计算机等方面，以及对中医诊断学进行多学科综合研究方面，均取得了一定成就。

五、中医诊断学的学习方法

中医诊断学是一门理论性、实践性和科学性都很强的学科,是中医基础理论与临床各学科之间的桥梁,是对中医基础理论、基本知识和基本技能的综合运用,既有理论知识,又有实践操作,还有辨证思维的具体应用。因此,要想学好中医诊断学,必须掌握正确的学习方法。

(一)熟练掌握中医基础理论

在中医学的诊断方法和辨证思维中,始终贯穿着中医学的基础理论。如中医通过望神观色、察舌按脉等方法来诊断疾病的本质,无不涉及对阴阳五行、气血津液、脏腑经络、病因病机等中医基础理论的具体运用。因此,要学好中医诊断学,必须要有扎实的中医基础理论功底,在学习本门课程的同时,要不断地复习、理解和巩固前面所学的中医基础理论,以期能灵活运用中医基础理论指导中医诊断学具体内容的学习、理解和掌握。

(二)不断进行临床实践

前人说"熟读王叔和,不如临证多",说明了医学理论与临床实践相结合的重要性。临床实践在学习中医诊断学中同样具有重要意义。何谓绛舌、腻苔,弦脉、紧脉到底是什么感觉,如果不通过临床实践去观察、体会,恐怕难以真正认识。只有通过临床实践,才能深入理解和掌握书本中的理论知识,锻炼四诊诸法,掌握辨证分析和病案书写的基本技能。因此,在学习本课程的过程中,要充分利用各种条件,积极开展实践活动。例如:学习"四诊"时,同学间可互相体验;学习"辨证"时,要重视课后实习、实训项目的参与;临床见习和毕业实习阶段,更应争取多接触患者,规范操作,反复练习,勤练基本功,臻于熟能生巧的境界。

(三)注重培养科学思维

从收集病情资料,到做出病、证诊断的过程,是一个完整的认识过程,是从感性认识到理性认识的飞跃,是医学理论知识和科学思维方法的完整结合和综合运用。一个正确的临床诊断,不仅反映一个医生的学术水平,而且反映了他的科学思维能力。临床诊疗辨证不准或误诊,除可能与医生的医学理论知识不足,掌握的病情资料不够完整和准确外,更与医生的科学思维能力较差密切相关。因此,要提高临床诊断水平,还要掌握医学辩证法、逻辑学等相关思维科学知识,注重思维形式、方法和技巧的培养,克服主观主义、经验主义、片面局限、机械孤立等错误观念的影响。

 目标检测

一、选择题

(一)单项选择题

1. 下列哪项属于"体征"(　　　)

A. 口干口苦 　　　B. 舌苔黄腻 　　　C. 微恶风寒 　　　D. 耳鸣耳聋 　　　E. 肝气上逆

2. 下列哪项属于"症状"(　　　)

A. 心烦失眠 　　　B. 喉中痰鸣 　　　C. 腹如舟状 　　　D. 脉细无力 　　　E. 舌苔薄黄

3. 确立辨证论治理论的专著是(　　　)

A.《黄帝内经》 　　B.《伤寒杂病论》 　　C.《诸病源候论》 　　D.《景岳全书》 　　E.《难经》

4. 下列哪项不属于中医诊断学的主要内容（　　）

A. 切诊　　　　　　B. 望诊　　　　　　C. 辨证　　　　　　D. 闻诊　　　　　　E. 治则

5. 创立三焦辨证方法的医家是（　　）

A. 喻嘉言　　　　　B. 叶天士　　　　　C. 张景岳　　　　　D. 吴鞠通　　　　　E. 张仲景

6. 下列哪项不属于"证"的概念（　　）

A. 卫分证　　　　　B. 血虚　　　　　　C. 风温　　　　　　D. 心阴虚　　　　　E. 肝气郁滞

7. 医生在临床时应当（　　）

A. 重视舌诊　　　　B. 四诊并用　　　　C. 仔细询问　　　　D. 精于脉诊　　　　E. 精于望诊

8. 下述哪项不是中医诊断的内容（　　）

A. 收集病情资料　　　　　　　　B. 对病势做出判断　　　　　　　C. 做出病名诊断

D. 辨证并确定证名　　　　　　　E. 提出治法

9. 我国现存第一部脉学专著是（　　）

A.《难经》　　　　B.《脉经》　　　　C.《中藏经》　　　D.《脉神章》　　　E.《濒湖脉学》

10. 寸口诊脉法始见于（　　）

A.《黄帝内经》　　B.《难经》　　　　C.《脉经》　　　　D.《伤寒杂病论》E.《中藏经》

11.《濒湖脉学》的作者是（　　）

A. 张仲景　　　　　B. 张景岳　　　　　C. 叶天士　　　　　D. 李时珍　　　　　E. 孙思邈

12. 创立卫气营血辨证的医家是（　　）

A. 张仲景　　　　　B. 张景岳　　　　　C. 叶天士　　　　　D. 吴鞠通　　　　　E. 王孟英

13. 下列哪项属于"病名"（　　）

A. 里急后重　　　　B. 半身不遂　　　　C. 肾髓亏虚　　　　D. 痢疾　　　　　　E. 肝郁气滞

14. 我国第一部论述病源与证候诊断的专著是（　　）

A.《难经》　　　　B.《诸病源候论》　C.《肘后备急方》D.《伤寒杂病论》E.《景岳全书》

15. 创立"六经"辨证理论的医家是（　　）

A. 扁鹊　　　　　　B. 张仲景　　　　　C. 华佗　　　　　　D. 叶天士　　　　　E. 吴鞠通

16. 我国第一部论述病源与证候诊断的专著成书于（　　）

A. 汉代　　　　　　B. 隋代　　　　　　C. 宋代　　　　　　D. 元代　　　　　　E. 明代

17. 奠定四诊基础的著作是（　　）

A.《黄帝内经》　　B.《伤寒杂病论》　C.《中藏经》　　　D.《难经》　　　　E.《四诊抉微》

18. 对病、证、症的关系描述，下述哪项不对（　　）

A. 病的全过程可分为不同的证　　　B. 症是辨病与辨证的主要依据

C. 同一证可见于不同的病中　　　　D. "证"可见于"病"的全过程

E. "证"反映"病"的阶段特点

（二）多项选择题

19. 辨证是为了辨明疾病的（　　）

A. 病因　　　　　　B. 病位　　　　　　C. 病性　　　　　　D. 邪正盛衰　　　　E. 症状

20. 下列哪些是以研究脉学为主的专著（　　）

A.《脉经》　　　　B.《崔氏脉诀》　　C.《察病指南》　　D.《医学心悟》　　E.《濒湖脉学》

21. 下列哪些是中医诊断学的基本原则（　　）

A.整体审察　　　B.病证结合　　　C.辨证求本　　　D.诊法合参　　　E.阳病治阴

22.下列哪项属于"病"名（　　）

A.痢疾　　　B.感冒　　　C.中风　　　D.肝风内动　　　E.心气虚

23.下述哪项属于"症"（　　）

A.头晕而重　　　B.恶心欲吐　　　C.神疲乏力　　　D.手指麻木　　　E.头痛

24.下列哪些属于中医诊断疾病的基本原理（　　）

A.见微知著　　　B.以常衡变　　　C.整体审察　　　D.病证结合　　　E.诊法合参

二、简答题

1.为什么要诊法合参？

2.中医诊断疾病的基本原理有哪些？

3.谈谈你对如何提高中医诊断水平的看法。

（祝建材　杨永利）

第一章　望　　诊

学习目标

【学习目的】通过本章的学习，了解中医望诊如何收集临床资料，并为后续章节和课程的学习奠定基础。

【知识要求】掌握得神、失神、假神的临床表现和临床意义；常色、病色的鉴别要点及临床意义；色泽变化与五色主病的机制和内容；望形体强弱胖瘦的临床意义；目部的脏腑相关部位；望头形、囟门、头发、目形、目态、齿、龈、咽喉、斑疹、疮疡等主要内容及临床意义；望痰、涕的临床意义；异常小儿指纹的基本内容和临床意义。重点掌握望舌象诊病的原理、舌与脏腑的关系及正常舌象；望舌质、舌色、舌形、舌态变化的临床意义；望舌苔、苔质、苔色变化的临床意义；舌质和舌苔的综合诊察。熟悉望诊的概念和注意事项；望神、望色、望形、望态、望头面、望五官、望皮肤、望舌象的方法及诊察内容；舌的结构、舌诊注意事项及生理变异；望小儿指纹的方法、部位、观察要点。了解望躯体、望四肢、望二阴、望排出物的基本方法和基本内容。

【能力要求】理解并记忆上述要求掌握或重点掌握的内容。具备运用望诊的知识、方法接诊患者和诊察疾病的能力。

望诊是医生运用视觉，有目的地观察患者的神色形态、局部表现、排出物及舌象等，以了解健康或疾病情况的一种诊察方法。

中医学认为，人是一个有机整体。人体外部，尤其是面部、舌体等与脏腑密切相关。局部的病变可以影响全身，而体内的气血、脏腑、经络等的病理变化，也必然会在体表相应部位反映出来。因此，观察人体外部征象，即可了解内脏病变。正如《灵枢·本脏》所言："视其外应，以知其内脏，则知所病矣。"

望诊在四诊中占有重要地位，因为人体绝大多数的生理、病理信息，主要通过望诊获得，其他诊法无法取代，所以医生诊疗时要充分利用视觉观察，在临床实践和日常生活中也要注意培养和训练自己敏锐、准确的观察力，以逐步提高望诊技能。

为提高望诊的准确性，还应注意以下四个方面。①光线充足，避免干扰：望诊应尽量在充足的自然光线下进行，如无自然光线，可在日光灯下进行，但要避免有色光线及室温高低的干扰，必要时应在自然光线下复诊。②充分暴露，排除假象：诊察时应充分暴露受检部位，以便清楚观察。对于个别与整体病情不相符的征象，应综合分析，排除假象。③熟悉生理，以常衡变：为了更好地识别病理体征，必须熟悉机体的生理体征，将病理体征与生理体征相比较，并运用整体观念分析观察，从病情发展角度判断病理体征所提示的临床意义。④四诊合参，综合判断：单纯望诊的信息不够、资料不全，故不能以望诊取代其他诊法，只有四诊合参，综合判断，才能正确诊断病证。

望诊的内容主要包括全身望诊、局部望诊、望排出物、望舌及望小儿指纹五个部分。

第一节 全身望诊

全身望诊又称为整体望诊,是医生对患者的神、色、形、态等进行观察,以获得对患者健康或疾病的总体印象。

一、望神

神有广义和狭义之分。广义的神指整个人体生命活动的外在表现,即"神气";狭义的神指人的精神、意识和思维活动,即"神志"。望神是对以上两方面的综合观察。

(一)望神诊病的原理

神的产生与人体精气血津液和脏腑功能的关系非常密切。神产生于先天之精,又依赖后天水谷之精的不断充养。先、后天之精充足,化生的气血津液充足,则脏腑功能正常,人体才能表现出有神。由此可见,神是通过脏腑组织的功能活动表现出来的。精气是神的物质基础,神是精气的外在表现。精气充足则体健神旺,抗病力强,即使有病也多属轻病,预后较好;精气亏虚,则体弱神衰,抗病力弱,有病多重,预后较差。所以,观察患者神的旺衰,可以了解其精气的盛衰,推断病情的轻重、预后。故《素问·移精变气论》云:"得神者昌,失神者亡。"

(二)望神的要点

神是人体生命活动的外在表现,具体反映于人体的目光、面色、表情、体态言语、意识等方面,重点是观察两目。望神时要主要观察人体以上几个方面的变化。

(三)神的分类及判断

在临床上根据神的盛衰和病情的轻重,一般可将其分为得神、少神、失神、假神及神乱五种情况。

1. 得神

得神又称为"有神",表现为神志清楚,语言清晰,目光明亮,呼吸均匀,面色荣润,表情自然,反应灵敏,动作灵活,体态自如等。得神提示正气充足,脏腑功能健旺。若见于患者,则说明正气未伤,脏腑功能未衰,病情较轻,预后良好。

2. 少神

少神又称为"神气不足",是精气不足,神气不旺的反映,介于得神与失神之间。少神表现为精神不振,两目乏神,面色少华,肌肉松软,少气懒言,倦怠乏力,动作迟缓等。少神提示精气轻度损伤,脏腑功能较弱,正气不足。少神常见于虚证患者,或疾病恢复期,正气尚未复原者。

3. 失神

失神又称为"无神",是精亏神衰或邪盛神乱的表现,见于久病虚证或邪实患者。失神可见于以下两种情况。

(1)精亏神衰而失神:表现为精神萎靡,意识模糊,反应迟钝,目无光彩,眼球呆滞,面色无华或晦暗,呼吸微弱或喘促无力,手撒遗尿,肉削着骨,动作艰难,或神昏郑声等。此情况提示精气大伤,功能衰减。此情况多见于慢性久病之人,预后不良。

(2)邪盛神乱而失神:表现为神昏谵语,躁扰不宁,循衣摸床,撮空理线;或壮热神昏,呼吸气粗,喉中痰鸣;或猝然昏倒,两手握固,牙关紧闭等。此情况提示邪气亢盛,内陷心包,热扰神明;或肝风挟痰,上蒙清窍,阻闭经络。此情况多见于危重患者,属病重。

4. 假神

病情危重患者,由于精气极度衰竭,突然出现某些似乎暂时"好转"的症状,称为假神。如患者本已失神,突然神志似清,想见亲人;或原本目光晦滞,突然目似有光却浮光外露;或原本面色晦暗,却突然两颧泛红如妆;或原本毫无食欲,却突然索食且食量大增等。假神提示脏腑精气极度衰竭,正气将脱,阴不敛阳,虚阳外越,阴阳即将离决。假神常是危重患者临终前的预兆,古人将其喻作"回光返照"或"残灯复明"。

 知识链接

假神应与病情好转加以区别。一般假神见于垂危患者,患者局部症状的突然"好转",与整体病情的恶化不相符合,并且短时之后,病情很快恶化,甚至死亡。重病好转时,其精神好转是逐渐的,并与整体状况好转相一致,如饮食渐增、面色渐润、身体功能渐复等。

得神、少神、失神、假神鉴别要点见表1-1。

表1-1　得神、少神、失神、假神鉴别表

项目	得神	少神	失神	假神
两目	灵活,明亮	乏神	呆滞	突然目光转亮,浮光外露
神志	神志清楚	精神不振	精神萎靡,或猝然昏倒或神昏	突然神清,想见亲人
语言	清晰	懒言	语言错乱,谵语	突然言语不休,忽而清亮
面色	面色荣润	面色少华	面色无华	面色无华,或突然两颧泛红如妆
形体	肌肉不削	肌肉松软,倦怠乏力	身体羸瘦	
呼吸	平稳	少气	气微或喘促	
动作反应	行动自如,反应灵敏	动作迟缓	动作艰难,反应迟钝,或烦躁不安,四肢抽搐,或循衣摸床,撮空理线,或两手握固,牙关紧闭	
饮食				原本毫无食欲,突然食饮增加

5. 神乱

神乱指神志错乱或神志异常,属狭义之神的异常表现,多见于癫、狂、痫、脏燥等患者。神乱在临床上常见以下三种情况。

(1)情志异常:表现为烦躁易怒,坐卧不宁,失眠惊悸,多言喜动;或情绪低落,表情淡漠,默默无语,反应迟钝,或哭笑无常,不敢独处,或愚笨痴呆,喃喃自语。前者多为里热炽盛或阴虚火旺,热扰心神所致;后者多因气郁痰凝,蒙蔽心神所致,或先天智力低下,见于郁病、癫病等。

(2)狂躁不安:表现为狂躁妄动,胡言乱语,少寐多梦,打人毁物,呼号怒骂不避亲疏,登高而歌,弃衣而行,逾垣跃屋,力逾常人等。狂躁不安多属阳证,常见于狂病。狂躁不安多由气郁化火生痰,痰火扰乱心神所致。

(3)意识障碍:表现为突然昏倒,口吐涎沫,双目上视,四肢抽搐,伴有怪叫声(多如羊叫声),醒后如常,属痫病;或突然昏仆,手撒遗尿,醒后半身不遂,口眼㖞斜,语言不利,属中风。意识障碍多由脏气失调,肝风挟痰上扰,阻闭清窍所致。

(四)望神的注意事项

为保证望神的准确性,还应注意以下三点。

1. 重视第一印象

神的表现在患者有意无意之间的流露最真,所以医生要重视刚一接触患者时的第一直觉印象,做到静气凝神、冷眼观察、一会即觉,获得对患者神的旺衰的真实印象。

2. 注重形神合参

形为神之宅,神为形之主,两者关系十分密切,故体健则神旺,体弱则神衰。但也有不一致的,如久病形羸色败者,虽神志清醒,亦属失神;新病昏迷烦躁者,虽形体丰满,亦非佳兆。所以必须注重形神合参。

3. 把握失神主症

有些症状和体征对判断失神具有重要诊断意义,如神昏谵语,循衣摸床;猝倒神昏,手撒遗尿;骨枯肉脱,形羸色败;饮食不入,泄泻不止等。这都是病重失神之主症,临床不可大意。

二、望色

望色又称为色诊,是通过观察患者全身皮肤的色泽变化来诊察疾病的方法。皮肤的色泽是脏腑气血的外荣,包括颜色和光泽两个方面。皮肤的颜色分为青、赤、黄、白、黑五种,简称为五色,其变化可反映疾病的不同性质和不同脏腑的病证。皮肤的光泽,即皮肤之荣润或枯槁,可反映脏腑精气的盛衰。

面部气血充盛,皮肤薄嫩,又为脏腑气血所荣,色泽变化易显露于外,故望色主要是观察面部的色泽。

(一)面部色诊的原理

首先,面部血脉分布丰富,人身"十二经脉,三百六十五络,其血气皆上注于面而走空窍"(《灵枢·邪气脏腑病形》)。其次,面部皮肤薄嫩,色泽变化易显露于外。再次,面部皮肤外露,色泽变化易于观察。

(二)常色与病色

1. 常色

常色,即正常人的面部色泽。我国正常人面色的特点是明润(明亮润泽)、含蓄(红黄之色隐藏于光泽之间、皮肤之内)。这是人体精充神旺、气血津液充足、脏腑功能正常的表现。常色又分为主色和客色两种。

(1)主色:指人之种族皮肤的正常色泽,又称为正色。主色为人生来就有的基本面色,终身基本不变。但因种族、禀赋等,主色也有偏赤、白、青、黄、黑的差异。如古人按五行理论将人的肤色分为金、木、水、火、土五种类型,并认为金行人肤色稍白,木行人肤色稍青,水行人肤色稍黑,火行人肤色稍红,土行人肤色稍黄。我国多数民族属黄种人,正常面色是红黄隐隐、明润含蓄。

(2)客色:指因外界环境因素(季节、昼夜等)的影响,或生活条件的差异,而发生正常变化的面色。如春季面稍青,夏季面稍赤,长夏面稍黄,秋季面稍白,冬季面稍黑,白昼面红润,黑夜面暗淡等。除上述变化外,人的面色还可因情绪、运动、饮酒、水土、职业、年龄、日晒等的影响而发生改变。

2. 病色

病色,即不正常的面部色泽。病色的特点是晦暗、暴露。面部病色的显露程度与光泽的有无,受疾病的新久、轻重、病性等多种因素影响。一般而言,新病、轻病、阳证、面色鲜明、显露,但有光泽;而久病、重病、阴证,则面色显露与晦暗并见,故病色又有善色与恶色之分。

(1)善色:指患者面色虽有异常,但仍光明润泽。善色提示病变尚轻,脏腑精气未衰,胃气尚能上荣于面。例如,阳黄患者面色黄而鲜明如橘皮色,即善色。

(2)恶色:指患者面色异常,且晦暗枯槁。恶色提示病变深重,脏腑精气已衰,胃气不能上荣于面。例如,臌胀患者面色黄黑晦暗枯槁,即恶色。

以赤色为例,面色如以缟(白绢,半透明而有光泽)裹朱砂,红色隐约内含而有光泽,具有明润含蓄的特点,为常色;面色赤如鸡冠,色鲜红显露但有光泽,属病色,但脏腑精气未衰,故为善色;面色赤如衃血(凝聚之死血),色紫红暴露而晦暗枯槁,表明脏腑精气衰败而病重,故为恶色。

根据《素问·五脏生成》记载,将常色、善色、恶色比较如下,见表1-2。

表1-2 常色、善色、恶色鉴别表

五色	正常面色	轻病面色(善色)	重病面色(恶色)
青	如以缟裹绀	如翠羽	如草兹
赤	如以缟裹朱	如鸡冠	如衃血
黄	如以缟裹瓜蒌实	如蟹腹	如枳实
白	如以缟裹红	如豕膏	如枯骨
黑	如以缟裹紫	如乌羽	如炲

(三)五色主病

古人根据大量临床经验,将病色归纳为青、赤、黄、白、黑五种,分别提示不同脏腑和不同性质的疾病。"以五色命脏,青为肝,赤为心,白为肺,黄为脾,黑为肾""青黑为痛,黄赤为热,白为寒"(《灵枢·五色》)。这种根据患者面部五色变化进行诊察疾病的方法即"五色诊",或称为"五色主病"。

1. 青色

青色多由寒凝气滞、经脉阻滞而成,主寒证、疼痛、瘀血、惊风、肝病。面色淡青,多为虚寒证。面色青黑,多为实寒证、剧痛。面色青灰,口唇青紫,伴心胸憋闷疼痛者,多属心阳虚衰兼心血瘀阻的胸痹。若心悸、胸痛反复发作,突发剧烈胸痛,面色青灰,口唇青紫,冷汗不止,肢凉脉微,则属心阳暴脱。小儿高热,若见眉间、鼻柱、唇周色青者,多属惊风或惊风先兆。面色青黄(面色青黄相兼,又称为苍黄)者,可见于肝郁脾虚患者,胁下每有癥积作痛。

2. 赤色

赤色多由热盛而脉络扩张,面部气血充盈或虚阳浮越所致,主热证,亦可见于戴阳证。满面通红者,多属外感发热,或脏腑火热炽盛的实热证。两颧潮红者,多属阴虚阳亢的虚热证。久病、重病面色苍白,却颧红如妆、游移不定者,为戴阳证,多因久病脏腑精气衰竭,阴不敛阳,虚阳浮越所致,属病危。

3. 黄色

黄色多由脾虚不运,气血不足,面部失荣,或湿邪内蕴所致,主脾虚、湿证。面色淡黄而晦暗不泽者,称为萎黄,多属脾胃气虚,运化无力,气血不足;面色淡黄而兼虚浮者,称为黄胖,属脾气虚衰,湿邪内盛。面目一身俱黄者,称为黄疸,其中黄色鲜明如橘皮者,属阳黄,乃湿热熏蒸为患;黄色晦暗如烟熏者,为阴黄,为寒湿凝滞所致。

4. 白色

白色多由气虚血少,或阳气虚弱,无力行血上充于面所致,主虚证(包括气虚、血虚、阳虚、寒证、失血)。面色淡白无华,伴唇舌色淡者,多属气血不足。面色㿠白者,为阳虚或阳虚水泛。面色苍白者,多属阳气暴脱之亡阳证,或阴寒凝滞、血行不畅之实寒证,或大失血之人。

5. 黑色

黑色多由肾阳虚衰,血失温养,脉络拘急,血行不畅,或肾精亏虚,面部失荣所致,主肾虚、寒证、水饮、瘀血。面黑暗淡者,多属肾阳虚,水寒不化,血失温养所致。面黑干焦者,多属肾阴虚,阴虚火旺,机体失养所致。眼眶周围色黑者,多属肾虚水饮或寒湿带下。面色黧黑(黑而晦暗),肌肤甲错者,多为瘀血日久所致。

(四)面部色诊的诊断学意义

观察面部色泽变化对诊察疾病具有重要意义,归纳起来有以下四点。

1. 判断气血盛衰

皮肤的色泽是脏腑气血的外荣。机体气血的盛衰,在面部反映最及时、最明显。如面色红润而华,多为气血旺盛;面色淡白无华,多为气血不足。

2. 辨别病邪性质

不同的病邪侵犯机体就会产生不同的病理变化,在面部就会表现出不同的色泽。如面赤多为热证,面白多为寒证,面紫多主气滞血瘀。

3. 确定疾病部位

观察面部不同部位的色泽变化,可以诊察相应脏腑的病变。《黄帝内经》中分候方法有两种:一是按五色与五脏的对应关系诊察,即青为肝色,赤为心色,白为肺色,黄为脾色,黑为肾色;二是按颜面分候脏腑的方法分部位诊察,即左颊候肝、右颊候肺、颜候心、鼻候脾、颏候肾(《素问·刺热》)。借助上述方法,观察面部不同区域的色泽变化,有助于确定病变所在的具体脏腑。

4. 预测疾病轻重、预后

凡五色明亮光泽、含蓄不露者,称为善色,即使有病也较轻浅,预后良好;凡五色晦暗枯槁、真色暴露者,称为恶色,主病深重,预后较差。

（五）望色的注意事项

为保证望色的准确性，临证时还应注意以下三点。

1. 善于比较

应将患者面色与健康人的常色相比较，或将患者面部局部色泽改变与自身对应部位的面色相比较。

2. 诊法合参

要将望面色与其他部位望诊相结合，并需四诊合参，才能做出正确判断。

3. 排除干扰

要注意气候、光线、情绪、饮食、昼夜等因素对面色的影响，排除干扰，以免误诊。

三、望形

望形又称为望形体，是通过观察患者形体的强弱胖瘦、体质形态和异常表现等来诊察病情的方法。

（一）望形诊病的原理

人体以五脏为中心，通过经络气血外连筋、脉、肉、皮、骨五种基本组织（五体），从而构成躯体。五体赖五脏精气的充养，五脏精气的盛衰和功能的强弱也可通过五体反映于外。形体的强弱与内脏功能的盛衰是统一的，一般内盛则外强，内衰则外弱。故观察患者形体强弱胖瘦的不同表现，可以了解脏腑的虚实、气血的盛衰。然而，不同的体质形态，其阴阳盛衰不同，对疾病的易感性和患病后疾病的转归也不同。素体阳盛者，患病易从阳而化热；素体阴盛者，患病易从阴而转寒。所以，观察患者的体质类型有助于对疾病的诊断。

（二）望形体的内容

1. 形体强弱

观察形体强弱时，要将形体的外在表现与机体的功能状态、神的旺衰等结合起来，综合判断。

（1）强壮：表现为骨骼粗大，胸廓宽厚，肌肉结实，筋强力壮，皮肤润泽，精力旺，食欲佳等。强壮提示内脏坚实，气血旺盛，抗病力强，不易患病，即使患病也容易治，预后较好。

（2）赢弱：表现为骨骼细小，胸廓狭窄，肌肉瘦削，筋弱无力，皮肤枯燥，精力弱，食欲差等。赢弱提示内脏虚弱，气血不足，抗病力弱，容易患病，并且病后迁延难愈，预后较差。

2. 形体胖瘦

正常人胖瘦适中，各部组织匀称。过于肥胖或消瘦都可能是病理状态。判断人体的胖瘦，较常用的指标是体重指数。观察形体胖瘦时，应注意与精神状态、食欲食量等结合起来，综合判断。

 知识链接

体重指数（BMI）＝体重（kg）/身高（m）^{2}。2000 年国际肥胖特别工作组提出了亚洲成年人 BMI 正常范围为 $18.5\sim22.9$ kg/m^2；<18.5 kg/m^2 为体重过轻；$\geqslant23$ kg/m^2 为超重；$23\sim24.9$ kg/m^2 为肥胖前期；$25\sim29.9$ kg/m^2 为Ⅰ度肥胖；$\geqslant30$ kg/m^2 为Ⅱ度肥胖。

(1)肥胖:体型特点是头圆形,颈短粗,肩宽平,胸厚短圆,大腹便便,形体肥胖。形体肥胖,但肌肉结实,食欲旺盛,神旺有力,为形健气充,不属病态。形体肥胖,肉松皮缓,食少懒动,动则气喘乏力,属形盛气虚。肥胖多见于阳虚脾弱,痰湿内盛之人,易患哮喘、眩晕、中风等,故有"肥人多痰湿"之说。

(2)消瘦:体型特点是头长形,颈细长,肩狭窄,胸狭平坦,大腹瘦瘪,形体瘦长。形体较瘦,但精力充沛、神旺有力,属健康之人。形瘦乏力,气短懒言,多属后天不足,气血亏虚;形瘦多食,多为阴虚火旺,可见于消渴、瘿瘤等病;形瘦颧红、皮肤干枯者,多属阴血不足,形体失养,多见于温病后期、肺痨等。故有"瘦人多虚火,多痨嗽"之说。久病卧床不起,骨瘦如柴者,是脏腑精气衰竭,属病危之象。

3.体质类型

体质是个体在遗传的基础上,受环境等因素的影响,在其生长发育过程中逐渐形成的结构、功能和代谢等方面相对稳定的特性。体质在一定程度上反映了机体阴阳气血的盛衰变化和对疾病的易感性,并且还会影响疾病的转归。故观察患者的体质形态有助于了解患者阴阳气血的盛衰,预测疾病的发展转归,作为临床治疗的参考。2009 年 4 月 9 日中华中医药学会发布了《中医体质分类与判定标准》,将体质分为平和质、气虚质、阳虚质、阴虚质、痰湿质、湿热质、血瘀质、气郁质、特禀质九个类型,是目前中医体质辨识的标准。

(1)平和质(A 型):包括以下几方面。

总体特征:阴阳气血调和,以体态适中、面色红润、精力充沛等为主要特征。

形体特征:匀称健壮。

常见表现:面色、肤色润泽,头发稠密有光泽,目光有神,鼻色明润,嗅觉通利,唇色红润,不易疲劳,精力充沛,耐受寒热,睡眠良好,胃纳佳,二便正常,舌色淡红,苔薄白,脉和缓有力。

心理特征:性格随和开朗。

发病倾向:平素患病较少。

对外界环境适应能力:对自然环境和社会环境适应能力较强。

(2)气虚质(B 型):包括以下几方面。

总体特征:元气不足,以疲乏、气短、自汗等气虚表现为主要特征。

形体特征:肌肉松软不实。

常见表现:平素语音低弱,气短懒言,容易疲乏,精神不振,易出汗,舌淡红,舌边有齿痕,脉弱。

心理特征:性格内向,不喜冒险。

发病倾向:易患感冒、内脏下垂等病,病后康复缓慢。

对外界环境适应能力:不耐受风、寒、暑、湿邪。

(3)阳虚质(C 型):包括以下几方面。

总体特征:阳气不足,以畏寒怕冷、手足不温等虚寒表现为主要特征。

形体特征:肌肉松软不实。

常见表现:平素畏冷,手足不温,喜热饮食,精神不振,舌淡胖嫩,脉沉迟。

心理特征:性格多沉静、内向。

发病倾向:易患痰饮、肿胀、泄泻等病;感邪易从寒化。

对外界环境适应能力:耐夏不耐冬;易感风、寒、湿邪。

（4）阴虚质（D型）：包括以下几方面。

总体特征：阴液亏少，以口燥咽干、手足心热等虚热表现为主要特征。

形体特征：偏瘦。

常见表现：手足心热，口燥咽干，鼻微干，喜冷饮，大便干燥，舌红，少津，脉细数。

心理特征：性情急躁，外向好动，活泼。

发病倾向：易患虚劳、失精、不寐等病；感邪易从热化。

对外界环境适应能力：耐冬不耐夏；不耐受暑、热、燥邪。

（5）痰湿质（E型）：包括以下几方面。

总体特征：痰湿凝聚，以形体肥胖、腹部肥满、口黏苔腻等痰湿表现为主要特征。

形体特征：肥胖，腹部肥满松软。

常见表现：面部皮肤油脂较多，多汗且黏，胸闷，痰多，口黏腻或甜，喜食肥甘甜黏，苔腻，脉滑。

心理特征：性格偏温和、稳重，多善于忍耐。

发病倾向：易患消渴、中风、胸痹等病。

对外界环境适应能力：对梅雨季节及湿重环境适应能力差。

（6）湿热质（F型）：包括以下几方面。

总体特征：湿热内蕴，以面垢油光、口苦、苔黄腻等湿热表现为主要特征。

形体特征：中等或偏瘦。

常见表现：面垢油光，易生痤疮，口苦口干，身重困倦，大便黏滞不畅或燥结，小便短黄，男性易阴囊潮湿，女性易带下增多，舌质偏红，苔黄腻，脉滑数。

心理特征：容易心烦急躁。

发病倾向：易患疮疖、黄疸、热淋等病。

对外界环境适应能力：对夏末秋初湿热气候，湿重或气温偏高环境较难适应。

（7）血瘀质（G型）：包括以下几方面。

总体特征：血行不畅，以肤色晦暗、舌质紫黯等血瘀表现为主要特征。

形体特征：胖瘦均见。

常见表现：肤色晦暗，色素沉着，容易出现瘀斑，口唇黯淡，舌黯或有瘀点，舌下络脉紫黯或增粗，脉涩。

心理特征：易烦，健忘。

发病倾向：易患癥瘕及痛证、血证等。

对外界环境适应能力：不耐受寒邪。

（8）气郁质（H型）：包括以下几方面。

总体特征：气机郁滞，以神情抑郁、忧虑脆弱等气郁表现为主要特征。

形体特征：瘦者为多。

常见表现：神情抑郁，情感脆弱，烦闷不乐，舌淡红，苔薄白，脉弦。

心理特征：性格内向不稳定、敏感多虑。

发病倾向：易患脏躁、梅核气、百合病及郁证等。

对外界环境适应能力：对精神刺激适应能力较差；不适应阴雨天气。

（9）特禀质（I型）：包括以下几方面。

总体特征：先天失常，以生理缺陷、过敏反应等为主要特征。

形体特征：过敏体质者一般无特殊；先天禀赋异常者或有畸形，或有生理缺陷。

常见表现：过敏体质者常见哮喘、风团、咽痒、鼻塞、喷嚏等；患遗传性疾病者有垂直遗传、先天性、家族性特征；患胎传性疾病者具有母体影响胎儿个体生长发育及相关疾病特征。

心理特征：随禀质不同，情况各异。

发病倾向：过敏体质者易患哮喘、荨麻疹、花粉症及药物过敏等；遗传性疾病如血友病、先天愚型等；胎传性疾病如五迟（立迟、行迟、发迟、齿迟和语迟）、五软（头软、项软、手足软、肌肉软、口软）、解颅、胎惊等。

对外界环境适应能力：适应能力差，如过敏体质者对易致过敏季节适应能力差，易引发宿疾。

四、望态

望态又称为望姿态。姿即姿势、体位，态即形体动态。望姿态是通过观察患者的动静姿态及与疾病有关的体位变化来诊察病情的望诊方法。

（一）望态诊病的原理

首先，患者的动静姿态和体位变化都是疾病的外在表现。阳主动，阴主静。阳、热、实证患者，机体功能亢进，多表现为躁动不安；阴、寒、虚证患者，机体功能衰退，多表现为喜静懒动。其次，肢体运动受心神支配，所以，望姿态还可判断心神状况。心神正常，则肢体运动自如、动作协调；心神失常，则肢体动静失调，可见被动体位、强迫体位、无意识动作等异常动态。此外，不同的疾病常常使患者采取不同的体位和动态，以减轻疾病痛苦。因此，观察患者的动静姿态和体位动作不仅可以判断疾病的属性，也有助于疾病的诊断。正如《望诊遵经》所言："善诊者，观动静之常，以审动静之变，合乎望闻问切，辨其寒热虚实。"

（二）姿态异常及意义

1. 姿态异常

正常人能随意运动而动作协调，体态自然。若病及脑神，或筋骨经脉发生病变，常可使肢体动静失调，或不能运动，或处于强迫、被动、护持等异常姿态。

（1）坐姿：坐而仰首、胸胀气粗者，多属肺实气逆；坐而喜俯、少气懒言者，多属肺虚体弱。但坐而不得平卧，或只能半卧、卧则气逆咳喘、呼吸困难者，多属肺胀咳喘，或水饮停于胸腹。

（2）卧姿：卧时面常向里、喜静懒动、身重不能转侧者，多属阴证、寒证、虚证；卧时面常向外、躁动不安、身轻自能转侧者，多属阳证、热证、实证。仰卧伸足、掀去衣被者，多属实热证；蜷卧缩足、喜加衣被者，多属虚寒证。

（3）立姿：站立不稳、其态似醉、伴眩晕者，多属肝风内动或脑有病变；不耐久立、站立时常欲依靠他物支撑，多属气血虚衰。站立（或坐）时常以手扪心，闭目不语，多见于心虚怔忡；若以手护腹，俯身前倾，多为腹痛。

（4）行态：以手护腰，弯腰曲背，行动艰难，多为腰腿病；行走时，突然止步不前，以手护心，多为脘腹痛或心痛；行走时身体动摇不定，是肝风内动，或筋骨受损，或脑有病变。

2. 动态异常

不同的疾病可产生不同的病态，观察患者肢体的异常动态有助于疾病的诊断。患者唇、睑、指、趾颤动者,若见于外感热病,多为动风先兆;若见于内伤虚证,多为气血不足,筋脉失养,虚风内动。颈项强直,两目上视,四肢抽搐,角弓反张,常见于小儿惊风、破伤风、痫病、子痫、马钱子中毒等。猝然昏倒、不省人事、口眼㖞斜、半身不遂者,属中风;若猝然昏倒、不省人事、口吐涎沫、四肢抽搐、醒后如常者,属痫病;肢体软弱、行动不便,多属痿证;关节拘挛、屈伸不利,多属痹证。儿童手足伸屈扭转、挤眉眨眼、努嘴伸舌、状似舞蹈、不能自制,多由气血不足,风湿内侵所致。

第二节　局部望诊

局部望诊是在全身望诊的基础上,根据病情和诊断的需要,对患者的某些局部进行有目的的观察,以测知相应脏腑病变的一种诊察方法。人体是一个有机整体,整体的病变可反映于局部,局部的病变也可影响全身,故观察局部的异常变化,有助于了解整体的病变。局部望诊的内容,主要包括望头面、五官、躯体、四肢、二阴及皮肤等。

一、望头面

(一)望头部

头为精明之府,内藏脑髓,乃元神所居之处;脑为髓海,由肾所主,肾之华在发,发为血之余;头又为诸阳之会,手足三阳经及督脉皆上行于头,足厥阴经及任脉亦上行于头,脏腑精气可通过经脉上行于头。故望头部情况,主要可以诊察肾、脑的病变和脏腑精气的盛衰。

望头部应重点观察头的大小、外形、囟门、动态,以及头发的色泽与分布情况。头形的大小以头围(头部通过眉间和枕骨粗隆的横向周长)来衡量(图1-1)。

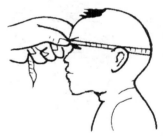

图1-1　头围测量法

头围在各发育阶段的变化为:新生儿约34 cm,6个月约42 cm,1岁约45 cm,2岁约47 cm,3岁约48.5 cm,4~10岁共增加约1.5 cm,18岁可达53 cm或以上,以后几乎不再变化。头围明显超出此范围者,为头形过大,反之为头形过小。头形偏大或偏小,但智力发育正常者,一般无病理意义。

1. 头形异常

(1)巨颅:小儿头颅均匀增大呈圆形,颅缝开裂,相比之下面部较小,面容呈三角形,双目呈落日征(双目下视,上部巩膜外露),多伴有智力低下。巨颅为先天不足,肾精亏损,水液停聚于脑所致(图1-2)。

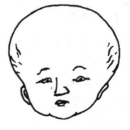

图1-2　巨颅

(2)小颅:小儿头颅狭小,头顶尖圆,颅缝早合,智力低下。小颅多因先天肾精不足,颅骨发育不良所致(图1-3)。

(3)方颅:小儿前额左右突出,头顶平坦,顶面观头颅呈方形。方颅为肾精不足或脾胃虚弱,颅骨发育不良所致,可见于佝偻病、先天性梅毒等患儿(图1-4)。

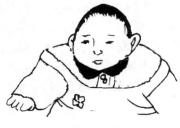

图 1-3 小颅

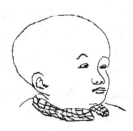

图 1-4 方颅

2. 囟门异常

囟门是婴幼儿颅骨未合缝所形成的骨间隙,有前囟、后囟之分(图 1-5)。后囟呈三角形,在出生后 2~4 个月内闭合;前囟呈菱形,在出生后 12~18 个月内闭合。囟门是临床观察小儿发育和营养情况的主要部位之一。囟门异常常见的病证有囟填、囟陷、解颅等。

(1)囟填:也即囟门突起(图 1-6),多属实证,多因温病火邪上攻,或脑髓有病,或颅内水液停聚所致。但是,小儿哭泣时囟门暂时突起为正常。

(2)囟陷:也即囟门凹陷(图 1-7),多属虚证,多因吐泻伤津,气血不足或先天肾精亏虚,脑髓失充所致。但是,6 个月以内的婴儿囟门微陷则属正常。

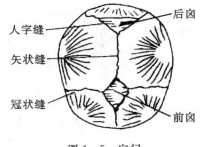

图 1-5 囟门

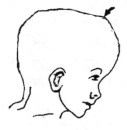

图 1-6 囟填

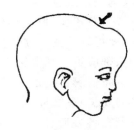

图 1-7 囟陷

(3)解颅:也即囟门迟闭,多由先天肾气不足,或后天脾胃虚弱,致骨骼失养,发育不良所致,多见于佝偻病患儿,常兼有"五软"(头软、项软、手足软、肌肉软、口软)、"五迟"(立迟、行迟、发迟、齿迟、语迟)等症状。

3. 头动异常

头摇不能自主,成人或小儿均多为肝风内动之兆,或为年老气血虚衰,脑神失养所致。

4. 望头发

头发为血之余、肾之华,故望头发可了解肾气强弱和精血盛衰。正常人肾气充盛、精血充足,故发黑稠密润泽。若形色异常,则可能为病态。

(1)发黄:也即发黄干枯,稀疏易落。发黄多属精血不足,可见于大病后或慢性虚损患者。小儿头发稀疏黄软,生长迟缓,甚或久不生发,多因先天不足,肾精亏损,或喂养不当,气血亏虚所致。小儿发结如穗,枯黄无泽,伴面黄肌瘦,多属疳积。

(2)发白:青年发白,伴耳鸣、腰酸者,属肾虚;伴失眠、健忘者,为劳神伤血所致。亦有发白而无任何不适者,为先天禀赋所致,不属病态。

（3）脱发：突然片状脱发，脱落处显露圆形或椭圆形光亮头皮者，称为斑秃。脱发多为血虚受风，或长期精神紧张、焦虑惊恐，损伤精血，发失所养所致。青壮年头发稀疏易落，伴眩晕、耳鸣、腰膝酸软者，为肾虚；头发易落，头皮瘙痒，多屑、多脂者，为血热化燥或兼痰湿所致。

（二）望面部

面部的神色望诊，已于前述，这里主要叙述面部外形变化。

1. 面形异常

（1）面肿：也即面部水肿，多见于水肿病，常是全身水肿的一部分，多为肺、脾、肾三脏功能失调，水液停聚所致。其中，眼睑颜面先肿，发病较速者，为阳水，多由外感风邪，肺失宣降所致；兼见面色㿠白，发病缓慢者，属阴水，多由脾肾阳衰，水湿泛溢所致；兼见面唇青紫、心悸气喘、不能平卧者，多属心肾阳衰，血行瘀阻，水气凌心所致。面红肿甚、灼热疼痛、压之褪色、目不能睁者称为抱头火丹，而重者头肿如斗称为大头瘟。面肿多因热毒内结，血热壅盛，或感染时疫，火毒上攻所致。

（2）腮肿：一侧或两侧腮部以耳垂为中心肿起，边缘不清，按之有柔韧感及压痛者，为痄腮，为外感温毒所致，多见于儿童。

（3）口眼㖞斜：突发一侧口眼㖞斜，患侧面肌弛缓，额纹消失，眼不能闭合，鼻唇沟变浅，口角下垂，向健侧㖞斜，若无半身偏瘫者，为面瘫，多因风邪中络所致。若兼半身不遂者，多为中风，为肝阳化风，风痰阻闭经络所致。

2. 特殊面容

（1）惊恐貌：面部呈恐惧状，多见于小儿惊风、狂犬病及瘿瘤等。

（2）苦笑貌：面部呈无可奈何的苦笑状，是由面部肌肉痉挛所致的，乃破伤风的特殊征象。

二、望五官

五官指目、舌、口、鼻、耳，内与五脏关联。《灵枢·五阅五使》言："鼻者，肺之官也；目者，肝之官也；口唇者，脾之官也；舌者，心之官也；耳者，肾之官也。"故望五官的异常变化，可以了解脏腑的病变。望舌将另作论述，本处主要介绍目、耳、鼻、口唇、齿龈和咽喉等的望诊内容。

（一）望目

目为肝之窍、心之使，五脏六腑之精气皆上注于目，故目与五脏六腑皆有联系。古人将目的不同部位分属五脏，总结归纳出了"五轮学说"，即瞳仁属肾，称为水轮；黑睛属肝，称为风轮；两眦血络属心，称为血轮；白睛属肺，称为气轮；眼睑属脾，称为肉轮（图1-8）。观察五轮的形色变化，可以诊察相应脏腑的病变。

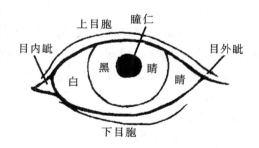

图1-8　目部配属脏腑图

望目包括察目神、目色、目形、目态等内容。其中，目神的变化及其临床意义已在望神中介绍，此处重点介绍目色、目形、目态的变化及其临床意义。

1. 目色

正常人眼睑内及两眦红润，白睛色白，黑睛褐色或棕色，角膜无色透明。目赤肿痛，多属实热;白睛发红,为肺火或外感风热;两眦赤痛,为心火上炎;睑缘赤烂,为脾有湿热;全目赤肿,为肝经风热上攻;白睛发黄,是黄疸的主要标志,为湿热或寒湿内蕴,肝胆疏泄失职,胆汁外溢所致;目眦淡白,为血少不能上荣于目所致;目胞色黑晦暗,多属肾虚;目眶周围色黑,常为肾虚水泛,或寒湿下注。

2. 目形

目胞水肿,多为水肿病。但健康人低枕睡眠后一时性眼睑微肿不属病态。老年人下眼睑水肿,多为肾气虚衰。眼窝凹陷,多见于吐泻伤津或气血虚衰的患者。久病重病,眼眶深陷,甚则视不见人,则为阴阳竭绝之候,属病危。眼球突出,兼咳喘气短者,属肺胀;兼颈前肿块,急躁易怒者,为瘿瘤。眼睑红肿,若睑缘肿起结节如麦粒,红肿不甚者,为针眼;若眼睑漫肿,红肿较重者,为眼丹,二者皆为风热邪毒或脾胃蕴热上攻于目所致。

3. 目态

正常人双侧瞳孔等大等圆,直径为 2～5 mm,对光反应灵敏,眼球运动随意、灵活。其异常改变主要有以下几种。

(1)瞳孔缩小(直径小于 2 mm):可见于川乌、草乌、毒蕈、有机磷农药中毒,以及出血性中风等。

(2)瞳孔散大(直径大于 5 mm):常见于危急症患者,瞳孔完全散大,为脏腑功能衰竭、心神散乱、濒临死亡的重要体征。如一侧瞳孔逐渐散大,可见于温热病热极生风证、中风、颅脑外伤或颅内肿瘤等患者。青少年或成年人在极度兴奋、恐惧、愉快及疼痛之时,出现瞳孔散大,多系情绪急剧变化所致。

(3)目睛凝视:又称为目睛微定,即患者两眼固定,不能转动。固定前视者,称为瞪目直视;固定上视者,称为戴眼反折;固定侧视者,称为横目斜视。目睛凝视多属肝风内动,属病重,或脏腑精气耗竭,或痰热内闭证。

(4)昏睡露睛:患者昏昏欲睡,睡后眼睑未闭而睛珠外露,多见于小儿,为脾胃虚衰,或吐泻伤津所致。某些厥病类患者亦常表现有昏睡露睛,是神明失主之故,多属危重病证。

(5)眼睑下垂:又称为睑废,即眼睑无力张开而上眼睑下垂。其中,双眼睑下垂者,多属先天不足,脾肾亏虚;单睑下垂者,多因脾气亏虚或外伤所致。

(二)望耳

肾开窍于耳,心寄窍于耳,手足少阳经脉布于耳,手足太阳经和足阳明经也分布于耳或耳周围。《灵枢·邪气脏腑病形》言:“十二经络,三百六十五络……其别气走于耳而为听。”故耳为“宗脉之所聚”。此外,耳郭上有全身脏器和肢体的反应点。因此,耳与全身均有联系,而尤与肾、胆关系密切。望耳主要注意耳之色泽、形态及耳内病变三种情况。

1. 耳之色泽

正常人耳郭色泽红润,是气血充足的表现。耳轮淡白,多属气血亏虚;耳轮红肿,多为肝胆湿热或热毒上攻;耳轮青黑,多见于阴寒内盛或剧痛患者;耳轮干枯焦黑,可见于温病后期肾阴耗伤及下消证,多属肾精亏虚,精不上荣,为病重;小儿耳背有红络,耳根发凉,多为麻疹先兆。

2. 耳之形态

正常人耳郭厚大,是肾气充足的表现。耳郭瘦小而薄,为先天亏损,肾气不足;耳郭肿大,是邪气充盛之象;耳轮干枯萎缩,多为肾精耗竭,属病危;耳轮皮肤甲错,多见于血瘀日久之人。

3. 耳内病变

耳内流脓水称为脓耳,多由肝胆湿热熏蒸所致;后期转虚,则多属肾阴不足,虚火上炎。耳道之内赘生小肉团称为耳痔,因湿热痰火上逆,气血瘀滞耳道所致。耳道局部红肿疼痛称为耳疖,多因邪热搏结耳窍所致。

(三)望鼻

鼻为肺窍而属脾经,足阳明胃经分布于鼻旁。《灵枢·五色》言:五色独决于明堂,明堂者,鼻也。所以,望鼻可以诊察肺、脾、胃等脏腑的病变。望鼻主要审察鼻之色泽、形态及鼻内病变。

1. 鼻之色泽

正常人鼻色红黄隐隐,明润含蓄,是胃气充足的表现。鼻端微黄明润,为新病,虽病而胃气未伤,见于久病则为胃气来复;鼻端色白,多属气血亏虚;鼻端色赤,多属肺脾胃蕴热;鼻端色青,多为阴寒腹痛;鼻端色黑,多为肾虚寒水内停;鼻端枯槁晦暗,为胃气已衰,属病危。

2. 鼻之形态

鼻头红肿生疮,多属胃热或血热;鼻端生红色粉刺,称为酒齇鼻,多因肺胃蕴热,侵入血络所致;鼻柱溃陷,多见于梅毒;鼻柱塌陷,且眉毛脱落,多为麻风恶候;鼻煽,是肺失宣降、呼吸困难的表现,多因痰热阻肺,见于哮病、喘病等。

3. 鼻内病变

鼻流清涕,为外感风寒或阳气虚弱;鼻流浊涕,属外感风热或肺胃蕴热;鼻流腥臭脓涕,日久不愈者,为鼻渊,乃外感风热或肝胆湿热上逆于鼻所致;鼻腔出血,称为鼻衄,多因肺胃蕴热灼伤鼻络,或外伤所致;鼻孔内赘生柔软、半透明的光滑小肉,撑塞鼻孔,气息难通者,为鼻痔,多由湿热邪毒壅结鼻窍所致。

(四)望口与唇

脾开窍于口,其华在唇,手足阳明经环绕口、唇,故望口与唇的异常变化,主要可以诊察脾胃病变。望口唇主要诊察其色泽、形态及异常动态。

1. 口唇色泽

正常人唇色红润,是胃气充足、气血调匀的表现。唇色淡白,为血虚或失血所致;唇色紫黯或黯黑,为血瘀所致,多见于心气虚、心阳虚或呼吸极为困难的患者;唇色深红,多属热盛,络脉扩张,血液充盈所致;嘴唇红肿而干者,多属热极;嘴唇呈樱桃红色,多见于煤气中毒;嘴唇青黑,多因寒盛血脉凝涩,或痛极血络瘀阻所致。

2. 口唇形态

唇裂如兔唇者,多为先天发育畸形所致;口唇干燥,说明津液已伤;口唇糜烂,多为脾胃积热上蒸所致;口角流涎,见于小儿多属脾气虚弱,见于成人多为风中络脉或中风后遗症;口腔糜烂,为口疮,多由心脾积热上蒸所致;小儿口腔黏膜、舌上满布片状白屑,状如鹅口,称为鹅口疮,多因湿热秽浊之气上蒸于口所致;小儿口腔颊黏膜(第二磨牙处黏膜)出现针头大小的灰白色斑点,周围绕以红晕,称为麻疹黏膜斑,为麻疹将出之兆。

3. 口唇动态

口唇的异常动态主要有以下几种情况。

(1)口张:指口开而不闭,属虚证。

(2)口噤:指口闭难开,牙关紧急,属实证。

(3)口撮:指上下口唇紧缩,为正邪交争所致。

(3)口㖞:指口角向一侧㖞斜,多为风痰阻络所致。

(5)口振:指口战栗鼓颔,口唇振摇,为阳衰寒盛或正邪剧争所致。

(6)口动:指口唇频繁开合,不能自禁或口角掣动不止,多为热极生风或脾虚生风所致。

(五)望齿与龈

齿为骨之余,骨为肾所主;龈护于齿,为手足阳明经分布之处,故望齿与龈主要可以诊察肾、胃的病变,以及津液的盈亏。温病学派对验齿十分重视,在阳明热盛和热伤肾阴的情况下,观察齿与龈的润燥情况,可以了解胃津、肾液的存亡,正如叶天士所言:"再温热之病,看舌之后,亦须验齿。齿为肾之余,龈为胃之络,热邪不燥胃津,必耗肾液。"望齿与龈应注意其色泽、形态和润燥的变化。

1. 察牙齿

(1)牙齿色泽:正常人牙齿洁白润泽而坚固,是肾气充足、津液未伤的表现。牙齿干燥,为胃阴已伤;牙齿光燥如石,为阳明热盛,津液大伤;牙齿燥如枯骨,多为肾阴枯竭、精不上荣所致。

(2)牙齿动态:牙关紧咬难开者,多属风痰阻络或热极生风;咬牙龂齿,多为热盛动风;睡中龂齿,多为胃热或虫积所致,亦可见于常人。

2. 望牙龈

(1)牙龈色泽:正常人牙龈淡红润泽,是胃气充足,气血调匀的表现。牙龈淡白,多属血虚或失血;牙龈红肿疼痛,多为胃火亢盛。

(2)牙龈形态:牙缝出血,为齿衄,兼齿龈红肿疼痛者,属胃火亢盛;齿龈不红不痛而微肿者,多为虚火上炎或脾不统血所致;龈肉萎缩、牙根暴露、牙齿松动,称为牙宣,多属肾虚或胃阴不足,虚火燔灼,龈肉失养所致;牙龈溃烂、流腐臭血水,甚则唇腐齿落者,称为牙疳,多因外感疫疠之邪,积毒上攻所致。

(六)望咽喉

咽喉为肺、胃之门户,足少阴肾经循喉咙,夹舌本,也与咽喉关系密切,故望咽喉主要可以诊察肺、胃、肾的病变。咽喉疾病和症状较多,喉科的专著中有详细论述,这里仅介绍一般的内容。

1. 咽喉色泽

正常人咽喉色淡红润泽,不痛不肿,呼吸通畅,发音正常,食物下咽顺利无阻。咽部红肿灼痛明显,多由肺胃热毒壅盛所致;咽部嫩红,肿痛不著,多由肾阴亏虚,虚火上炎所致;咽部淡红漫肿,多由痰湿凝聚所致。

2. 咽喉形态

咽喉一侧或两侧红肿疼痛,形如乳头或状似蚕蛾,称为乳蛾,属肺胃热盛;红肿溃烂,有黄白色脓点,则称为烂乳蛾,为肺胃热毒壅盛所致。咽部溃烂处表面所覆盖的一层黄白或灰白色膜,称为假(伪)膜。假膜松厚,容易拭去者,病情较轻,是肺胃热浊之邪上壅于咽所致;假膜坚韧,不易拭去,重剥出血,很快复生者,为白喉,多见于儿童,因外感疫邪所致。

三、望躯体

望躯体的内容包括望颈项、胸胁、腹部及腰背部。

（一）望颈项

颈项是连接头部和躯干的部分，前部称为颈，后部称为项，起着支撑头部，连接头身的重要作用。颈项中有气管、食道、脊髓和血脉通过，是清气、饮食、气血、津液循行之要道。手足阳明经与任脉行于颈，太阳经与督脉行于项，少阳经行于两侧，是经气运行之路。颈项有阻滞，可引起全身的病变；而脏腑气血失调，也往往可在颈项部反映出来。正常人颈项直立，两侧对称，气管居中，安静时颈侧动脉搏动不明显。常见的异常表现有以下几个方面。

1. 瘿瘤

瘿瘤指颈前结喉处有肿块突起，或大或小，或单侧或双侧，可随吞咽上下移动。瘿瘤多由肝郁气滞痰凝所致，或与地方水土失调有关。

2. 瘰疬

瘰疬指颈侧颌下有肿块如豆，累累如串珠。瘰疬多因虚火内灼，炼液成痰，或外感风火时毒，夹痰结于颈部所致。

3. 颈瘘

颈瘘指颈部痈肿、瘰疬溃破后，久不收口，形成瘘管。颈瘘多因痰火久结，气血凝滞，疮孔不收而成。

4. 项痈、颈痈

项痈、颈痈指项部或颈部两侧焮红漫肿，疼痛灼热，甚至溃烂流脓。项痈、颈痈多由风热邪毒蕴蒸，气血壅滞，痰毒互结于颈项所致。

5. 气管偏移

气管偏移指气管不居中，向一侧偏移。气管偏移可见于悬饮、气胸、肺部肿瘤等患者。

6. 颈脉怒张

颈脉怒张指颈部脉管明显胀大，平卧更甚。颈脉怒张可见于心血瘀阻，肺气壅滞及心肾阳衰、水气凌心等证。

（二）望胸胁

横膈以上、锁骨以下的躯干正面谓之胸；胸部两侧，由腋下至第十一、十二肋骨端的区域谓之胁。胸腔由胸骨、肋骨和脊柱等构成，内藏心、肺等重要脏器，属上焦，为宗气所聚，是经脉、血管循行布达之处。胸廓前有乳房，属胃经，而乳头则属肝经；胁肋是肝、胆经脉循行之处。望胸胁主要可以诊察心、肺病变和宗气盛衰，以及肝、胆、乳房疾患。

1. 外形

正常人的胸廓呈扁圆柱形，两侧对称，左右径大于前后径（比例约为 1.5：1），小儿和老年人左右径略大于前后径或几乎相等，两侧锁骨上下窝对称。常见的胸廓变形有以下四种情况。

（1）扁平胸：胸廓前后径不及左右径的一半，呈扁平状，常见于形瘦之人，或肺肾阴虚、气阴两虚的患者。

（2）桶状胸：胸廓前后径增大，约等于左右径，甚至超过左右径，肋间隙增宽、饱满，胸廓呈圆桶状，多因久病咳喘，肺肾气虚，肺气不宣而壅滞，渐积使胸廓变形而成。

(3)鸡胸:胸骨下部明显前突,肋骨侧壁凹陷,形似鸡之胸廓,多见于小儿佝偻病。

(4)胸廓两侧不对称:一侧胸廓塌陷,多见肺痿和肺部手术后患者;一侧胸廓膨隆,肋间隙变宽,气管向健侧移位者,多见于悬饮、气胸等患者。

2. 动态

胸胁随呼吸而活动。正常人呼吸均匀,节律整齐,每分钟 16~18 次,胸廓起伏时左右对称。妇女以胸式呼吸为主,而男子和儿童以腹式呼吸为主。常见的呼吸异常如下。

(1)呼吸形式异常:胸式呼吸增强,腹式呼吸减弱,多为腹部病变所致,如臌胀、腹内藏积、腹部剧痛等,也见于妊娠妇女;胸式呼吸减弱,腹式呼吸增强,多为胸部病变所致,如肺痿、悬饮、胸部外伤等;两侧胸部呼吸不对称,一侧呼吸运动较另一侧明显减弱,说明减弱一侧胸部有病,可见于悬饮、气胸、肺肿瘤等病变。

(2)呼吸时间异常:吸气时间延长,多因吸气困难所致,可见于急喉风、白喉等患者;呼气时间延长,伴口张目突、端坐呼吸,多为呼气困难所致,可见于哮病、肺胀、尘肺等病变。

(3)呼吸强度异常:呼吸急促,胸部起伏显著,多为邪热、痰浊阻肺,肺气不宣所致;呼吸微弱,胸廓起伏不显,多属肺气亏虚。

(4)呼吸节律异常:呼吸节律不整,表现为呼吸由浅渐深,再由深渐浅,以至暂停,往返重复,或呼吸与暂停交替出现,皆为肺气虚衰之象,属病重。

(三)望腹部

腹部指躯干正面剑突以下至耻骨以上的部位,属中下焦,内藏肝、胆、脾、胃、大肠、小肠、膀胱、胞宫等脏腑。望腹部主要注意诊察腹部形态变化,并据此了解腹内脏腑病变和气血盛衰情况。

1. 外形

正常人腹部平坦、对称,直立时腹部可稍隆起,约与胸平齐,仰卧时则稍凹陷。常见的外形异常如下。

(1)腹部膨隆:指仰卧时腹壁明显高于胸耻连线。单腹膨胀、四肢消瘦者,多属臌胀病(图1-9),多因肝郁脾虚,水停瘀阻所致;若腹部胀大、周身水肿者,属水肿病;腹之局部膨隆,多属内有藏积。

(2)腹部凹陷:指仰卧时腹壁明显低于胸耻连线。新病为剧烈吐泻,津液大伤;久病为脾胃虚弱,气血不足,或伴肉削著骨者,为脏腑精气耗竭,属病危。

(3)腹壁青筋暴露:表现为腹大坚满、腹壁青筋怒张,多见于肝郁脾虚、湿停瘀阻之臌胀重证。

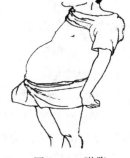

图1-9 臌胀

(4)腹壁突起:腹壁有半球状物突起,多发于脐孔、腹正中线、腹股沟等处,每于直立或用力后发生者,多属疝气。

2. 动态

腹部动态主要与呼吸活动有关,故腹部的异常动态多与某些病变致使腹式呼吸的强度改变有关,可参考"望胸胁"中的有关内容。

(四)望腰背部

背为胸中之府,也为心、肺之所居,与肝、胆相关。腰为身体运动的枢纽,为肾之府。望腰背部时应注意诊察脊柱及腰背部有无形态异常,借以了解相关脏腑经络病变。

1. 外形

正常人腰背部两侧对称,直立时脊柱居中,颈、腰段稍向前弯曲,胸、骶段稍向后弯曲,但无左右侧弯。常见的异常改变如下。

(1)脊柱后凸:指脊骨过度后弯,致使前胸塌陷,背部凸起,又称为龟背,俗称为驼背。脊柱后凸多由肾气亏虚、发育异常,或脊椎疾患所致,也可见于老年人。

(2)脊柱侧弯:指脊柱偏离正中线向左或右弯曲。脊柱侧弯多由小儿发育期坐姿不良所致,也可见于先天肾精不足,发育不良的患儿,或一侧胸部有病的患者。

(3)脊疳:指患者极度消瘦,以致脊骨凸出似锯,为脏腑精气极度亏虚之象。

2. 动态

正常人腰背俯仰转侧自如。其异常改变如下。

(1)角弓反张:指患者脊背后弯,反折如弓,兼颈项强直,四肢抽搐,为肝风内动,筋脉拘急之象。

(2)腰部拘急:指腰部疼痛,活动受限,转侧不利,多因寒湿内侵,腰部脉络拘急,或跌扑闪挫,局部气滞血瘀所致。

四、望四肢

五脏均与四肢有关,而脾与四肢关系尤为密切;四肢还是手足十二经脉循行之处,故望四肢可以诊察五脏六腑和经脉的病变。望四肢要注意其形态变化,常见的病理表现如下。

(一)肌肉萎缩

肌肉萎缩,即四肢或某一肢体肌肉消瘦、萎缩,松软无力,多因气血亏虚或经络阻闭,肢体失养所致。

(二)四肢肿胀

四肢肿胀是指四肢或某一肢体肿胀。四肢肿胀,兼红肿疼痛者,多为瘀血或热壅血瘀所致;足跗肿胀,或兼全身水肿,多见于水肿病;下肢肿胀,皮肤粗厚如象皮者,多见于丝虫病。

(三)膝部肿大

膝部红肿热痛,屈伸不利,见于热痹;膝部肿大而股胫消瘦,形如鹤膝,称为"鹤膝风"(图1-10),多因寒湿久留,气血亏虚所致。膝部紫黯漫肿疼痛,因外伤所致者,为膝骨或关节受损。

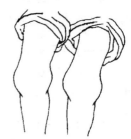

图1-10 鹤膝风

(四)下肢畸形

直立时两踝并拢而两膝分离,称为"膝内翻",又称为"O"形腿或箩圈腿(图1-11);两膝并拢而两踝分离,称为"膝外翻",又称为"X"形腿(图1-12);踝关节呈固定内收位,称为"足内翻";呈固定外展位,称为"足外翻"。以上皆属先天不足或后天失养,发育不良所致。

(五)青筋暴露

青筋暴露指小腿青筋怒张,形似蚯蚓,多为寒湿内侵,络脉血瘀所致。

（六）手指变形

关节呈梭状畸形,活动受限者,称为梭状指,多由风湿久蕴,筋脉拘挛所致。指(趾)末节膨大如杵者,称为"杵状指"(图1-13),常兼气喘、唇黯,多由久病心肺气虚,血瘀湿阻而成。

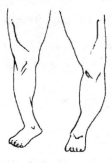 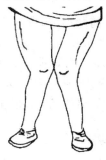 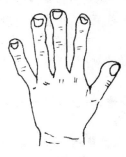

图1-11　"O"形腿　　　　图1-12　"X"形腿　　　　图1-13　杵状指

（七）趾节溃脱

脚趾皮肤紫黑、溃烂,趾节脱落,肉色不鲜,气臭痛剧者,称为脱疽。趾节溃脱多因正虚阴火燔灼,外感寒湿之邪,阻滞脉络,气血痹阻,脚趾局部骨肉腐烂所致。

（八）肢体痿废

肢体痿废指肢体肌肉萎缩,筋脉弛缓,痿废不用。肢体痿废多见于痿病,常因精津亏虚或湿热浸淫,筋脉失养所致。一侧上下肢痿废不用者,称为半身不遂,见于中风患者,多因风痰阻闭经络所致;双下肢痿废不用者,见于截瘫患者,多由腰脊外伤,瘀血阻络所致。

（九）四肢抽搐

四肢抽搐指四肢筋脉挛急与弛张间作,舒缩交替,动作有力。四肢抽搐见于惊风,多因肝风内动,筋脉拘急所致。

（十）手足拘急

手足拘急指手足筋肉挛急不舒,屈伸不利。如在手可表现为腕部屈曲,手指强直,拇指内收贴近掌心与小指相对;在足可表现为踝关节后弯,足趾挺直而倾向足心。手足拘急多因寒邪凝滞,气血亏虚或筋脉失养所致。

（十一）手足颤动

手足颤动指双手或下肢颤抖或振摇不定,不能自主。手足颤动多由血虚筋脉失养或饮酒过度所致,也可为动风之兆。

（十二）手足蠕动

手足蠕动指手足时时掣动,动作迟缓无力,类似虫之蠕行。手足蠕动多为脾胃气虚,筋脉失养,或阴虚动风所致。

五、望二阴

二阴包括前阴和后阴。前阴,为生殖和排尿器官;后阴,即肛门,又称为魄门,为排便之门户。前阴为肾所司,宗筋所聚,太阴经、阳明经所会,阴户通于胞宫并与冲任二脉密切相关,肝经绕阴器,故前阴病变与肾、膀胱、肝关系密切。后阴亦为肾所司,脾主运化,升提内脏,大肠主传导糟粕,故后阴病变与脾、胃、肠、肾关系密切。

(一)望前阴

望男性前阴主要观察阴茎、阴囊、睾丸有无硬结、肿胀、溃疡及异常形色的改变。对女性前阴的诊察必须有明确的适应证,由妇科医生检查,若男医生检查应在女护士陪同下进行。

1. 外阴肿胀

男性阴囊或女性阴户肿胀,称为阴肿。阴肿而不痒不痛者,多为全身水肿的局部表现。体腔内容物向外突出,致男性阴囊肿大,一般称为疝气,可因小肠坠入阴囊,或内有瘀血、水液停聚,或脉络纡曲,睾丸肿胀等引起。阴囊或阴户红肿灼痛瘙痒,多因肝经湿热下注所致。

2. 外阴收缩

男性阴囊阴茎,或女性阴户收缩,称为阴缩。阴缩多因寒袭肝经,气血凝滞,筋脉拘急所致。

3. 外阴生疮

前阴生疮,或有硬结破溃腐烂,时流脓水或血水者,称为阴疮。阴疮多因肝经湿热下注,或感染梅毒所致。

4. 外阴湿疹

男子阴囊,或女子大小阴唇出疹,瘙痒灼痛,湿润或有渗液者,分别称为肾(阴)囊风、女阴湿疹。外阴湿疹多由肝经湿热下注所致;日久皮肤粗糙变厚者,为阴虚血燥所致。

5. 阴户有物突出

妇女阴户中有梨状突出物,称为阴挺,即子宫脱垂(图1-14)。阴挺多因中气下陷所致,常见于体弱脾虚或产后劳伤之人。

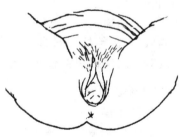

图1-14　子宫脱垂

(二)望后阴

望后阴时,患者应取侧卧位,双腿尽量前屈靠近腹部,使肛门充分暴露,诊察者用双手分开臀部进行观察。望后阴主要观察有无红肿、痔疮、肛裂、瘘管及其他病变。

1. 肛痈

肛痈指肛门周围红肿疼痛、高起,破溃流脓,多由湿热下注或外感热毒而发。

2. 肛裂

肛裂指肛门皮肤与肛管黏膜有狭长裂伤,排便时疼痛出血,多因大便燥结坚硬,努力排便而撑裂所致。

3. 痔疮

痔疮指肛门内、外生有紫红色柔软肿块,突起如峙。其生于肛门齿状线以内者为内痔,以外者为外痔,内、外皆有者为混合痔。痔疮多因肠中湿热蕴结或血热肠燥,或久坐、负重、便秘等使肛门部血络瘀滞所致。

4. 瘘管

瘘管指肛痈成脓自溃或切开后久不收口、外流脓水所形成的管腔,局部痒痛,脓水淋漓,缠绵难愈。

5. 脱肛

脱肛指直肠黏膜或直肠全层脱出肛外。轻者便时脱出,便后缩回,重者脱出不能自回,需用手慢慢推还。脱肛多因脾虚中气下陷所致。

六、望皮肤

皮肤为一身之表,内合于肺,卫气循行其间,有保护机体的作用。脏腑气血亦通过经络而外荣于皮肤。正常人皮肤荣润有光泽,是精气旺盛、津液充沛的征象。凡感受外邪或内脏有病,皆可引起皮肤的异常改变。因此,望皮肤不仅可以诊察皮肤所发生的病变、判断病邪的性质,而且可以诊察脏腑的虚实、气血的盛衰、内脏病变的轻重和预后等。望皮肤主要诊察其色泽、形态的变化及表现于皮肤的某些病证,如斑、疹、疔、疖等。

(一)色泽异常

1. 皮肤发赤

皮肤发赤,色如涂丹者,称为丹毒。发于头面者称为抱头火丹;发于小腿者称为流火;发于全身,游走不定者称为赤游丹。皮肤发赤多由风热或湿热化火所致,亦可因外伤染毒所致。

2. 皮肤发黄

面、目、皮肤、小便俱黄者,为黄疸。皮肤发黄有阳黄、阴黄之分,应注意鉴别(详见望色)。

3. 皮肤紫黑

皮肤色黑而晦暗,多由肾阳虚衰,温运无力,血行不畅所致。色黑干枯不荣,多由劳伤肾精,肌肤失养所致。

4. 皮肤白斑

四肢、面部等处皮肤出现白斑,大小不等,界限清楚,病程缓慢,且无异常感觉,称为白癜风。皮肤白斑多因风湿侵袭,气血失和,血不荣肤所致。

(二)形态异常

1. 皮肤干燥

皮肤干燥指皮肤干枯无华,甚至皲裂、脱屑,多因阴津已伤,营血亏虚,肌肤失养所致,或因外邪侵袭,气血瘀滞所致。

2. 肌肤甲错

肌肤甲错指皮肤干枯粗糙,状若鱼鳞,属瘀血日久,肌肤失养。

(三)皮肤病证

1. 斑疹

斑、疹均为全身性疾病表现于皮肤的症状,两者虽常并称,但实质有别。

(1)斑:皮肤黏膜出现深红色或青紫色片状斑块,平铺于皮肤,抚之不碍手,压之不褪色者,称为斑,有阳斑和阴斑之分。色深红或紫红伴实热症状者为阳斑,多由热邪亢盛,内迫营血而发;色青或淡紫,隐隐稀少伴气虚症状者为阴斑,多由脾气虚衰,血失统摄所致。

(2)疹:凡皮肤出现红色或紫红色粟粒状疹点,高出皮肤,抚之碍手,压之褪色者,称为疹,常见于麻疹和风疹等病,多因外感风热时邪等所致。

斑或疹,在外感病中见之,若色红身热,先见于胸腹,后延及四肢,斑疹透发后热退神清者,是邪去正安,为顺;若斑疹布点稠密成团、色深红或紫黯,先见于四肢,后延及胸腹,壮热不退、神志不清者,是邪气内陷,为逆。

2. 水疱

(1)白㾦:又称为白疹,是皮肤上出现的一种白色小疱疹,晶莹如粟,高出皮肤,擦破流水,颈胸多发,四肢偶见,面部不发。白㾦多因外感湿热郁于肌表,汗出不彻所致,常见于湿温病。

(2)水痘:指小儿皮肤出现粉红色斑丘疹,很快变成椭圆形的小水疱,晶莹透亮,大小不等,分批出现,皮薄易破,浆液稀薄,常兼有轻度恶寒发热症状。水痘多因外感时邪,内蕴湿热所致。

(3)湿疹:周身或局部皮肤出现红斑、瘙痒,迅速形成丘疹、水疱,破后渗液,形成红色湿润之糜烂面。湿疹多因湿热蕴结,复感风邪,郁于肌肤而发。

3. 疮疡

疮疡指发于皮肉筋骨之间的化脓性外科疾病。

(1)痈:患部红肿高大,根盘紧束,焮热疼痛,易于成脓,多为湿热火毒蕴结,气血壅滞所致。其特点是未脓易消,已脓易溃,脓液黏稠,疮口易敛,属阳证。

(2)疽:患部漫肿无头,皮色不变或晦暗,不热、少痛、麻木,难于成脓,多为气血亏虚,阴寒凝滞而发。其特点是未脓难消,已脓难溃,脓汁稀薄,疮口难敛,溃后易伤筋骨,属阴证。

(3)疔:患部细小如粟,顶白,根深如钉,麻木痒痛,多发于颜面和手足,多因外感疫毒,内生火毒等所致。其特点是邪毒深重,易于扩散。

(4)疖:患部形小而圆,红肿热痛不甚,脓出则愈,多因外感热毒或湿热蕴结所致。其特点是病位表浅,症状轻微。

第三节 望 排 出 物

望排出物是观察患者的分泌物、排泄物和某些排出体外的病理产物的形、色、质、量的变化,以诊断疾病的一种方法。一般来说,排出物色白、质稀者,多属虚证、寒证;色黄、质稠者,多属实证、热证。

一、望痰涕

(一)望痰

痰是机体水液代谢障碍所形成的病理产物,多与肺、脾、肾三脏功能失调有关。望痰应注意痰之色、质、量,据此判断脏腑的病变和病邪的性质。

痰白清稀者,属寒痰,因寒邪阻肺,津凝不化成痰,或脾阳不足,湿聚成痰;痰黄稠有块,属热痰,多因热邪犯肺,煎熬津液为痰;痰少而黏,难于咳出者,属燥痰,因燥邪犯肺,耗伤肺津,或肺阴虚所致;痰白滑量多,易于咳出者,属湿痰,因脾失健运,水湿内停,聚而成痰;痰中带血,色鲜红者,称为咯血,多因肺阴亏虚、肝火犯肺或痰热壅肺,肺络受损所致;咳吐脓血痰,气味腥臭者,为肺痈,因热毒壅肺,化腐成脓所致。

(二)望涕

涕为肺之液,由肺津所化,具有濡润鼻腔的作用。新病鼻塞流清涕,是外感风寒;鼻流浊涕,是外感风热。阵发性清涕量多如注,伴喷嚏频作者,多属鼻鼽,是风寒束于肺卫所致。久流浊涕,质稠、量多、气腥臭者,多为鼻渊,是湿热蕴阻所致。

二、望呕吐物

呕吐物指胃气上逆,由口吐出的胃内容物。外感、内伤皆可引起。呕吐物清稀,无酸臭味,或呕吐清水痰涎者,多因胃阳不足,腐熟无力,或寒邪犯胃,损伤胃阳,导致水饮停于胃,胃失和降所致。呕吐物秽浊,酸臭,多因热邪犯胃,胃失和降所致。呕吐不消化食物,味道酸腐,多属伤食。呕吐黄绿色苦水,多属肝胆郁热或湿热。吐血暗红或紫黯有块,夹有食物残渣者,属胃火伤络,或肝火犯胃,或胃腑血瘀所致。

三、望大便

正常大便色黄,呈软的圆柱状或条状。大便清稀水样,多属寒湿泄泻;大便黄褐如糜而臭,多属湿热泄泻;大便夹有黏冻、脓血,为湿热蕴结大肠,肠络受损所致,多见于痢疾或肠癌;大便灰白呈陶土色,多见于黄疸;大便燥结如羊屎,排出困难,多因热盛伤津或阴血亏虚,肠失濡润所致。大便带血,称为便血,若色鲜红,附在大便表面或排便前后滴血者为近血,多见于肠风下血或肛裂、痔疮出血;若色紫黯,或如柏油状,与大便混合者为远血,多因胃肠热盛迫血妄行或脾不统血所致。

四、望小便

正常小便颜色淡黄,清净而不混浊。冬天汗少尿多,其色较清;夏日汗多尿少,其色较黄。小便清长量多,多属虚寒证;小便黄赤而短,多属热证。尿中带血,多因热伤血络,或脾肾不固,或湿热蕴结膀胱所致。尿中有砂石,见于石淋患者,多因湿热蕴结下焦,煎熬尿浊杂质,久而结为砂石。小便混浊如米泔水,或滑腻如脂膏,称为尿浊,多因脾肾亏虚,固摄无力,脂液下流,或湿热下注,气化不利,清浊不分,并趋于下所致。

第四节　望　舌

望舌又称为舌诊,是通过观察患者舌质和舌苔的变化,以诊察疾病的一种方法。凡脏腑的虚实、气血的盛衰、津液的盈亏、病位的浅深、预后的好坏,都能较为客观地从舌象上反映出来,成为医生诊病的重要依据。所以,舌诊是望诊的重要内容,也是中医诊法的特色之一。

一、舌诊基础

(一)舌的结构与舌象的物质基础

舌为一肌性器官,由横纹肌和黏膜组成,其主要功能是辨别滋味、调节声音、搅拌食物、协助吞咽。通常整个舌的肌肉组织称为舌体。舌体的上面称为舌背,又称为舌面,下面称为舌底,前端称为舌尖,中部称为舌中,后部称为舌根,两边称为舌边。舌黏膜覆盖在舌体表面,形成许多突起,称为舌乳头。根据乳头的形状不同,可分为丝状乳头、蕈状乳头、轮状乳头和叶状乳头等。其中,丝状乳头和蕈状乳头参与了舌象的形成,轮状乳头和叶状乳头与味觉有关。

　　舌质,即舌体,主要由肌肉和丰富的血管、神经组成,涉及舌体的色泽、形态和水液分布情况,在疾病过程中较易发生变化而反映出疾病的本质。蕈状乳头表面的上皮细胞透明,透过上皮隐约可见乳头内的毛细血管,肉眼观察呈红色小点。蕈状乳头的色泽和形态改变,是舌质变化的主要因素。

　　舌苔是附着于舌面上的一层苔状物,由丝状乳头、脱落细胞、黏液、食物残渣等混合而成。丝状乳头表面的上皮细胞有轻度角化和脱落,常呈微白色,是正常舌呈薄白苔的要素。

（二）脏腑经络与舌象

　　舌与脏腑经络密切相关,五脏六腑都直接或间接地通过经络、经筋与舌相联系,但心、脾、胃与舌的关系尤为密切。

　　舌为心之苗,手少阴心经之别系舌本。舌的脉络丰富,赖气血以充盈,而心主血脉,故人体气血运行情况,可以反映在舌质的颜色上;心主神明,舌体的运动受心神支配,舌体运动是否灵活,语言是否清晰,皆与心神密切相关。

　　舌为脾之外候,足太阴脾经连舌本、散舌下。舌苔禀胃气而生,舌体赖气血充养,舌辨别滋味与消化功能有关。脾主运化,胃为水谷之海,脾、胃为后天之本、气血生化之源。因此,舌象的形成和变化与脾、胃功能密切相关。

　　肝藏血主筋,足厥阴肝经络舌本;肾藏精,足少阴肾经循喉咙,夹舌本;足太阳膀胱之经筋结于舌本;肺系上达咽喉,与舌根相连。其他脏腑也都能通过经络直接或间接地与舌产生联系。因为体内脏腑一旦发生病变,舌象就会出现相应的变化,所以察舌象的变化可以测知内在脏腑的病变。

　　体内脏腑在舌面分布的一般规律是:舌尖属心、肺,舌边属肝、胆,舌中属脾、胃,舌根属肾。

（三）精气神与舌象

　　舌为血管丰富的肌性组织,赖气血的营养、津液的滋润和神的支配、协调,才能发挥其正常的生理功能。舌体的形质和颜色,与气血的盛衰和运行状态有关;舌苔和舌体的润燥,与津液的盈亏有关。唾为肾液,涎为脾液,它们都来自舌下肉阜部涎腺的开口(称为金津、玉液),其生成、输布与肾、脾、胃等脏腑密切相关。因此,通过观察舌质、舌苔的颜色、形态、润燥等,可以判断气血的盛衰、津液的盈亏等。

　　舌具有敏锐的味觉,能灵活自如地运动以搅拌食物、辅助发音,都依靠神,尤其是心神的主宰和协调。故舌体运动是否灵活、语言是否清晰、味觉是否灵敏还能在一定程度上反映心神是否正常。

二、舌诊的方法与注意事项

（一）舌诊体位和伸舌姿态

　　在望舌时,患者要面向自然光线,或坐位或仰卧位,头略扬起,自然地将舌伸出口外,舌体放松,舌面平展,舌尖略向下,尽量张口使舌体充分暴露。如伸舌过分用力、舌体紧张蜷曲或伸舌时间过长等,都会影响舌体的血液循环而引起舌色改变,或舌苔紧凑变样,或干湿度发生变化。

(二)舌诊的方法

1. 按顺序观察舌象

望舌的顺序是先看舌尖,再看舌中、舌边,最后看舌根。由于舌质的颜色易变,伸舌时间过长可使舌色失真,而舌苔受观察时间的影响较小,因而望舌应先看舌质,再看舌苔。若一次望舌判断不准确,则可让患者休息片刻后重新望舌。此外,还要注意观察舌下络脉的颜色、形态等。

2. 刮舌法和揩舌法

刮舌法指以适中的力量,用消毒压舌板的边缘,在舌面上由后向前刮3～5次;揩舌法指用消毒纱布裹于手指上,蘸少许生理盐水在舌面上揩抹数次。这两种方法是为了观察苔底,以鉴别舌苔的有根与无根、苔的松腐与坚敛,以及是否属于染苔。舌苔刮之不去或刮而留下污迹,多为里实有邪;刮之易去,刮后舌体明净光滑,则多属虚证。

(三)舌诊的注意事项

为保障舌诊的真实性和可靠性,应尽量减少或避免各种非疾病因素对舌象的影响,主要注意以下几点。

1. 光线的影响

光线的强弱与色调对颜色影响极大。光线过暗,可使舌色暗滞;日光灯下,舌色多偏紫;白炽灯下,舌苔多偏黄;周围有色物体的反射光,可使舌色发生相应的改变。因此,望舌应以白天充足而柔和的自然光线为佳,如在夜间或暗处,用日光灯为好,光线要直接照射到舌面。

2. 饮食或药物的影响

饮食及药物可使舌象发生变化。如进食后,由于食物的反复摩擦,可使舌苔由厚变薄;饮水后,可使干燥舌苔变得湿润;刚进辛热食物,可使舌质偏红;过食肥甘之品或服用大量镇静剂,可使舌苔厚腻;长期服用某些抗生素,可产生黑腻苔或霉腐苔。另外,某些食物或药物可使舌苔染色,称为染苔。如饮用牛奶、豆浆、钡剂、椰汁等可使舌苔变白、变厚;进食蛋黄、橘子、柿子、核黄素等,可使舌苔变黄;食用各种黑褐色食品、药品,或吃橄榄、酸梅,长期吸烟等,可使舌苔染成灰色、黑色。一般染苔多在短时间内自然退去,或可经揩舌除去。若发现舌象与病情不符,则应注意询问饮食、服药等情况予以鉴别。

3. 口腔对舌象的影响

牙齿残缺,可造成同侧舌苔偏厚;义齿可使舌边留有齿痕;张口呼吸者,往往舌苔干燥。

以上因素所致的舌象异常都不是机体的病理征象,临床上应仔细鉴别,以免误诊。

三、舌诊的内容、正常舌象及生理差异

(一)舌诊的内容和正常舌象

舌诊主要观察舌质和舌苔两方面的变化。望舌质包括望舌的颜色、形质和动态,可诊察脏腑的虚实、气血的盛衰。望舌苔包括望苔色和苔质两方面,可诊察病邪的性质、浅深及邪正的消长。望舌时,必须全面观察舌质与舌苔,并进行综合分析,才能对病情做出正确判断。

正常舌象的特征是:舌体柔软灵活,大小适中,舌色淡红明润,舌苔薄白均匀,苔质干湿适中。简而言之,即"淡红舌,薄白苔"。

（二）舌象的生理变异

1. 年龄因素

儿童为稚阴稚阳之体,生长发育很快,往往处于代谢旺盛而营养相对不足的状态,舌质多淡嫩而舌苔偏少。老年人精亏血少,脏腑功能低下,气血运行迟缓,舌色多暗红。

2. 体质因素

由于不同个体体质禀赋的不同,舌象可以出现一些生理性差异。如肥胖之人舌体多胖大,舌色偏淡;消瘦之人舌体略瘦小,舌色偏红。另外,先天性裂纹舌、齿痕舌、地图舌等,除有相应病理表现外,一般多无临床意义。

3. 性别因素

舌象一般与性别无明显关系,但女性在经前期,可因舌之蕈状乳头充血而使舌质偏红,属生理现象。

4. 气候因素

夏季气候炎热潮湿,舌苔多略黄而厚腻;秋季气候干燥,舌苔多微干而欠润;冬季严寒,舌常湿润。因地域的差别,会产生气候的不同而引起舌象的改变。如我国东南地区偏湿、偏热,西北及东北地区偏寒冷、偏干燥,均会使舌象发生一定的差异。

四、望舌质

望舌质包括观察舌的神气、色泽、形质、动态及舌下络脉五部分。

（一）望舌神（荣、枯）

望舌神是望神的一部分,是观察舌质的色泽和动态而得出的总体印象。凡舌质红活、鲜明、润泽,舌体运动灵活,为荣舌,示舌有神,提示津液充足、气血充盈、心神健旺,即使患病亦轻浅,属正气未伤之善候。凡舌质暗滞、枯涩,运动失灵,缺乏生机,为枯舌,示舌无神,提示津液耗竭,气血大亏,为心神衰败之恶候。

（二）望舌色

舌色一般分为淡红舌、淡白舌、红舌、绛舌、青紫舌五种。

1. 淡红舌

【舌象特征】舌色淡红润泽,白中透红。

【临床意义】舌色淡红,反映心气旺盛,胃气强盛,气血健运,为气血调和之象,多见于健康人。外感病初期,病情轻浅,尚未伤及气血及内脏,舌色仍可为淡红色;内伤杂病,若见舌色淡红明润,提示阴阳平和,气血充盈,病情尚轻,或为疾病转愈之佳兆。

2. 淡白舌

【舌象特征】淡白舌较正常舌色浅淡,白多红少。

【临床意义】淡白舌主气血两虚、阳虚。气血亏虚,血不上荣,或阳气不足,运血无力,均可导致舌肌脉络空虚而不充盈,致舌色浅淡。其中,淡白光莹,舌体瘦薄,为气血两虚;淡白湿润,舌体胖嫩,为阳虚水湿内停。

3. 红舌

【舌象特征】红舌较正常舌色红,甚至呈鲜红色。红舌可见于整个舌体,也可见于舌尖、舌边。

中医诊断学

【临床意义】红舌主热证,有虚、实之分。红舌为邪热亢盛,舌部血脉充盈所致。其中,全舌老红,苔黄者,为实热证;舌体略小,鲜红少苔,或光红无苔,或有裂纹者,为虚热证。舌尖红赤破溃,多为心火上炎;舌两边红赤,多为肝胆热盛;舌红有出血点,外感热病多为热邪迫血妄行,行将吐衄、发斑,而杂病往往是内脏出血的征兆。

4. 绛舌

【舌象特征】绛舌较红舌颜色更深,或略带暗红色。

【临床意义】绛舌主热入营血、阴虚火旺。绛舌多由红舌发展而来,多因热入营血,耗伤营阴,血行瘀滞,或阴虚水涸,虚火上炎所致。其中,舌绛有苔,多属热入营血。绛色愈深,热邪愈甚。舌绛而少苔或无苔,或有裂纹,则为阴虚火旺。

5. 青紫舌

【舌象特征】全舌呈均匀青色或紫色,或舌上局部出现青紫色的斑点者,为青紫舌。在淡白舌中泛现紫色者,称为淡紫舌;在绛舌中泛现紫色者,称为绛紫舌;舌体局部出现青紫色斑点,大小不等、不高出舌面者,称为斑点舌,其中,大者称为瘀斑,小者称为瘀点。

【临床意义】青紫舌主血瘀、热极、寒极、酒毒。全舌为青紫色,多为全身性血行瘀滞;舌有紫色斑点者,是瘀血阻滞于局部。舌色紫红或紫绛,干枯少津,舌苔黄而干,多为热毒壅盛,内入营血,营阴受灼,气血壅滞所致。舌色淡紫或紫黯而湿润,多为阳气虚衰,运血无力,或阴寒内盛,血脉瘀滞所致。舌色青紫为寒凝血瘀之重证,提示阴寒极盛,阳气受遏,血行凝滞。酒毒内蕴也可见肿胀之紫舌,多见于酒癖患者。

（三）望舌形

舌形指舌的形状,包括老、嫩,胖、瘦,点、刺,裂纹,齿痕等方面。

1. 老、嫩舌

【舌象特征】舌质纹理粗糙或皱缩,坚敛而不柔软,舌色较暗者,为苍老舌;舌质纹理细腻,浮胖娇嫩,舌色浅淡者,为娇嫩舌。

【临床意义】老舌多见于实证;嫩舌多见于虚证。舌质老、嫩是舌色和舌形的综合表现。实邪亢盛,正邪剧争,气血壅滞,舌质即显得坚敛苍老;气血不足,不能充盈舌体,或阳虚不化,津液内停,舌体即显得浮胖娇嫩。

2. 胖、瘦舌

【舌象特征】舌体较正常胖大、肥厚,伸舌满口者,称为胖大舌。舌体肿大满嘴,甚至不能闭口,舌体不能缩回,称为肿胀舌。舌体比正常舌瘦小而薄者,称为瘦薄舌。

【临床意义】胖大舌多主水湿内停、痰湿热毒上泛。舌淡胖大者,多为脾肾阳虚,津液输布障碍,水湿之邪停于体内的表现。舌红胖大者,多属脾胃湿热或痰热内蕴,或平素嗜酒,湿热酒毒上泛所致。舌肿胀色红绛,多见于心脾热盛,热毒上壅。某些药物、食物中毒,致血液凝涩,络脉瘀滞,也可引起舌肿胀而青紫晦暗。此外,先天性舌血管瘤患者,可因舌局部血络郁闭,呈现青紫肿胀,多无全身辨证意义。瘦薄舌常因气血阴液不足,不能充养舌体所致。其中,舌体瘦薄而淡者,为气血两虚;舌体瘦薄而色红绛干燥者,为阴虚火旺。

3. 点、刺舌

【舌象特征】点指突起于舌面的红色或紫红色星点,其中,大者为星,称为红星舌;小者为点,称为红点舌。刺指舌乳头突起如刺,摸之棘手的红色或黄黑色点刺,称为芒刺舌。

【临床意义】点、刺舌主脏腑热极,血分热盛。点、刺为蕈状乳头肿胀或高突而形成。一般点、刺越多,提示热邪愈甚。如舌尖生点、刺,多为心火亢盛;舌中生点、刺,多为胃肠热盛;舌边生点、刺,多为肝胆火盛。舌红生芒刺,多为气分热盛;点、刺色鲜红,多为血热内盛,或阴虚火旺;点、刺舌紫绛,为热入营血而气血瘀滞。

4. 裂纹舌

【舌象特征】舌面上出现各种形状的裂纹、裂沟,深浅不一,而裂沟中并无舌苔覆盖。裂纹既可见于全舌,也可见于局部,形状不一,可呈"人""川""爻""∫"等形状,严重者可如脑回状、卵石状,或如刀割样、剪碎样。

【临床意义】裂纹舌多由邪热炽盛、阴液亏虚、血虚不润、脾虚湿侵所致。邪热内盛,阴液大伤,或阴虚液亏,舌体失于濡养,可致舌红绛而有裂纹;血虚不能上荣于舌,则舌淡白而有裂纹;脾失健运,湿邪内侵,精微不能濡养舌体,则舌淡白胖嫩而有裂纹。在健康人中,约 0.5% 的人舌面上有纵、横裂纹,其上有舌苔覆盖,且无不适症状,称为先天性裂纹舌,不属病态。

5. 齿痕舌

【舌象特征】舌体边缘有被牙齿压迫的痕迹。

【临床意义】齿痕舌主脾虚、水湿内盛证。舌边有齿痕,多因舌体胖大而受牙齿挤压所致,故多与胖大舌同见。也有舌体不大而呈现齿痕者,是舌质较嫩的齿痕舌。舌淡胖大而润、舌边有齿痕者,多属寒湿壅盛,或阳虚水湿内停;舌质淡红而舌边有齿痕者,多为脾虚或气虚;舌红而肿胀满口、舌有齿痕者,为内有湿热痰浊壅滞。

（四）望舌态

舌态,即舌体的动态,包括痿软、强硬、歪斜、颤动、吐弄、短缩等。

1. 痿软舌

【舌象特征】舌体软弱,伸缩无力,转动不便。

【临床意义】痿软舌主阴液亏损,或气血俱虚。舌痿软而淡白无华者,多属气血虚衰,舌体失养所致;舌红干而渐痿者,为肝肾阴亏,舌肌筋脉失养所致。

2. 强硬舌

【舌象特征】舌体板硬强直,伸缩不便或运动不灵,伴语言謇涩。

【临床意义】强硬舌主热入心包、高热伤津或风痰阻络。舌体强硬,色红绛而少津者,多因邪热炽盛,热陷心包,或热盛伤津;舌体强硬,胖大兼厚腻苔者,多因风痰阻络所致;舌强语言謇涩,伴肢体麻木、眩晕者,多为中风先兆。

3. 歪斜舌

【舌象特征】伸舌时舌体偏向于一侧。

【临床意义】歪斜舌多见于中风或中风先兆。肝风夹痰或夹瘀,痰瘀阻滞一侧经络,使受阻侧舌肌弛缓,收缩无力,而健侧舌肌正常,所以伸舌时向健侧歪斜。

4. 颤动舌

【舌象特征】舌体震颤、抖动,不能自主。轻者仅伸舌时颤动;重者不伸舌时亦颤抖难宁。

【临床意义】颤动舌主肝风内动。若舌质红绛而颤动,多为热极生风;舌质淡白而颤动,多为血虚生风;舌绛少苔而颤动,多为阴虚动风;舌红绛而颤动不已,伴眩晕肢麻者,为肝阳化风。另外,酒毒内蕴,亦可致舌体颤动。

5. 吐弄舌

【舌象特征】舌伸出口外,不即回缩者,称为吐舌;舌微露口外,立即收回,或舐口唇四周,吐弄不停者,称为弄舌。

【临床意义】吐弄舌主心、脾有热。舌质红而吐弄,为心、脾有热;舌色紫绛而吐弄,多见于疫毒攻心,或正气已绝;小儿智力发育不全,亦可见吐弄舌。

6. 短缩舌

【舌象特征】舌体卷短、紧缩,不能伸长,甚至舌不抵齿。

【临床意义】短缩舌主病情危重。舌短缩,色淡白或青紫而湿润者,多属寒凝筋脉,舌脉挛缩;舌短缩而舌质淡嫩,为气血俱虚,舌失充养,筋脉痿弱;舌短缩而胖,苔滑腻者,多属脾虚不运,痰浊内蕴,经气阻滞所致;舌短缩而红绛干燥者,多属热盛伤津,筋脉挛急所致。短缩舌常与痿软舌并见。总之,病中出现短缩舌,是病情危重的表现。此外,先天性舌系带过短,也可致舌短缩,但无辨证意义。

(五)望舌下络脉

正常人舌系带两侧各有一条纵行的大络脉,称为舌下络脉。正常的舌下络脉,管径不超过2.7 mm,长度不超过舌尖至舌下肉阜连线的 3/5,颜色暗红。脉络无怒张、紧束、弯曲、增生,排列有序。绝大多数为单支,极少有双支出现。

望舌下络脉,主要观察其长度、形态、色泽、粗细、舌下小血络等变化。望舌下络脉的方法是:先让患者张口,将舌体向上腭方向翘起,舌尖可轻抵上腭,勿用力太过,使舌体保持自然松弛,舌下络脉充分显露。首先观察舌系带两侧大络脉的长短、粗细、颜色,有无怒张、弯曲等异常改变,然后观察周围细小络脉的颜色、形态有无异常。

舌下络脉异常及其临床意义:舌下络脉细而短,色淡红,周围小络脉不明显,舌色和舌下黏膜色偏淡者,多属气血不足。舌下络脉粗胀,或舌下络脉呈青紫、紫红、绛紫、紫黑色,或舌下细小络脉呈暗红色或紫色网状,或舌下络脉曲张如紫色珠子状大小不等的瘀血结节等改变,都是血瘀的征象。

五、望舌苔

舌苔是附着于舌面的一层苔状物,由胃气上蒸于舌而成。正常的舌苔表现为薄白均匀,干湿适中,舌面的中部和根部稍厚。异常舌苔多由外邪侵袭或脏腑功能失调而致脾胃浊气上泛而成。望舌苔主要观察苔色和苔质的变化,以判断病位的深浅、病邪的性质、津液的存亡、病情的进退和胃气的有无等。

(一)望苔色

苔色可分为白苔、黄苔、灰黑苔三类,既可单独出现,也可相兼出现。

1. 白苔

【舌象特征】舌面上附着的苔状物呈白色,有厚薄、润燥、滑腻之分。

【临床意义】白苔多主表证、寒证、湿证,也可见于热证。苔薄白而润,可为正常舌象,或为表证初起,或为里证病轻,或为阳虚内寒;苔薄白而干,常见于风热表证;苔薄白而滑,多为外感寒湿,或脾肾阳虚,水湿内停;苔白厚腻,多为湿浊内停,或为痰饮、食积;苔白厚而干,为痰浊湿热内蕴;苔白厚如积粉,扪之不燥者,称为积粉苔,系秽浊湿邪与热毒相结而成,常见于瘟疫或内痈;苔白而燥裂,粗糙如砂石,提示邪热炽盛,津液大亏。

2. 黄苔

【舌象特征】黄苔有淡黄、深黄、焦黄之分。苔呈浅黄色,称为淡黄苔或微黄苔;苔色黄而深厚,称为深黄苔或正黄苔;舌苔深黄,中带黑褐色,称为焦黄苔或老黄苔。

【临床意义】黄苔多主里证、热证。淡黄苔为热轻,深黄苔为热甚,焦黄苔为热极。舌苔由白转黄,或黄白相间,为外感表邪化热入里;舌苔薄黄,多见于风热表证,或风寒化热入里初期;黄滑苔,多为阳虚寒湿之体,痰饮聚久化热,或为气血亏虚,复感湿热之邪;黄腻苔,为湿热或痰热内蕴,或食积化热;深黄燥苔,主热甚伤津;黄瓣苔(黄而干,中有裂纹似花瓣),为燥热内结胃肠;焦黄苔,为热盛伤津,燥结腑实。

3. 灰黑苔

【舌象特征】苔色浅黑,称为灰苔;苔色深灰,称为黑苔。灰苔与黑苔只是颜色浅深不同,临床意义相同,故常合称为灰黑苔。灰黑苔多由白苔或黄苔转化而成,多在疾病持续一定时日、发展到相当程度后出现。

【临床意义】灰黑苔主热盛或寒盛。苔灰黑而燥,为热盛伤阴、阴虚火旺;苔灰黑而润,为阴盛阳虚,痰湿久郁;舌边尖呈白腻苔,而舌中舌根部出现灰黑苔,舌面湿滑,多为阳虚寒湿内盛,或痰饮内蕴;舌边尖为黄腻苔,而舌中为灰黑苔,多为湿热内蕴,日久不化所致;舌苔焦黑干燥,舌质干裂起刺,为热盛津枯;苔黄黑者,为霉酱苔,多为胃肠素有湿浊宿食,积久化热,熏蒸秽浊上泛舌面所致,也可见于湿热夹瘀的病证。

(二)望苔质

苔质的变化包括厚薄、润燥、腐腻、剥落、真假等。

1. 薄、厚苔

【舌象特征】苔质的厚、薄,以"见底"和"不见底"为标准。所谓见底,即透过舌苔能隐隐见到舌体,能见底的为薄苔,不能见底的为厚苔。

【临床意义】薄、厚苔主要反映邪正盛衰和邪气浅深。舌苔薄白,可见于正常人,也主表证或病轻之里证。厚苔,是胃气挟邪气熏蒸所致,主邪盛入里,或内有痰、饮、水、湿、食积等。在疾病过程中,舌苔厚、薄的变化,主要反映邪正的消长进退。舌苔由薄变厚,提示邪气渐盛,或表邪入里,为病进;舌苔由厚变薄,舌上复生薄白新苔,提示邪去正复,为病退。舌苔的厚、薄转化以渐变为佳,若薄苔突然增厚,提示邪气极盛,迅速入里;厚苔骤然消退,而舌上无新苔复生,为正不胜邪,或胃气暴绝。

2. 润、燥苔

【舌象特征】舌苔润泽,干湿适中,称为润苔;舌面水分过多,伸舌欲滴,扪之湿滑,称为滑苔。苔面干燥,望之枯涸,扪之无津,称为燥苔;苔质粗糙,扪之碍手,称为糙苔。

【临床意义】润、燥苔主要反映体内津液的盈亏和输布情况。润苔可见于常人,病中见润苔,提示津液未伤,如风寒表证、湿证初起及食滞、瘀血等。滑苔为水湿内聚的表现,主痰饮、主湿。燥苔主津液已伤,常见于高热、大汗、吐泻后,或过服温燥药物所致;也有因痰饮、瘀血内阻,阳气被遏,津液不能上承而见燥苔者,属津液输布障碍。糙苔多由燥苔加重而成。舌苔粗糙,津液极少,多见于热盛伤津之重证;苔质粗糙而不干者,多为秽浊之邪盘踞中焦。舌苔由润变燥,表示热盛津伤,或津失输布;舌苔由燥转润,为热退津复,或饮邪始化。

3. 腐、腻苔

【舌象特征】 苔质颗粒致密而细腻,融合成片,如涂有油腻之物,中厚边薄,紧贴舌面,揩之不去,刮之不脱,称为腻苔。苔质颗粒粗大,质地疏松,状如豆腐渣堆铺舌面,边中皆厚,揩之易去,称为腐苔。若舌上黏厚一层,犹如疮脓,则称为脓腐苔。

【临床意义】 腐、腻苔主痰浊、食积;脓腐苔主内痈。苔薄腻,或腻而不板滞者,主食积,或脾虚湿困;苔白腻而滑,主痰浊、寒湿内阻;苔黏腻而厚,口中发甜,主脾胃湿热;苔黄腻而厚,主痰热、湿热、暑湿。腐苔为胃气衰败,湿浊上泛所致,多见于食积胃肠,或痰浊内蕴。脓腐苔多见于内痈或邪毒内结,属邪盛病重。病中腐苔渐退,续生薄白新苔,为病邪消散,正气渐复之象;腐苔脱落,不能续生新苔,为久病胃气衰败,属无根苔。

4. 剥落苔

【舌象特征】 舌苔全部或部分脱落,脱落处光滑无苔,称为剥苔(可分为前剥苔、中剥苔、后剥苔及花剥苔)。舌苔不规则地剥脱,边缘凸起,界限清楚,形似地图,部位时有转移者,称为地图舌。舌苔剥脱处,舌面不光滑,仍有新生苔质颗粒,或舌乳头可见者,称为类剥苔。舌苔全部剥脱,舌面光洁如镜者,称为光剥舌,又称为镜面舌,是剥苔中最严重者。

【临床意义】 剥落苔主胃气不足,胃阴枯竭或气血两虚。舌红苔剥者,多为阴虚;舌淡苔剥或类剥者,多为血虚或气血两虚;镜面舌色红绛者,为胃阴枯竭,胃无生发之气;舌苔部分脱落,未剥脱处仍有腻苔者,为正气已虚而痰浊未化,病情较为复杂。舌苔从全到剥,是胃中气阴不足,正气渐衰的表现;舌苔剥脱后,复生薄白新苔,为邪去正胜,胃气渐复之佳兆。也有先天性剥苔者,其部位常在舌面中央人字沟之前,呈菱形,多因先天发育不良所致。

5. 真、假苔

【舌象特征】 舌苔紧贴于舌面,中厚边薄,不易脱落,脱后新苔渐生者,称为有根苔,属真苔;舌苔不紧贴舌面,易于刮脱,不易复生,或舌面光剥如镜者,称为无根苔,属假苔。

【临床意义】 真、假苔对判断疾病的轻重、预后有重要意义。真苔是有胃气的征象,提示气血充足,预后良好;假苔提示胃气衰败,气血亏乏,预后不良。病之初、中期,舌见真苔且厚,为胃气壅实,病较深重;久病见真苔,说明胃气尚存。新病出现假苔,乃邪浊渐聚,病情较轻;久病出现假苔,是胃气亏乏,不能上蒸,病情危重。

六、舌象分析要点及舌诊的临床意义

(一)舌象分析要点

1. 舌的神气与胃气的综合判断

舌神是全身神气表现的一部分,主要表现在舌体的色泽和动态两方面。舌色红活明润、舌体活动自如者,为有神;舌色晦暗枯涩、舌体活动不灵者,为无神。胃气的盛衰,可从舌苔是否有根表现出来。有根苔提示胃气充足,而无根苔提示胃气衰败。舌象有神气、有胃气,表明正气未衰,病情较轻,或病情虽重,预后良好;舌象无神气、无胃气,反映正气已虚,或不易恢复,病情较重,预后较差。

2. 舌质与舌苔的综合判断

舌质与舌苔的变化,所反映的生理、病理意义各有所侧重。舌质主要反映脏腑气血津液的盛衰,舌苔主要反映病邪的性质和胃气的盛衰。一般情况下,舌质与舌苔的变化是统一的,主病一致。如舌质红、舌苔黄燥,两者都主热,综合判断也为热证。但在临床实践中,舌质与舌苔的变化并不总是统一的,有时甚至出现相反的状况。如舌淡白、苔黄腻,淡白舌多主虚寒,黄腻苔常为湿热之证,舌色与舌苔所反映的病性相反。因舌质主要反映正气,舌苔主要反映病邪,故平素脾胃虚寒者,复感湿热之邪,便可见上述舌象。当舌质和舌苔所反映的病性不一致时,往往提示体内存在两种或两种以上的病理变化,舌象的辨证意义亦是两者的结合,临床应注意分析病变的标本缓急。

3. 舌象的动态分析

随着疾病的发展变化,舌象常随之发生相应改变,通过对舌象的动态观察,可以了解疾病的进退、顺逆等。外感病中,舌苔由薄变厚,表明病邪由表入里;舌苔由白转黄,为病邪化热之象;舌色转红,舌苔干燥,为邪热充斥,气营两燔;舌苔剥落,舌质光红,为热入营血,气阴俱伤。内伤杂病的发展过程中,舌象也会出现一定的变化规律。如中风患者舌质淡红,舌苔薄白,表示病情较轻,预后良好;若舌色由淡红转红,再转暗红、红绛、紫黯,舌苔由白转黄腻或焦黑,表明风痰化热、瘀血阻滞。反之,舌色由暗红、紫黯转为淡红,舌苔渐化,提示病情趋向稳定、好转。掌握舌象变化与疾病发展的关系,可更好地认识疾病演变的规律,为早期诊断、早期治疗提供重要依据。

(二)舌诊的临床意义

1. 判断邪正盛衰

舌质红润,主气血旺盛;舌色淡白,为气血两虚;舌色暗滞,运动失灵,为失神,提示脏气衰败,正气大伤,预后不良。舌苔有根,是胃气充足;舌苔无根或光剥无苔,是胃气衰败。

2. 区别病邪性质

黄苔常主热;白苔多主寒;白腻苔为寒湿;黄腻苔为湿热;腐腻苔多是痰浊食积;舌有瘀斑,则是瘀血。

3. 辨别病位浅深

苔薄说明病位尚浅,主病邪在表;苔厚提示病位已深,主病邪入里。舌红则邪尚在气分;舌绛紫则邪已深入营血。

4. 推断病势进退

一般说来,苔色由白转黄,由黄转灰黑,苔质由薄转厚,由润转燥,多为病邪由表入里,由轻变重,由寒化热,邪热内盛,津液耗伤,为病进。反之,舌苔由厚变薄,由黄转白,由燥变润,为病邪渐退,津液复生,病情向愈。舌苔骤增骤退,多为病情骤变所致;薄苔突然增厚,是邪气急骤入里的表现;满舌厚苔突然消退,是邪盛正衰,胃气暴绝的表现,二者皆为恶候。

5. 估计病情预后

舌荣有神,舌面有苔,舌态正常者,为邪气未盛,正气未伤,胃气未败,预后较好;舌质枯晦,舌苔无根,舌态异常者,为正气亏虚,胃气衰败,病情多凶险。

临床常见舌象及主病见表1-3。

表 1-3　临床常见舌象及主病

舌质	舌苔	舌象描述	所主病证
淡红	薄白	淡红舌,薄白苔	风寒表证,病情轻浅;亦见于常人
	薄白而滑	淡红舌,薄白滑苔	外感寒湿;脾肾阳虚,水湿内停
	白厚而干	淡红舌,白厚干苔	痰浊湿热内蕴
	黄腻	淡红舌,黄腻苔	湿热证;痰湿内蕴;食积化热
	白厚而积粉	淡红舌,积粉苔	感染瘟疫,或有内痈
	薄黄	淡红舌,薄黄苔	热邪轻浅,风热表证;风寒入里化热初期
	黄白相间	淡红舌,黄白苔	外感表邪化热入里
	白腻而厚	淡红舌,白厚腻苔	痰浊湿热内蕴
淡白	光莹而舌瘦	淡白舌,光莹舌体瘦	气血两虚
	湿润而舌胖	淡白舌,湿润舌体润	阳虚,水湿内停
	黄腻	淡白舌,黄腻苔	脾胃虚寒,复感湿热
	白燥	淡白舌,白燥苔	脾气虚证,燥邪伤肺证
	黄滑	淡白舌,黄滑苔	素体阳虚,感受湿热
	黄燥	淡白舌,黄燥苔	气血虚兼气分热盛
	灰黑润滑	淡白舌,黑润苔	阴盛阳虚,痰湿久郁
红	白而干燥	红舌,白干苔	邪热入里伤津
	白而燥裂如石	红舌,白燥苔	邪热炽盛,津液大伤
	黄腻	红舌,黄腻苔	湿热内蕴;痰热互结
	黄燥	红舌,黄燥苔	热甚津伤
	黄瓣	红舌,黄瓣苔	燥热内结肠胃
	焦黄	红舌,焦黄苔	热盛伤津,燥结腑实证
	少苔、无苔、裂纹	鲜红舌,少苔,无苔	阴虚内热
	黑而干燥	红舌,黑干苔	热极伤阴,阴虚火旺
	焦黑干燥	红舌,焦黑苔	热极津枯
	黄黑如霉酱	红舌,霉酱苔	湿浊宿食,积久化热;湿热夹瘀
绛	黄燥	绛舌,黄燥苔	热入营分
	状如白粉	绛舌,白粉苔	瘟疫邪陷营分
	少苔、无苔	绛舌,少苔或无苔	阴虚火旺
青紫	白润	全舌青紫,白润苔	全身性血瘀,阳衰寒盛
	黄干少津	紫舌,黄干苔	邪热壅盛;邪入营血;气血壅滞
	白腻	紫舌肿胀,白腻苔	酒毒内蕴

第五节　望小儿指纹

　　望小儿指纹是通过观察 3 岁以下小儿两手食指掌侧前缘部浅表络脉的形色变化来诊察疾病的一种方法。

　　食指掌侧前缘络脉为寸口脉的分支,两者同属手太阴肺经,其形色变化在一定程度上可以反映寸口脉的变化,故望小儿指纹与诊寸口脉意义相同。因3岁以内小儿寸口脉位短小,切脉时只能用一指诊脉,诊脉时又常哭闹,使脉象失真,而小儿皮肤薄嫩,食指络脉易于观察,故常以望指纹代替脉诊。

观察小儿指纹时,家长要抱小儿面向光亮,医生用左手拇指和食指握住小儿食指末端,再用右手拇指的侧缘,在小儿食指掌侧前缘从指尖向指根部推擦几次,用力适中,使指纹显露,便于观察。

一、正常小儿指纹

(一)指纹特点

正常小儿指纹,在食指掌侧前缘,隐隐显露于掌指横纹附近,纹色浅红略紫,呈单枝且粗细适中。

(二)影响因素

小儿指纹受多种因素的影响。例如:年幼儿络脉显露而较长;年长儿络脉不显而略短。皮肤薄嫩者,指纹较显而易见;皮肤较厚者,络脉常模糊不显。肥胖儿,络脉较深而不显;体瘦儿,络脉较浅而易显。天热,脉络扩张,指纹增粗变长;天冷,脉络收缩,指纹变细缩短。因此,望小儿指纹要排除相关影响因素才能做出正确诊断。

二、异常小儿指纹

对小儿异常指纹的观察,应注意其纹位、纹色、纹形、纹态等方面的变化。其要点可归纳为三关测轻重、浮沉分表里、红紫辨寒热、淡滞定虚实。

(一)三关测轻重

小儿食指按指节可分为三关,即食指第一节(掌指横纹至第二节横纹之间)为风关,第二节(第二节横纹至第三节横纹之间)为气关,第三节(第三节横纹至指端)为命关(图1-15)。根据指纹在食指三关显现的部位,可以推测邪气的浅深和病情的轻重。

指纹显于风关者,是邪气入络,邪浅病轻,可见于外感初起;指纹达于气关者,是邪气入经,邪深病重;指纹达于命关者,是邪入脏腑,病情严重;指纹透过风关、气关、命关三关一直延伸到指甲端者,称为"透关射甲",提示病情危重。

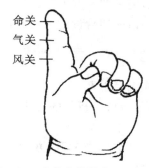

命关
气关
风关

图1-15　小儿食指脉络三关示意图

(二)浮沉分表里

指纹浮而显露,为病邪在表,见于外感表证,因外邪袭表,正邪相争,鼓舞气血趋向于表所致。指纹沉隐不显,为病邪在里,见于内伤里证,因邪气内困,气血受阻,难于外达所致。

(三)红紫辨寒热

指纹偏红,属外感表证、寒证,因邪正相争,气血趋表,指纹浮显所致。指纹紫红,属里热证,因里热炽盛,脉络扩张,气血壅滞所致。指纹色青,主痛、惊风,因脉络瘀滞,气血不通所致。指纹淡白,属脾虚、疳积,因脾胃气虚,生化不足,气血不能充养脉络所致。指纹紫黑,为血络郁闭,病属危重。一般来说,纹色深暗者,多属实证,是邪气有余;纹色浅淡者,多属虚证,是正气不足。故《四诊抉微》有"紫热红伤寒,青惊白是疳"之说。

(四)淡滞定虚实

指纹浅淡而纤细者,多属虚证,因气血不足,脉络不充所致。指纹浓滞而增粗者,多属实证,因邪正相争,气血壅滞所致。

实训一 观看望诊、舌诊录像及舌象模型

【实训目的】

通过观看望诊、舌诊录像及舌象模型,掌握舌诊方法,熟悉常见病理舌象的特征及临床意义。

【实训准备】

舌象模型 2 套,多媒体投影仪 1 台,望诊及舌象录像各 1 套。

【实训方法】

(1)集体观看录像。

(2)分小组观看舌象模型,注意观察各种病理性舌象的特征。

【实训内容】

观看望诊、舌诊录像及舌象模型。

【实训时间】

1 学时。

【实训小结】

(1)望诊的基本方法如何,其观察顺序是怎样的?

(2)请简述舌诊的方法和观察要点。

实训二 舌诊训练与体验

【实训目的】

掌握舌象分析仪的使用方法和正常舌象的表现,能够正确辨识临床常见的各种病理舌象。

【实训准备】

每 10 名学生 1 组,男、女生搭配。

所需器材:

(1)中医舌象仪 1 台。

(2)彩色打印机 1 台。

(3)舌象模型。

(4)医用酒精,压舌板,刮舌板,纱布,脱脂棉,镊子。

(5)A4 打印纸。

【实训内容】

(1)指导学生观察舌象模型,熟悉常见生理、病理舌象。

(2)使用中医舌象仪诊察舌象。

1)介绍舌象仪的使用方法。

2)让被检查者正坐于向光位置。

3)指导被检查者将下颌抵于观测托架,将舌自然伸出口外,充分暴露舌体,舌尖稍弯曲向下。

4)用数码相机拍摄被检查者舌象,输入中医舌象分析系统,进行分析。

5)观察舌象特征,通过与系统舌象专家库比对,发现异常,判断出为何种病理舌象,并做出判断。

6)打印舌象分析结果。

【实训时间】

2学时。

【注意事项】

(1)光线的影响:光线不同,会直接影响正确的诊断。望舌以白天充足、柔和的自然光线为佳,光线要直接照射到舌面。

(2)鉴别染苔:检查前若饮服某些有色食物或药物可以使舌苔着色,检查时注意鉴别,必要时可以采用刮舌或揩舌的方法鉴别。

(3)口腔对舌象的影响:牙齿的残缺、镶牙、张口呼吸等都可使舌象发生变异,但不为病理征象,应注意鉴别。

(4)注意舌象的生理性变异:因年龄、体质、性别、气候等因素不同,都可使舌象发生变化,但为生理变异,注意要结合不同情况加以区别。

(5)检查时要做到迅速、准确、全面:因患者将舌充分暴露,处于被动体态,有一定痛苦,故检查时间要尽量缩短,但要做到准确、全面。

【实训小结】

(1)通过本次实训,你对正常舌象的特征如何理解?

(2)你掌握了几种异常舌象?请描述其特征。

 目标检测

一、选择题

(一)单项选择题

1.久病精气衰竭的患者,突然精神好转,食欲大增,颧赤如妆,语言不休,此属(　　　)

A.有神　　　　　B.无神　　　　　C.假神　　　　　D.失神　　　　　E.神志错乱

2.面色随四时不同而微有变化,秋天的面色相应为(　　　)

A.稍赤　　　　　B.稍白　　　　　C.稍青　　　　　D.稍黄　　　　　E.稍黑

3.小儿头形过小的原因主要是(　　　)

A.脾气虚弱　　　B.肝血不足　　　C.心血亏损　　　D.肾气不足　　　E.肾精不足

4.目眦色赤,多属(　　　)

A.肺火　　　　　B.脾火　　　　　C.心火　　　　　D.肝火　　　　　E.肝经风热

5.下列哪项不属于正常舌象(　　　)

A.舌体柔软　　　　　　　　　B.舌体活动自如　　　　　　　　　C.舌质淡嫩,少苔

D.舌质淡红　　　　　　　　　E.舌苔薄白

6.舌体瘦薄、舌色淡白,说明(　　　)

A.阴亏　　　　B.伤津　　　　C.气血两虚　　　　D.阳虚　　　　E.寒湿

7.颈侧颌下肿块累累如串珠,称为(　　)

A.瘰疬　　　　B.瘿瘤　　　　C.发颐　　　　D.痰核　　　　E.梅核气

8.疮疡初起如粟,根脚坚硬较深、麻木、顶白而痛者为(　　)

A.痈　　　　B.疔　　　　C.疽　　　　D.疖　　　　E.以上均不是

9.呕吐物清稀,无酸臭味者,多属(　　)

A.肝胃不和　　　　B.伤食　　　　C.热呕　　　　D.寒呕　　　　E.肝郁

10.肾在舌,分属部位是(　　)

A.舌尖　　　　B.舌中　　　　C.舌根　　　　D.舌边　　　　E.舌面

11.形成面色青的原因主要是(　　)

A.寒凝　　　　B.湿阻　　　　C.气虚　　　　D.痰滞　　　　E.水饮

12.小儿指纹紫红,多主(　　)

A.外感表证　　　　B.里热实证　　　　C.痛证,惊风　　　　D.血络郁闭　　　　E.脾虚疳积

13.痰色黄质稠者,多为(　　)

A.风痰　　　　B.寒痰　　　　C.热痰　　　　D.湿痰　　　　E.燥痰

14.下列哪项属"假神"的表现(　　)

A.语无伦次　　　　B.面部潮红　　　　C.反应迟钝　　　　D.突然能食　　　　E.表情淡漠

15.根据目与五脏的对应关系,则黑睛属(　　)

A.肺　　　　B.脾　　　　C.心　　　　D.肝　　　　E.肾

16.黄苔一般主(　　)

A.寒证　　　　B.热证　　　　C.痰饮　　　　D.湿证　　　　E.虚证

17.提示邪气渐盛的舌苔变化,一般是(　　)

A.苔由厚变薄　　B.苔由薄变厚　　C.苔由燥变润　　D.苔由多变少　　E.苔由黄变白

18.满面通红最多见于(　　)

A.实热证　　　　B.阴虚证　　　　C.肝胆湿热证　　D.戴阳证　　　　E.气虚发热证

19.脏腑在舌面上的分部,一般认为舌中属(　　)

A.肾　　　　B.肝、胆　　　　C.心、肺　　　　D.脾、胃　　　　E.三焦

20.下列哪一项不为精亏神衰的失神表现(　　)

A.少气懒言　　　　B.神昏谵语　　　　C.肌肉瘦削　　　　D.动作艰难　　　　E.反应迟钝

21.面目一身俱黄,黄色鲜明如橘,属(　　)

A.黄胖　　　　B.阴黄　　　　C.惊风　　　　D.萎黄　　　　E.阳黄

22.小儿囟门迟闭,多属(　　)

A.肾气不足,发育不良　　　　B.肾阴不足,阴虚火旺　　　　C.脑髓有病

D.吐泻伤津　　　　E.实热证

23.下列哪一项不是斑的特征(　　)

A.色青紫或深红　　B.点大成片　　C.平铺于皮肤之下　　D.抚之碍手　　E.压之不褪色

(二)多项选择题

24.神具体反映在人的(　　)

A.目光　　　　B.气色　　　　C.神情　　　　D.情绪　　　　E.体态

25. 以下小儿食指脉络变化可提示病危的是（　　）

A. 络脉达于命关　　　　　　B. 络脉浮现明显　　　　　　C. 络脉变粗

D. 络脉色紫黑　　　　　　　E. 络脉透关射甲

26. 病态表现为动、强、仰、伸者，为（　　）

A. 病在表　　　B. 属阴　　　C. 属阳　　　D. 多寒　　　E. 多热

27. 正常舌象可以出现（　　）

A. 淡红舌　　　B. 齿痕舌　　　C. 裂纹舌　　　D. 薄白苔　　　E. 润苔

28. 假神多见于（　　）

A. 久病者　　　B. 脾气虚弱者　C. 肝气郁结者　D. 痰迷心窍者　E. 精气极度衰弱者

29. 五色主病中，青色所主的病证是（　　）

A. 寒证　　　B. 痛证　　　C. 失血证　　　D. 瘀血证　　　E. 惊风证

30. 青紫舌的成因多由（　　）

A. 热入营血，营阴受灼，气血不畅　　　　B. 阴寒凝滞，血行滞涩

C. 气滞不通，瘀血内阻　　　　　　　　　D. 痰湿内盛，阳气被抑

E. 气血亏虚，舌体失荣

31. 疖的特点是（　　）

A. 患处形小而圆　　　　　　　　　B. 部位表浅

C. 红肿热痛不甚　　　　　　　　　D. 症状轻微

E. 脓出则愈

32. 黄苔可见于（　　）

A. 热证　　　B. 寒证　　　C. 虚证　　　D. 里证　　　E. 表证

二、简答题

1. 试述舌诊的临床意义。

2. 常色和病色各有什么特征？

3. 得神的临床表现如何？有何临床意义？

4. 面色黑之主病为何？

5. 瘿瘤、瘰疬从症状上如何区分？

6. 怎样区分"三关"？

7. 青紫舌的临床意义各是什么？

8. 白苔的临床意义为何？

9. 正常小儿指纹的特点有哪些？

（李先强　赵桂芝　李　妍）

第二章 闻 诊

学习目标

【**学习目的**】通过本章的学习,了解中医闻诊如何收集临床资料,并为后续章节及课程的学习奠定基础。

【**知识要求**】掌握音哑与失音的临床意义,谵语、郑声、独语、错语的概念及临床意义,呕吐、呃逆、嗳气的概念及临床意义,口气、病室异常气味的临床意义。熟悉呼吸、语言、呕吐等声音的高低、强弱、清浊等表现及其临床意义。了解汗、痰、二便、带下等异常气味的临床意义。

【**能力要求**】具有运用闻诊知识分析各种症状变化的临床意义和机制的能力、运用闻诊方法诊察疾病的基本能力。

闻诊是通过听声音和嗅气味,以判断正气盛衰、病性寒热和病情轻重的一种诊断方法。听声音包括诊察、了解患者的声音、语言、呼吸、咳嗽、呕吐、呃逆、嗳气、太息、喷嚏、呵欠、肠鸣等各种声响。嗅气味包括嗅病体发出的异常气味、排出物的气味及病室的气味。

第一节 听 声 音

听声音指听辨患者言语气息的高低、强弱、清浊、缓急变化,以及咳嗽、呕吐等来判断疾病寒、热、虚、实性质的诊断方法。

声音的发出,不仅是口、鼻诸器官直接作用的结果,而且与肺、心、肾等脏腑的虚、实、盛、衰有着密切的关系。因此,听声音不仅能诊察发声器官的病变,而且根据声音的变化可以进一步推断脏腑和整体的变化。

一、正常声音

正常声音又称为"常声",指人在生理状态下发出的声音。常声具有发声自然、音调和谐、言语清楚、言与意符、应答自如等特征,表示人体气血充盈、发声器官和脏腑功能正常。但是,由于年龄、性别和禀赋等个体差异,正常人的声音也有不同,如男性多声低而浊、女性多声高而清、儿童多声尖清脆、老年人多声低浑厚。此外,语声的变化亦与情志变化有关,如喜时发声多欢悦、怒时发声多急厉、悲时发声多悲惨而断续、乐时发声多舒畅而缓和、敬时发声多正直而严肃、爱时发声多温柔等。这些因一时感情触动而发出的声音都属于正常范围。

二、异常声音

异常声音又称为"病变声音"，指人在病理状态下发出的声音。病变声音是疾病反映于声音上的变化。

（一）语声

听语声主要是了解患者语声的有无，语调的高低、强弱、清浊、钝锐，以及有无异常声响等。患者语声强弱，一方面反映正气的盛衰，另一方面与邪气的性质有关。一般来说，语声高亢洪亮有力、声音连续多言者，多属实证、热证、阳证，是阳盛气实、功能亢奋的表现；语声低微细弱、声音断续懒言者，多属虚证、寒证、阴证，是禀赋不足、气血虚损的表现。常见的语声异常如下。

1. 语声重浊

语音沉闷不清称为语声重浊，简称为声重。语声重浊多因外感风寒，或痰湿阻滞，使得肺气失宣，鼻窍不通所致。

2. 音哑与失音

语声嘶哑者称为音哑；语而无声者称为失音，古称为暗。新病声哑者，为暴哑，多因外感风寒、风热，或痰浊壅肺，使肺失清肃，清窍壅塞所致，多属实证，常称为"金实不鸣"；久病声哑者，多因精气内伤，肺肾阴虚，虚火灼肺，使肺失宣降，清窍失荣所致，多属虚证，常称为"金破不鸣"。音哑或失音亦可因暴怒争吵，或持续高声喧讲，耗伤气阴，咽喉失润所致。妊娠后出现音哑或失音者，称为"子暗"，多因胞胎阻碍经脉，肾精不能上荣所致，分娩后即愈，一般不需治疗。

3. 呻吟

病痛难忍所发出的痛苦哼哼声称为呻吟。呻吟多为身有痛楚或胀满。新病呻吟，声音高亢有力者，多为实证、剧痛所致；久病而呻吟低微无力，多为虚证。临床还需结合望姿态以判断病痛的部位，若呻吟时扪心，则多为胸痛；若呻吟时护腹，则多为腹痛。

4. 惊呼

患者突然发出的惊叫声，称为惊呼。声音尖锐，表情惊恐，多为剧痛或惊恐所致；小儿阵发惊呼，多是惊风；小儿夜啼惊呼，多为脾寒腹痛，或心腹有热，或食积、虫积、惊恐所致。成人惊呼，多为剧痛或精神失常所致。

（二）言语

"言为心声"，言语是神明活动的一种表现。言语错乱多属于心的病变。常见的言语异常如下。

1. 谵语

神志不清、语无伦次、声高有力者，称为谵语。谵语多为热扰心神之实证，常见于急性热病的极期。

2. 郑声

神志不清、言语重复、时断时续、声音低弱模糊者，称为郑声。郑声多为心气大伤，精神散乱之虚证，常见于久病、重病后期，或亡阴、亡阳证。

3. 独语

自言自语、喃喃不休、见人语止、首尾不续者，称为独语。独语多因心气虚弱，神气不足，或气郁痰阻，蒙蔽心神所致，属阴证，常见于癫病、郁病。

4. 错语

神志清楚、言语时有错乱、言后自知说错者,称为错语。错语有虚实之分,虚证多为心脾两虚,心神失养所致;实证多为痰浊、瘀血、气郁等阻遏心神所致。

5. 狂言

精神错乱、语无伦次、狂躁妄言、骂詈而不避亲疏者,称为狂言。狂言多因情志不遂,气郁化火,痰火扰心所致,属阳证、热证、实证。

6. 言语謇涩

神志清楚、思维正常而吐字困难或吐字不清者,称为言语謇涩,简称为言謇。言謇与舌强并见者,多因风痰阻络所致,为中风之先兆或中风后遗症;因语言习惯而成,或因先天舌系带过短所致者,称为口吃,不属病态。

 知识链接

《医宗金鉴》云:"言语心主之也。心气实热而神有余,则发为谵语。谵语为实,故声长而壮,乱言无次数更端也。心气虚热而神不足,则发为郑声。郑声为虚,故音短而细,只将一言重复呢喃也。盖神有余,则能机变而乱言。神不足,则无机变而只守一声也。"

(三)呼吸

听呼吸主要是了解患者呼吸频率的快慢、气息的强弱粗细、呼吸音的清浊等。

正常呼吸 16～20 次/分,均匀通畅,不疾不徐,深浅适中。肺主呼吸,肾主纳气,呼吸异常,每责于肺、肾。一般而言,呼吸气粗而快,多因外感邪盛所致,属热证、实证;呼吸气微而慢,多因内伤正虚所致,属虚证、寒证。常见的病态呼吸有以下几种。

1. 喘

呼吸困难,短促急迫,甚则鼻煽,张口抬肩,不能平卧者,称为喘。喘有虚、实之分。喘发急骤,气粗声高息涌,胸中胀闷,唯以呼出为快者,属实喘,多因风寒(热)袭肺、痰热壅肺,或痰饮阻肺,肺失肃降,肺气上逆所致;喘发徐缓,气怯声低息微,呼多吸少,气不得续,唯以深吸为快者,属虚喘,多因肺肾亏损,摄纳无权所致。

2. 哮

呼吸急促似喘,且喉中有哮鸣声者(如笛音),称为哮。哮分寒、热,多因痰饮内伏,复感外邪而诱发,或因久居寒湿之地,或过食酸咸生冷而诱发。

在临床上哮与喘多同时出现,故常并称为哮喘。实际上二者有别,喘以气息急迫,呼吸困难为主,而哮以喉间哮鸣声为要;哮必兼喘,而喘未必兼哮。

 知识链接

喉中哮鸣指痰阻气道,肺气不利而呼吸鸣响有声,是痰涎壅盛的指征。因痰涎稀稠,多少及气机壅塞之状而鸣声不同,故有如"吹管声""鼾声""水鸡声""痰声辘辘""哮鸣"等不同名称。一般而言,痰多而稠黏,滞于气道,则音低如鼾声;痰多而稀薄,呼吸冲击,则多辘辘之声;气机壅塞,肺管不利,则哮鸣如哨笛;咳吐痰去,则鸣声稍息。喉中哮鸣不仅可见于哮病,而且可见于痰喘、中风、痫病及其他疾病垂危之时,故需辨别清楚。

3. 气短

轻度呼吸困难,呼吸短促而不相接续,气少不足以息,称为气短。气短似喘而不抬肩,息快而不相接续,气急而并无痰鸣声,即自觉短促,他觉征象不明显。气短分虚、实,若气短息微,兼形瘦神疲、头晕乏力者,属虚证,多因肺气不足,或元气大虚所致;气短息粗,兼胸部窒闷、脘腹胀满者,属实证,多因痰饮、气滞、瘀血、胃肠积滞所致。

4. 少气

呼吸微弱,短而声低,气少不足以息者,称为少气,又称为气微。少气多因久病体虚,或肺、肾气虚所致。

(四)咳嗽

咳嗽是肺失清肃,肺气上逆的表现。古人云:有声无痰谓之咳,有痰无声谓之嗽,有痰有声谓之咳嗽。现在临床上并不区分,统称为咳嗽。咳嗽病位在肺,但不为肺所独主,他脏病变累及于肺亦可出现咳嗽。故《素问·咳论》云:"五脏六腑皆令人咳,非独肺也。"

在临床上可根据咳声的高低、清浊,结合痰的色、质、量,以及发病的时间、病史、兼症等情况,来判断病证的寒、热、虚、实。一般来说,咳声重浊有力,多属实证;咳声轻清低微,多属虚证;咳声不扬,痰稠色黄,不易咳出,多属热证。咳声沉闷、痰多易咯,多因痰湿阻肺所致;干咳无痰或少痰,多因燥邪犯肺,或阴虚肺燥所致。咳声短促,呈阵发性、痉挛性、连声不断,咳声终止时似鹭鸶叫声者,称为顿咳。因其病程较长,缠绵难愈,又称为百日咳,常见于小儿,多因风邪与伏痰搏结所致。咳声如犬吠,伴声音嘶哑、呼吸困难,常见于白喉,多因肺、肾阴虚,火毒攻喉所致。

(五)呕吐

呕吐指饮食物、痰涎从胃上涌,由口中吐出的症状,是胃失和降,胃气上逆的表现。前人以有声有物为呕,无声有物为吐,有声无物为干呕。但临证时三者很难截然划分,一般统称为呕吐。

在临床上可根据呕吐的声音、吐势、呕吐物的性状和气味来判断病证的寒、热、虚、实。呕声微弱、吐势徐缓、呕吐物清稀者,多属虚证、寒证。呕声壮厉、吐势较猛、呕吐物呈黏痰黄水或酸或苦者,多属实证、热证。呕吐呈喷射状者,多因热扰神明,或头颅外伤,颅内有瘀血、肿瘤等所致。呕吐酸腐食糜,多因食滞胃脘,胃气上逆所致。对于一些特殊呕吐,尚需四诊合参,综合判断。例如:吐利、腹痛并作,多为霍乱,或类霍乱所致;朝食暮吐,或暮食朝吐,称为反胃,多因胃寒脾弱,不磨水谷所致;口干欲饮,饮后即吐,称为水逆证,多因痰饮内停所致;多人共同进餐后皆发呕吐,很可能是食物中毒。

(六)呃逆

呃逆古称为"哕",俗称为"打呃",是因胃气上逆、气冲咽喉而发出的一种声短而频、呃呃作响的声音。在临床上根据呃声的高低、间歇时间来推测病情的虚、实、寒、热。偶尔呃逆,呃声短暂,且可自愈,多因饮食刺激,或偶感风寒所致,不属病态;呃逆频作,不能自愈,则属病态。一般来说,呃声高亢、短而有力者,多属实证、热证;呃声低沉、气弱无力者,多属虚证、寒证。如久病胃气衰败,出现呃逆,呃声低而无力者,是病情危重之征。

(七)嗳气

嗳气古称为"噫气",也是胃气上逆的一种表现,是胃中气体上出咽喉所发出的声响,其声多长而缓。日常因饱食,或饮用汽水,偶见短暂嗳气,且可自愈,多因饮食入胃,诱发胃气上逆所致,不属病态。长期嗳气,不能自愈,则属病态。嗳气声重浊有酸腐臭气,兼脘腹胀满,多为宿食内停所致;嗳气频作而响亮,嗳后胁脘宽舒,并随情志变化而增减,多为肝气犯胃所致;嗳气低沉断续,兼纳呆食少,多为胃虚气逆所致;嗳气频作,兼脘腹冷痛,得温痛减,多为寒邪客胃,或胃阳亏虚所致。

(八)太息

太息又称为叹息,俗称为"叹气",指情志抑郁,胸闷不畅时发出的长吁或短叹声。太息之后自觉稍宽舒,是情志不遂,肝气郁结之象。

(九)喷嚏

喷嚏是因肺气上逆,气冲喉鼻而突然爆发的声响。常人偶发喷嚏,不属病态。新病喷嚏频作,兼恶寒发热、鼻流清涕者,多为外感风寒,鼻窍不利所致;久病阳虚之人,突然出现喷嚏者,多为阳气来复,病趋好转之佳兆。

(十)鼻鼾

鼻鼾是熟睡或昏迷时因息道不利以致鼻内发出的一种鼻息声。熟睡鼾声,但无其他明显症状,多因慢性鼻病或睡姿不当引起,常见于体胖、年老之人;昏睡不醒、鼾声不绝,多为神志昏迷,气冲息道所致,多属热入心包或中风入脏之危候。

(十一)肠鸣

肠鸣又称为腹鸣,是因胃肠运动而产生的一种声响。正常情况下,肠鸣音低弱而缓和,一般难以闻及,借助听诊器可在脐部听得较为清楚,4～5 次/分。

肠鸣发生的频率、强度、音调等与胃肠功能、进食情况、感邪性质等有关。临床上可根据肠鸣所发生的部位和声音来判断疾病的部位与性质。胃脘部鸣响,如囊裹水,振动有声,起立行走,或以手抚按,其声漉漉下行,多为水饮停聚于胃,阻滞中焦气机所致;鸣响在脘腹部,如饥肠辘辘,得温得食则减,受寒挨饿加重,多为中气不足,胃肠虚寒所致;腹中肠鸣如雷、脘腹痞满、大便溏泻者,多为风寒湿邪客于胃肠,气机紊乱所致;肠鸣音完全消失、腹满胀痛拒按者,多属胃肠气滞不通之重证。

第二节 嗅 气 味

嗅气味指通过嗅辨与疾病有关的气味,以判断病证的寒、热、虚、实的诊察方法,包括嗅辨病体气味和病室气味两个方面。

一、病体气味

病体气味指由病体所散发出的各种气味,包括口气、汗气、痰涕之气、呕吐物、排泄物之气等。病体气味除医生直接闻诊所得外,还可以通过询问患者或陪护者闻及而知。

(一)口气

口气是从口中散发出的异常气味。正常人呼吸或讲话时,口中无异常气味。口中散发臭气者,称为口臭,多与口腔不洁、龋齿、便秘及消化不良等有关;口气酸臭,伴食欲不振,脘腹胀满,多为食积胃肠所致;口气臭秽,多为胃热所致;口气腐臭,或兼咳吐脓血,多为脏腑溃腐脓疡所致;口气臭秽难闻而牙龈腐烂者,为牙疳。

(二)汗气

汗气是汗液散发出的气味。患者身有汗气味,可知曾有汗出。汗气腥膻,多为湿热久蕴皮肤,熏蒸津液所致;汗气臭秽,多为瘟疫病热毒内盛之征;腋下汗气阵阵、臊臭难闻,称为狐臭,多因湿热郁蒸所致。

(三)痰涕之气

在正常情况下,人体可排出少量无异常气味的痰和涕。咳痰黄稠臭秽者,多为肺热壅盛所致;咳吐脓血腥臭痰者,为肺痈,多为痰热壅肺,血腐化脓所致;咳吐痰涎清稀味咸,无异常气味者,多因寒饮停肺所致。

鼻流清涕,无异常气味者,多为外感风寒所致;鼻流浊涕腥秽如鱼脑者,为鼻渊,多为湿热熏蒸所致。

(四)呕吐物之气

呕吐物清稀无臭味者,多为胃寒所致;气味酸腐臭秽者,多为胃热所致;呕吐未消化食物而气味酸腐者,多为食滞胃脘所致;呕吐脓血而腥臭者,多因脏腑痈疡所致。

(五)排泄物之气

排泄物之气包括二便以及妇人经、带、恶露等的异常气味。大便臭秽难闻者,多属热结肠道;大便溏泻而腥者,多属脾胃虚寒;大便泄泻臭如败卵,或夹有未消化食物而矢气酸臭者,是宿食停滞,消化不良之故。小便臊臭、黄赤混浊者,多属膀胱湿热;尿甜并散发烂苹果气味者,为消渴病。妇女经血臭秽者,多属热证;经血气腥者,多属寒证。带下黄稠臭秽者,多属湿热;带下清稀而腥者,多属寒湿;带下奇臭色杂,常见于癌肿,病多危重。产后恶露臭秽者,多因湿热或湿毒下注所致。

二、病室气味

病室气味指由病体及其排出物散发而充斥病室的气味。气味从病体发展到充斥病室,说明病情危重。

病室有血腥味者,多见于失血证或术后患者;病室有腐臭味者,多见于疮疡溃腐患者;病室有尿臊气(氨气味),多见于水肿病晚期患者;病室有烂苹果样气味(酮体气味),多见于消渴病晚期患者;病室有蒜臭气味者,多见于有机磷中毒;病室臭气触人,多见于瘟疫病患者;病室有尸臭,多为脏腑败坏,病属危重。

 目标检测

一、选择题

(一)单项选择题

1.呼吸微弱,短而声低,称为( )

A.上气   B.短气   C.气急   D.少气   E.嗳气

2.郑声的病机是(　　)

A.心气不足,神失所养　　　　　　B.热扰神明,神明无主　　　　　　C.心神散乱

D.痰火扰心　　　　　　　　　　　E.痰迷心窍

3.神志不清,语言重复,声音低微,时断时续,称为(　　)

A.谵语　　　　B.郑声　　　　C.独语　　　　D.错语　　　　E.语謇

4.神志不清,语无伦次,声高有力,称为(　　)

A.独语　　　　B.错语　　　　C.郑声　　　　D.谵语　　　　E.狂言

5.正常声音的特点不包括(　　)

A.发声自然　　　B.音调和畅　　　C.亲切和蔼　　　D.言语清楚　　　E.言与意符

6.患者散发烂苹果样气味,常提示为(　　)

A.水肿病晚期　　　B.消渴病危重期　　　C.失血重证　　　D.脏腑败坏　　　E.瘟疫病

(二)多项选择题

7.正常声音的表现特点为(　　)

A.发音自然　　　B.音调和谐　　　C.欢快和畅　　　D.言语清楚　　　E.言与意符

8.郑声的临床表现是(　　)

A.神志昏糊,胡言乱语　　　　　　B.语言时断时续,重复　　　　　　C.声高有力

D.声音低弱　　　　　　　　　　　E.自言自语,喃喃不休

9.语言错乱可见(　　)

A.谵语　　　　B.郑声　　　　C.独语　　　　D.狂言　　　　E.错语

二、简答题

1.何谓喘、哮,二者在临床上怎样鉴别?

2.正常声音的特点是什么?

3.郑声的表现与病机如何?

(李先强　赵桂芝　李　妍)

第三章　问　　诊

学习目标

【学习目的】通过本章的学习,了解中医问诊如何收集临床资料,并为后续章节和课程的学习奠定基础。

【知识要求】掌握主诉、常见现在病证的表现及临床意义。熟悉问诊的意义、内容、方法及注意事项。了解问诊的发展简史。

【能力要求】具有熟练运用问诊方法和技巧接诊患者的能力、根据中医"十问歌"进行全面问诊的能力。

问诊是医生通过对患者或陪诊者进行有目的的询问,以了解病情的方法,是中医诊察疾病的基本方法之一。早在《黄帝内经》中就已记载许多问诊的具体内容,如《素问·三部九候论》言:"必审问其所始病,与今之所方病,而后各切循其脉……"《素问·疏五过论》载:"凡欲诊病者,必问饮食居处……"为中医问诊奠定了基础。随后,历代医家又在医疗实践中不断补充,使之逐渐完善。明代张景岳称问诊为"诊病之要领,临证之首务",并在《景岳全书·十问篇》中,将问诊归纳为十问,以便于临床应用。清代喻嘉言也在《寓意草》中拟定病案的书写格式,对于问诊的一般项目、现病史、既往病史等内容都进行了详细的规定,与现在中医病历的书写内容颇为相近。

第一节　问诊的意义、方法及注意事项

一、问诊的意义

问诊是了解病情、诊察疾病的重要方法,在四诊中占有重要的地位。疾病的很多情况,如疾病发生、发展、变化的过程及治疗经过,患者的自觉症状、既往病史、生活史和家族史等,只有通过询问才能获得。上述与疾病有关的资料,是医生分析病情、进行辨证的可靠依据。尤其是某些疾病早期,患者尚未出现客观体征而仅有自觉症状时,医生只有通过询问,才能抓住疾病的线索而做出诊断。此外,问诊还可以为其他诊法提供一个查病的大体范围,并通过问诊了解患者的思想状况,以便及时开导,以助于疾病的诊治。因此,问诊是医生诊察疾病的重要方法之一。

二、问诊的方法及注意事项

医生询问患者、了解病情需要有一定的方法。医生能否通过询问及时、准确、全面地获得有关疾病的临床资料与询问的方法有着密切的关系。因此,在临床上要运用好问诊,除必须熟练地掌握问诊内容,具有较坚实的理论基础和较丰富的临床经验之外,还应注意以下事项。

(一)态度要严肃和蔼

医生对患者的疾苦要关心体贴,视患者如亲人。在问诊时,切忌审讯式的询问。对患者的态度,既要严肃认真,又要和蔼可亲,细心询问,耐心听取患者的陈述,使患者感到温暖亲切并愿意主动陈述病情。如遇病情较重或较难治愈的患者,要鼓励患者树立战胜疾病的信心。医生切忌有悲观、惊讶的语言或表情,以免给患者带来不良刺激,增加其思想负担,加重病情。

(二)语言要通俗易懂

医生询问病情,切忌使用患者听不懂的医学术语,应使用通俗易懂的语言进行询问,以便患者听懂而能够准确地叙述病情。

(三)主诉要重点询问

医生在问诊时,应重视患者的主诉。因为主诉是患者最感痛苦的症状或体征,也往往是疾病的症结所在,所以要善于围绕主诉进行深入询问。对危急患者应简明扼要询问,不必面面俱到,以便迅速抢救,且要待病情缓解后再详细询问。

(四)资料要全面准确

医生在问诊时,既要重视主症,又要注意了解一般情况,全面地收集有关临床资料,以免遗漏病情。如发现患者叙述病情不够清楚,可对患者进行必要的、有目的地询问或进行某些提示,但决不可凭个人主观臆测去暗示、套问患者,以免所获临床资料片面或失真,进而影响诊断的正确性。若因病重意识不清等原因而不能自述者,则可向知情人或陪诊者询问,但当患者能陈述时,应及时加以核实或补充,以使资料准确、可靠。

(五)环境要安静适宜

问诊应在较安静适宜的环境中进行,以免受到干扰,尤其是对某些病情不便当众表述者,应单独询问,以使其能毫无拘束地叙述病情。

第二节　问诊的内容

问诊的内容主要包括一般情况、主诉、现病史、既往病史、个人生活史、家族史等。询问时,应根据就诊对象,如初诊或复诊、门诊或住院等实际情况,有针对性地进行询问。

一、一般情况

问一般情况包括姓名、性别、年龄、民族、职业、婚否、籍贯、现单位、现住址等。

询问和记录一般情况可以加强医患联系,追访患者,对患者诊治负责,也可作为诊断疾病的参考。性别不同,疾病不一。男性可有遗精、早泄、阳痿等疾;女性则有经、带、胎、产等疾。年龄不同,发病亦多有不同,如麻疹、水痘、百日咳等病多见于小儿。同一疾病,也会因年龄不同而有虚、实之异。一般来说,青壮年气血充足,患病多实证;老年人气血亏虚,患病多虚证。问职业可帮助了解某些病的病因,如水中作业,易中湿邪;还可了解某些职业病,如铅中毒、矽肺等。问其婚否,在女性可了解有无妊娠、妊娠病及生产史,而在男性可了解有无性功能衰退与过亢等病。问籍贯、住址可以了解地方病。以上皆是诊治疾病的重要参考资料。

二、主诉

主诉是患者就诊时最感痛苦的症状、体征及其持续时间,如"发热、咳嗽 3 日,加重 1 日"。

主诉往往是疾病的主要矛盾所在,一般只有一两个症状,即主症。通过主诉常可初步估计疾病的范畴、类别及病情的轻重、缓急。因此,主诉具有重要的诊断价值,是了解、分析和认识疾病的重要线索。询问时,医生首先要善于抓住主诉。例如,患者叙述有眩晕、汗出、心悸、胸痛、神疲、乏力等。在这些症状中,医生根据心悸、胸痛两个主症,可初步考虑为心病。这样就抓住了病变所在的部位,然后围绕主症,进一步深入询问有关兼症和病史,再结合其他三诊全面诊察,才能做出正确诊断。

问诊时还要将主诉所述的症状或体征的部位、性质、程度、时间等情况询问清楚,不能笼统、含糊。就是说,医生要善于抓住主诉,问深问透,问准问清,这对于病证的诊断极其有益。主诉要精练,症状不能太多,一般不要超过 20 个字。描述主诉时,不能用诊断术语,如"风寒表证""肺气虚证""黄疸五天"等,而只能用具体症状、体征进行描述。

 知识链接

主诉与主症的异同点鉴别:主诉与主症,二者既有相同点,又有区别。主诉是患者就诊时陈述的感受最明显或最痛苦的症状及其持续时间。何谓主症?一般以全身症状,或特别严重的症状,或患者最感痛苦的症状为标准,这就是主症。显然主诉与主症有一定的联系,二者所反映的都是疾病的主要症状,主症往往被包含在主诉之中。二者的不同点是,主症仅反映了症状表现,而主诉则不仅是症状表现,还包含持续的时间,甚至还包括了疾病的病势。因此,临床上勿把主诉和主症混为一谈。

三、现病史

现病史指围绕主诉从起病到此次就诊时,疾病的发生、发展和变化,以及诊治经过。现病史一般包括以下内容。

(一)发病情况

发病情况主要包括发病的时间,是突然发作,还是缓慢发生;发病的原因或诱因;最初的症状及其性质、部位,当时曾做何处理等。一般凡起病急、时间短者,多属实证;凡患病已久,反复发作,经久不愈者,多属虚证,或为虚实夹杂证。例如:因情志不舒而致胁肋胀痛、急躁易怒者,多属肝气郁结;因暴饮暴食而致胃脘胀满疼痛者,多属食滞胃脘等。由此可见,医生通过询问患者的发病情况,对辨别疾病的病因、病位、病性有重要作用。

小儿难以叙述发病情况,因此应当主动了解是否有易使小儿致病的原因存在。小儿脏腑娇嫩,抵抗力弱,调节功能低下,易受气候及环境影响感受外邪而发病,出现发热恶寒、咳嗽、咽痛等症;小儿脾胃较弱,消化力差,容易伤食而出现呕吐、泄泻等症;婴幼儿易受惊吓而见哭闹、惊叫等症。因此,着凉、伤食、受惊是小儿常见的病因,应当注意询问。

(二)病变过程

病变过程指从起病到就诊时病情的变化。询问病变过程,可按时间先后顺序进行,主要询问某一阶段发病的原因或诱因,出现何症状,症状的性质及程度如何,何时好转或加重,何时出现新的病情,以及病情变化有何规律等。询问病变过程对了解疾病邪正斗争情况,以及病情发展趋势有重要临床意义。

(三)诊治经过

诊治经过指疾病的诊断和治疗情况。询问诊治经过,要重点询问曾做过哪些检查、结果怎样、何医院做何诊断、诊断依据为何、经过哪些治疗、使用过何药物、药物剂量如何、治疗效果及反应怎样等。了解既往诊断和治疗的情况对当前诊断与治疗有重要参考意义。

此外,问现在症状,虽属问现病史范畴,但因其内容较多,是问诊的主要内容,将另列一节介绍。

四、既往病史

既往病史又称为过去病史,主要包括患者平素身体健康状况,以及过去患病情况。

(一)既往健康状况

患者平素健康状况可能与其现患疾病有一定关系,故对分析、判断现发疾病的病情具有重要参考价值。例如:素体健壮,现患疾病多为实证;素体虚弱,现患疾病多为虚证或虚实夹杂证;素体阴虚,易感温燥之邪,多为热证;素体阳虚,易感寒湿之邪,多为寒证或寒湿证。

(二)既往患病情况

患者过去曾患过何种疾病,如痢疾、疟疾、白喉、麻疹、肝病、痹证等。是否接受过预防接种,有无药物或其他物品的过敏史,做过何种手术治疗等,都应加以询问。

患者既往所患某些疾病可能与现患病证有着密切关系,如哮病、痫病、中风等病,经治疗之后,症状虽已消失,但尚未根除,某些诱因常可导致旧病复发。由此可见,问诊时不能忽视对既往病史的询问。

小儿应当注意询问预防接种、传染病和传染病接触史。小儿6个月至5周岁期间,从母体获得的先天免疫力逐渐消失,而后天免疫功能尚未形成,故易感染水痘、麻疹等急性传染病。预防接种可帮助小儿建立后天免疫功能,以避免感染发病。患过某些传染病,如麻疹、顿咳等,常可获得终身免疫力,一般不会再患此病,如正值麻疹流行之际,患儿出现类似麻疹将出之象,通过询问患儿既往是否患过麻疹,以及是否接受过麻疹预防接种,即可做出判断。

五、个人生活史

个人生活史主要包括生活经历、精神情志、饮食嗜好、生活起居、婚姻生育等。询问患者个人生活史在诊断上具有十分重要意义。

(一)生活经历

生活经历包括出生地、居住地及经历地。询问生活经历,应注意某些地方病或传染病的流行区域,这有助于排除某些地方病及传染病的诊断。

(二)精神情志

人生活在社会环境之中,不可避免要受外界因素的刺激,使精神情志发生变化,以致脏腑气血功能紊乱而引发疾病。同时,人的精神情志变化,对某些疾病的发生与发展也有重要影响。因此,通过询问了解患者的性格特征、情绪倾向和精神状况及其与疾病的关系等有助于疾病的诊断,并可提示医生对因精神情志刺激所导致的疾病在药物治疗的同时,辅以心理疏导,将有助于治疗。

(三)饮食嗜好、生活起居

了解饮食嗜好、生活起居情况对分析判断病情有一定意义。饮食嗜好、生活起居如有不当,会影响健康,甚至导致疾病。例如:素嗜肥甘者,多病痰湿;偏食辛辣者,易患热证;贪食生冷者,易患寒证。平素喜热饮者,多为阳虚体质;喜凉饮者,多为阴虚或实热。不爱运动,脾失健运,易生痰湿;劳倦过度,耗伤精气,易患诸虚劳损;起居无常,饮食无节,易患胃病等。同时应了解患者有无烟、酒、茶等嗜好。

(四)婚姻生育

对成年患者,应注意询问是否结婚、结婚年龄、配偶健康状况、有无传染病或遗传病等。育龄期女性应询问初潮年龄、绝经年龄、月经周期、行经天数,以及带下的量、色、质等变化;已婚女性还应询问妊娠次数、生产胎数,以及有无流产、早产、难产等。

六、家族史

家族史包括父母、兄弟姐妹、子女等直系亲属和配偶的健康、患病情况。询问患者的家族史对现患疾病具有重要的诊断意义。询问家族史,必要时还应注意询问直系亲属的死亡原因。因为某些遗传性疾病,如癫狂、痫病等,常与血缘有关;某些传染性疾病,如肺痨等,与生活接触有关。

第三节 问现在症状

问现在症状是询问患者就诊时所感受到的痛苦和不适,以及与病情相关的全身情况。症状是在疾病状态下患者的异常感觉或病态改变,如痞闷、疼痛、困倦、麻木、咳嗽、呕吐等。其中,有些症状是患者的主观感觉,唯有询问才能察知。

现在症状是疾病现阶段病理变化的客观反映,是医生诊病、辨证的主要依据。因此,询问现在症状是问诊的主要内容,为历代医家所重视。由于现在症状的内容涉及范围广泛,明代医学家张景岳在总结前人问诊经验的基础上,编成"十问篇",清代陈修园将其略作修改,而成"十问歌"。"十问歌"言:"一问寒热二问汗,三问头身四问便,五问饮食六胸腹,七聋八渴俱当辨,九问旧病十问因,再兼服药参机变,妇女尤必问经期,迟速闭崩皆可见,再添片语告儿科,天花麻疹全占验。"其内容言简意赅,目前仍具有一定的指导意义,但是在临床实际运用时,要根据患者的具体病情,灵活而有主次地进行询问,不能千篇一律机械套问。

一、问寒热

问寒热指询问患者有无怕冷或发热的感觉。寒与热是临床最常见症状,是辨别病邪性质和机体阴阳盛衰的重要依据,为问诊的重点内容,故张景岳将其列为"十问歌"之首。

"寒"指患者自觉怕冷的感觉。临床上有恶风、恶寒和畏寒之分。患者遇风觉冷,避之可缓者,谓之恶风;患者自觉怕冷,多加衣被或近火取暖而不能缓解者,谓之恶寒;患者自觉怕冷,多加衣被或近火取暖而能够缓解者,谓之畏寒。

"热"指发热,包括患者体温升高,或体温正常而患者自觉全身或局部(如手足心)发热。

寒与热的产生,主要取决于病邪的性质和机体阴阳的盛衰两个方面。邪气致病者,寒为阴邪,其性清冷,故寒邪致病,恶寒症状突出;热为阳邪,其性炎热,故热邪致病,发热症状明显。机体阴阳失调时,阳盛则热,阴盛则寒,阴虚则热,阳虚则寒。由此可见,寒热是机体阴阳盛衰的反应,即寒为阴征,热为阳象。诚如张介宾所说:"阴阳不可见,寒热见之。"所以,通过询问患者的怕冷与发热的情况,可以辨别病变的性质和阴阳盛衰的变化。

问寒热,首先应该询问患者有无怕冷或发热的症状。如有寒热的症状,必须询问怕冷与发热是否同时出现,还应注意询问寒热的新久、轻重程度、持续时间的长短,寒热出现有无时间或部位特点,寒热与体温的关系,寒热消长或缓解的条件,及其兼症等。

临床上常见的寒热症状有恶寒发热、但寒不热、但热不寒、寒热往来四种类型。

(一)恶寒发热

恶寒发热指患者恶寒与发热同时出现,是表证的特征性症状。其机制是外邪侵袭肌表,正气与邪气相互斗争,卫气宣发失常所致。外邪袭表,卫阳被遏,肌腠失于温煦则恶寒;邪气外束,正邪交争,卫阳失于宣发则郁而发热。

由于感受外邪性质的不同,寒热症状可有轻重的区别。在临床上常见以下三种类型。

1. 恶寒重而发热轻

患者感觉怕冷明显,并有轻微发热的症状,是风寒表证的特征,由外感风寒之邪所致。因寒为阴邪,其性收引,寒邪袭表,正邪相争,肌腠闭塞,卫阳郁闭于内,肌表失于温煦,故恶寒重而发热轻。

2. 发热轻而恶风

患者自觉有轻微发热,并有遇风觉冷、避之可缓的症状,是伤风表证的特征,由外感风邪所致。因风性开泄,肌腠疏松,阳气郁遏不甚,正邪交争不剧,故发热轻而恶风。有的患者只有恶风的感觉,无发热之感,一般为外感风邪,或为肺卫气虚,卫表不固所致。

3. 发热重而恶寒轻

患者自觉发热较重,又有轻微怕冷的症状,是风热表证的特征,由外感风热之邪所致。因风热为阳邪,阳邪致病则阳盛,阳盛则热,故发热明显;风热袭表,腠理开泄,故同时有轻微恶寒。

外感表证的寒热轻重,不仅与感受病邪的性质有关,而且与感邪的轻重和邪正的盛衰也有密切关系。一般来说,感邪轻,则寒热俱轻;感邪重,则寒热俱重;邪正俱盛,则寒热俱重;邪盛正衰,则恶寒重而发热轻。

 知识链接

外感病初期的表证阶段,有的患者虽然只有恶寒的感觉,并不觉得发热,但实际体温多有升高,随着病情的发展,患者很快就会出现同时发热的感觉。因此,恶寒与发热并见是诊断表证的重要依据。特别是恶寒一症,尤为诊断表证所必须,如《伤寒论》中"太阳病,或已发热,或未发热,必恶寒"。就是说,恶寒是发热的前奏,外邪侵袭肌表,无论自觉发热与否,恶寒为必有之症。因而,古人有"有一分恶寒,就有一分表证"的说法。

应当指出,尽管恶寒发热是表证的特征性症状,但某些里热证也可表现为寒热并见。例如,肠痈、疮痈、瘟疫及邪毒内陷等,常表现为自觉恶寒严重,甚至寒战,而又有发热、体温甚高的症状,这是正气与邪气剧烈斗争的反映。

(二)但寒不热

但寒不热指患者只感寒冷而不发热的症状,是里寒证的寒热特征。其怕冷的产生,多为感受寒邪致病,或为阳气不足而阴寒内生。根据发病的缓急和病程的长短,临床上常见以下两种类型。

1. 新病恶寒

新病恶寒指患者突然感觉怕冷,且体温不高的症状,并有四肢不温,或有脘腹、肢体冷痛,或呕吐泄泻,或咳喘痰鸣,脉沉紧等症,主要见于里实寒证。多因感受寒邪较重,寒邪直中脏腑、经络,郁遏阳气,肌体失于温煦,故突起恶寒而体温不高。某些风寒表证在发病初期,也可只出现怕冷的感觉而不发热,但这种怕冷感常是发热的前奏,随着病情的发展,患者很快会体温升高,呈现出恶寒发热的状态。

2. 久病畏寒

久病畏寒指患者经常怕冷,四肢凉,得温可缓的症状,常兼面色㿠白,舌淡胖嫩,脉弱等症,主要见于里虚寒证。常因阳气虚衰,形体失于温煦所致。

应注意的是,外感病中恶风、恶寒、寒战症状独立存在的时间很短,很快就会出现发热症状,成为恶寒发热或寒热往来。一般来讲,也有少数病例存在时间较长,也必然会出现发热。这些对于掌握疾病的进程有一定帮助。

(三)但热不寒

患者只觉发热而无怕冷的感觉者,称为但热不寒。但热不寒可见于里热证。由于热势轻重、时间长短及其变化规律的不同,在临床上有壮热、潮热和微热之分。

1. 壮热

壮热,即患者身发高热,体温超过 39 ℃,持续不退,属里实热证。壮热为风寒之邪入里化热或温热之邪内传于里,邪盛正实,交争剧烈,里热炽盛,蒸达于外所致。

2. 潮热

潮热,即患者定时发热或定时热甚,有一定规律,如潮汐之有定时。外感与内伤疾病中皆可见有潮热。由于潮热的热势高低、持续时间不同,在临床上又有以下三种情况。

(1)阳明潮热:多见于《伤寒论》中的阳明腑实证。其特点是热势较高,热退不净,多在日晡时热势加剧,因此阳明潮热又被称为日晡潮热。阳明潮热是因邪热蕴结胃肠,燥屎内结而致,病在阳明胃与大肠。

(2)湿温潮热:多见于"温病"中的湿温病。其特点是患者虽自觉热甚,但初按肌肤多不甚热,扪之稍久才觉灼手。湿温潮热在临床上又被称为"身热不扬",多在午后热势加剧,退后热不净,是湿热病特有的一种热型。

(3)阴虚潮热:多见于阴虚证候之中。其特点是午后或夜间发热加重,热势较低,往往仅能自我感觉,体温并不高,多见胸中烦热、手足心发热,故阴虚潮热又被称为五心烦热。严重者有热自骨髓向外透发的感觉,则称为骨蒸潮热。阴虚潮热多由各种原因致阴液亏少,虚阳偏亢而生内热。

3. 微热

微热,即患者发热时间较长,热势较轻微,体温一般不超过 38 ℃,又被称为长期低热。微热可见于温病后期、内伤气虚、阴虚、小儿夏季热等。温病后期,余邪未清,余热留恋,患者出现微热持续不退。

(1)气虚发热:由气虚而引起的长期微热。其特点是长期发热不止,热势较低,劳累后发热明显加重。其主要病机是因脾气虚,中气不足,无力升发敷布阳气,阳气不能宣泄而郁于肌表,故发热。劳则气耗,中气益虚,阳气更不得敷布,故郁热加重。

(2)小儿夏季热:小儿在气候炎热时发热不已,至秋凉时不治自愈,也属微热。小儿夏季热多由小儿气阴不足(体温调节功能尚不完善),不能适应夏令炎热气候所致。

(四)寒热往来

寒热往来指患者自觉恶寒与发热交替发作的症状。寒热往来是正邪相争,互为进退的病理反映,为半表半里证寒热的特征。寒热往来在临床上常见以下两种类型。

1. 寒热往来无定时

寒热往来无定时指患者自觉时冷时热,一日多次发作而无时间规律的症状,多见于少阳病,为半表半里证。因外感病邪至半表半里阶段时,正邪相争,正胜则发热,邪胜则恶寒,故恶寒与发热交替发作,发无定时。

2. 寒热往来有定时

寒热往来有定时指患者恶寒战栗与高热交替发作,每日或二三日发作一次,发有定时的症状,兼有剧烈头痛、口渴、多汗等症,常见于疟疾。因疟邪侵入人体,潜伏于半表半里的膜原部位,入与阴争则寒,出与阳争则热,故恶寒战栗与高热交替出现,休作有时。

此外,气郁化火及妇女热入血室等,也可出现寒热往来,似疟非疟,在临床上应当结合病史及其他兼症详细辨识。

二、问汗

汗是由阳气蒸化津液经玄府达于体表而成的。故《素问·阴阳别论》言:"阳加于阴谓之汗。"正常汗出有调和营卫,滋润皮肤,调节体温的作用。正常人在体力活动、进食辛辣、气候炎热、衣被过厚、情绪激动等情况下出汗,属于生理现象。

若当汗出而无汗,不当汗出而有汗,或仅见身体的某一局部汗出,均属病理现象。病理性汗出的有无与病邪的侵扰和机体正气的亏虚有着密切的关系。因为病邪的性质,或正气亏损的程度不同,可出现各种病理性的汗出异常,所以,询问患者汗出的异常情况对于判断病邪的性质和机体阴阳的盛衰有着重要意义。

问汗时应首先询问患者汗出与否。若有汗,则应进一步询问汗出的时间、多少、部位及其主要兼症;若无汗,则应重点询问其兼症。

(一)汗出有无

在疾病过程中,尤其对外感患者,询问汗的有无,是判断感受外邪的性质和卫气盛衰的重要依据。里证问汗对判断疾病性质具有重要意义。

1. 表证有汗

表证有汗主风寒表虚证、风热表证。表证有汗兼发热恶风、脉浮缓等症,多属风寒表虚证;

兼发热重、恶寒轻、咽痛、脉浮数等症，多属风热表证。因风性开泄，热性升散，风热袭表，腠理疏松，玄府开张而汗出。若卫阳素虚，肌表不固，则更易出汗。

2. 表证无汗

表证无汗主风寒表实证，多兼恶寒重、发热轻、头身痛、脉浮紧等症。因寒性收引，腠理致密，玄府闭塞而无汗。

3. 里证汗出

里证汗出主阳盛实热、阴虚内热、阳气亏虚、亡阴、亡阳等证。汗出量多，兼高热、烦渴饮冷等症，属里实热证，多因里热炽盛，迫津外泄所致。阴虚内热、阳气亏虚、亡阴、亡阳等证之汗出，因其特征不同，而在特殊汗出中论述。

4. 里证无汗

里证无汗主阳气亏虚、津血亏耗证，常见于久病体虚患者。里证无汗因阳气不足，蒸化无力，或津血亏耗，化源不足所致。

（二）特殊汗出

特殊汗出指具有某些特征（如出汗的时间、出汗的状况等）的病理性汗出。特殊汗出主要有以下四种。

1. 自汗

自汗指经常日间汗出不止，活动后更甚。自汗多主气虚证、阳虚证，常伴神疲倦怠、气短乏力等症。自汗多因阳气不足，肌表失固，气不摄津，津液外泄所致。

2. 盗汗

盗汗指熟睡之后汗出，醒则汗止。盗汗多主阴虚内热证，常伴潮热、颧红等症。因熟睡之时，卫阳入里，肌表不固，虚热蒸津外泄，故睡时汗出，醒后卫阳复归于表，故而汗止。

3. 绝汗

绝汗又称为脱汗，指在疾病危重阶段，突见大汗不止。绝汗主亡阴证，也主亡阳证。病势危重，汗出如油，热而黏手，伴高热烦渴、脉细数疾，属亡阴之汗，多因阴液严重亏损，虚热迫津外泄所致；病势危重，大汗淋漓，汗稀而凉，伴身凉肢厥、脉微欲绝，属亡阳之汗，多因阳气暴脱于外，不能固护津液，津无所附而随阳气外泄所致。

4. 战汗

战汗指病势深重阶段，先见寒战不能自已，持续一段时间，然后大汗出。战汗是邪正相争，病变发展的转折点。在临床上见战汗应注意观察病情的变化。汗出热退，脉静身凉，是邪去正复之佳象；汗出而身热不减，仍烦躁不安，脉来疾急，为邪胜正衰之危候。

（三）局部汗出

局部汗出指出汗局限于身体某一部位。局部汗出有虚、实、寒、热之别，问诊时应重点询问汗出的具体部位及伴随症状，以便审证求因。

1. 头汗

头汗又称为但头汗出，指汗出仅见于头部，或头颈部汗出量多的症状。头汗可因上焦热盛，迫津外泄；中焦湿热蕴结，湿郁热蒸，迫津上越；元气将脱，虚阳上越，津随阳泄；进食辛辣、热汤、饮酒，使阳气旺盛，热蒸于头等导致。

2. 半身汗出

半身汗出指身体一半出汗，另一半无汗，汗出或左侧或右侧，或上半身或下半身。半身汗出多见于中风、痿证、截瘫患者，多因风痰瘀阻滞经脉，营卫不调，半身气血失和所致。

3. 手足心汗

手足心汗指汗出局限于手心、足心。在平时、天热或情绪变化时，手心、足心微汗出，一般为生理现象。手心、足心汗出过多，则属病理现象，多因阳气内郁、阴虚阳亢、中焦湿热郁蒸所致。

4. 心胸汗

心胸汗指心胸部易汗出或汗出过多。心胸汗多属虚证，常见于心脾两虚、心肾不交证。

5. 阴汗

阴汗指男、女外阴及其周围汗出过多，多因下焦湿热蕴蒸所致。

三、问疼痛

疼痛是临床上最常见的一种自觉症状。疼痛在患病机体的各个部位皆可发生。疼痛有虚、实之分。实性疼痛多因感受外邪、气滞血瘀、痰浊凝滞，或食积、虫积、结石等阻滞脏腑经脉，气血运行不畅所致，即"不通则痛"。虚性疼痛多因阳气亏虚，精血不足，脏腑经脉失养所致，即"不荣则痛"。

问疼痛应注意询问疼痛的部位、性质、程度、时间及喜恶等。

(一)问疼痛的部位

因为机体的各部位与一定的脏腑经络相联系，所以通过询问疼痛的部位，可了解病变所在的脏腑经络，对诊断有重要意义。

1. 头痛

整个头部或头的前后、两侧部位的疼痛，皆称为头痛。无论外感或内伤皆可引起头痛。外感多由邪犯脑府，经络郁滞不畅所致，属实。内伤多由脏腑虚弱，清阳不升，脑府失养，或肾精不足，髓海不充所致，属虚。脏腑功能失调产生的病理产物如痰饮、瘀血阻滞经络所致的疼痛，则或虚或实，或虚实夹杂。凡头痛较剧，痛无休止，并伴有外感表现者，为外感头痛。凡头重如裹，肢重者属风湿头痛。凡头痛较轻，病程较长，时痛时止者，多为内伤头痛。凡头痛隐隐，过劳则甚，属气虚头痛。凡头痛隐隐，眩晕面白，属血虚头痛。凡头脑空痛，腰膝酸软，属肾虚头痛。凡头痛晕沉，自汗便溏，属脾虚头痛。凡头痛如刺，痛有定处，属瘀血头痛。凡头痛如裹，泛呕眩晕，属痰浊头痛。凡头胀痛，口苦咽干，属肝火上炎头痛。凡头痛，恶心呕吐，心下痞闷，食不下，属食积头痛。

《伤寒论》把头痛分为：头后疼痛连项，为太阳头痛；头前疼痛连额，为阳明头痛；头两侧疼痛，为少阳头痛；巅顶头痛，为厥阴头痛。

2. 胸痛

胸痛指胸部正中或偏侧疼痛的自觉症状。因为胸居上焦，内藏心、肺，所以胸病以心、肺病变居多。胸病总由胸部气机不畅所致。胸痛、潮热盗汗、咳痰带血者，属肺阴虚证，因虚火灼伤肺络所致；胸痛憋闷，痛引肩臂者，为胸痹，多因心脉气血运行不畅所致，可见于心阳不振、痰浊内阻或气虚血瘀等证；胸背彻痛剧烈，面色青灰，手足青至节者，为真心痛，是因心脉急骤闭塞不通所致;胸痛、壮热面赤,喘促鼻煽者,为热邪壅肺,肺失宣降所致;胸部刺痛,固定不移者,属血瘀。

3. 胁痛

胁痛指胁一侧或两侧疼痛。因胁为肝、胆所居,又是肝、胆经脉循行分布之处,故胁痛多属肝、胆及其经脉的病变。胁胀痛,太息易怒者,多为肝气郁结所致;胁肋灼痛,多为肝火瘀滞;胁肋胀痛,身目发黄,多为肝、胆湿热蕴结,可见于黄疸病;胁部刺痛,固定不移,为瘀血阻滞,经络不畅所致;胁痛,患侧肋间饱满,咳唾引痛,是饮邪停留于胸胁所致,可见于悬饮病。

4. 脘痛

脘痛指上腹部、剑突下,胃之所在部位疼痛的症状。胃失和降,气机不畅,即会导致胃脘痛。因寒、热、气滞、瘀血和食积所致者,属实证;因胃阴虚或胃阳不足,胃失所养引起者,属虚证。实证多在进食后疼痛加剧,而虚证多在进食后疼痛缓解。胃脘突然剧痛暴作,出现压痛及反跳痛者,多因胃脘穿孔所致;胃脘疼痛失去规律,痛无休止而明显消瘦者,应考虑胃癌的可能。临床应根据病史,结合疼痛的性质和兼症进行辨证。

5. 腹痛

腹痛指剑突下至耻骨毛际以上(胃脘所在的部位除外)的腹部疼痛,或其中某一部位疼痛的症状。腹有大腹、小腹、少腹之分。脐以上为大腹,属脾、胃;脐以下至耻骨毛际以上为小腹,属膀胱、大肠、小肠及胞宫;小腹两侧为少腹,是足厥阴肝经循行的部位。

根据疼痛的不同部位,可以测知疾病所在脏腑。根据疼痛的不同性质,可以确定病因病性的不同。大腹隐痛,便溏,喜温喜按,属脾胃虚寒。小腹刺痛,小便不利,为膀胱蓄血。小腹胀痛,小便不利,多为癃闭,病在膀胱。少腹冷痛,牵引阴部,为寒凝肝脉。绕脐痛,起包块,按之可移者,为虫积腹痛。

腹痛暴急、剧烈、胀痛、拒按、得食痛甚者,多属实证。腹痛徐缓、隐痛、喜按、得食痛减者,多属虚证。腹痛得热痛减者,多属寒证。腹痛,痛而喜冷者,多属热证。

6. 背痛

背痛指自觉背部疼痛的症状。背指躯干后部上平大椎、下至季肋的部位。背部中央为脊骨,脊骨内有髓,督脉贯脊行于正中,足太阳膀胱经分行夹于腰背两侧,其上有五脏六腑腧穴,两肩背部又是手三阳经分布之处。脊痛不可俯仰者,多因寒湿阻滞或督脉损伤所致;背痛连项者,多因风寒客于太阳经腧穴所致;肩背痛,多因寒湿阻滞,经脉不利所致。

7. 腰痛

腰痛指腰部两侧,或腰脊正中疼痛的症状。腰指躯干后部季肋以下、髂嵴以上的部位。腰部中间为脊骨,腰部两侧为肾所在部位,故称"腰为肾之府",带脉横行环绕腰腹,总束阴阳诸经。腰部冷痛沉重,阴雨天加重,多因寒湿所致;腰部经常酸软而痛,多因肾虚所致;腰部刺痛,或痛连下肢者,多因瘀血阻络或腰椎病变所致;腰部突然剧痛,向少腹部放射,尿血者,多因结石阻滞所致;腰痛连腹,绕如带状,多因带脉损伤所致。另外,骨痨、外伤也可导致腰痛。在临床上应根据病史和疼痛的性质来确定引起腰痛的原因。

8. 四肢痛

四肢痛多由风寒湿邪侵犯经络、肌肉、关节,阻碍其气血运行所致。四肢痛也有因脾虚、肾虚者。根据疼痛的部位及性质可以判断病变的原因、部位。四肢关节痛、窜痛,多为风痹;四肢关节疼痛剧烈,得热痛减,为寒痹;四肢关节痛,周身困重,多为湿痹;四肢关节灼痛,喜冷,或有红肿,多为热痹;足跟或胫膝隐隐而痛,多为肾气不足。

9. 周身疼痛

头身、腰背、四肢等部均觉疼痛者,称为周身疼痛。在临床上应注意询问发病时间,了解病程长短。一般来说,新病周身疼痛,多属实证,以感受风寒湿邪居多;久病卧床不起而周身作痛,则属虚证,乃气血亏虚,失其荣养所致。

(二)问疼痛的性质

导致疼痛的病因、病机不同,因而疼痛的性质、特点各异,故询问疼痛性质、特点,可辨疼痛的病因与病机。

1. 胀痛

胀痛指疼痛伴胀满的感觉,属气滞作痛的特征。其特点是时发时止,排气稍舒,多发于胸、胁、脘、腹、四肢等处。头目胀痛多因肝阳上亢,或肝火上炎所致。

2. 刺痛

刺痛指疼痛如针刺的感觉,属瘀血作痛的特征。其特点是范围小,夜间为甚,部位多固定不移,按之痛甚或拒按,以胸、胁、脘、腹、头部等处为多见。

3. 走窜痛

走窜痛指痛处游走不定,或走窜攻痛。其特点是痛处不固定,时此时彼,甚则感觉不到确切的疼痛部位。胸、胁、脘、腹疼痛且走窜不定,常称为"窜痛",多因气滞所致;肢体关节疼痛而游走不定,常称为"游走痛",多属风痹。

4. 绞痛

绞痛指痛势剧烈、如刀绞割的症状。绞痛多因有形实邪阻闭气机,或寒邪凝滞气机所致。心脉痹阻所引起的"真心痛",结石阻滞胆管所引起的上腹痛,寒邪犯胃所引起的胃脘痛等,皆具有绞痛的特点。

5. 掣痛

掣痛指痛处抽掣或牵引他处而痛,又称为"彻痛"。掣痛常呈放射状,或有起止点,有牵扯感,多因经脉失养,或经脉阻滞所致。例如,太阳头痛连项、心痹胸痛彻背等。

6. 灼痛

灼痛指疼痛有灼热感而喜冷,属热邪致痛的特征。灼痛多因火邪窜络,或阴虚火旺,机体组织被灼所致,以两胁、胃脘、肌表处为多见。

7. 冷痛

冷痛指疼痛有寒冷感而喜暖,属寒邪致痛的特征。因寒邪阻络而致者,属实证;因阳气不足,脏腑肢体失于温煦所致者,属虚证。冷痛以腰脊、脘腹、四肢关节等处多见。

8. 隐痛

隐痛指疼痛不甚剧烈,尚可忍耐,但绵绵不休。隐痛多因精血亏损,或阳气不足,肌体失养所致,以头、脘、腹部多见。

9. 重痛

重痛指疼痛兼有沉重感的症状,多因湿邪困阻气机所致。因湿性重浊黏滞,故湿邪阻滞经脉,气机不畅,使人有沉重而痛的感觉。头重痛也可因肝阳上亢,气血上壅所致。重痛常见于头部、四肢、腰部及全身。

10. 空痛

空痛指疼痛伴空虚感,属因虚致痛的特征。空痛多因气血精髓亏虚,组织器官失养所致,以头部和小腹部多见。

总之,凡新病疼痛、痛势较剧、持续不解、痛而拒按,多属实证;久病疼痛、痛势较轻、时痛时止、痛而喜按,多属虚证。

 知识链接

在身体器官没有任何器质性病变的情况下,疼痛可能是一种由于生活或工作过度紧张,或精神创伤等心理、社会因素所引起的躯体症状,它也是解决心理矛盾和缓解恐惧、焦虑的一种心理防御机制。这种情况常发生在患有癔症性神经症、抑郁症的患者身上。一个对病痛顾虑重重、精神高度紧张的患者,往往会加重疼痛;而一个面对疾病,充满治愈信心的人,往往可减轻疼痛,使病情向好的方向转化。此外,亲人的安慰、鼓励、抚摸等行为,可使患者得到慰藉,降低对疼痛的感受,从而减轻疼痛。

四、问头、身、胸、腹

经络遍布头身,胸、腹为脏腑所居之处,故脏腑的病变皆可反映于胸、腹。应注意询问头、身、胸、腹不适的特点、性质及程度,以了解病证的寒、热、虚、实。

(一)头晕

头晕指自觉头脑有眩晕之感,闭目即止,重者视物旋转,站立不稳,如坐舟船。头晕而胀、烦躁易怒、舌红、脉弦数者,多为肝火上炎;头晕胀痛、耳鸣、腰膝酸软、舌红少苔、脉弦细者,多为肝阳上亢;头晕面白、神疲体倦、舌淡脉细,每因劳累而加重者,多为气血亏虚;头晕且重、如物裹缠、胸闷呕恶、舌苔白腻者,多为痰湿内阻,清阳不升。

(二)胸闷

胸闷指患者自觉胸部痞塞满闷的症状。胸闷与心、肺等脏气机不畅有密切关系。胸闷、心悸气短者,多因心气虚或心阳不足所致;胸闷、咳喘痰多者,多系痰饮停肺所致;胸闷、壮热、鼻煽者,多因热邪或痰热壅肺所致;胸闷气喘、畏寒肢冷者,多因寒邪客肺所致;胸闷气喘、少气不足以息者,多因肺气虚或肺肾气虚所致。另外,气管、支气管异物,气胸,以及肝气郁结等,均可导致胸闷。

(三)心悸

心悸指自觉心跳加快、心慌、悸动不安,甚至不能自主的症状。心悸多与心脏病变有关。因受惊而心悸,或心悸易惊、恐惧不安,称为惊悸。惊悸多时发时止,全身情况较好,病情较轻,常因目见异物,遇险临危而心神浮动,心气不定所致。心慌不已、心跳剧烈,上至心胸、下至脐腹,称为怔忡。怔忡较心慌、惊悸严重,持续时间较长,全身情况较差,病情较重,多因情志过激、劳累过度所致。

(四)胁胀

胁胀指患者自觉一侧或两侧胁部胀满不舒的症状。因肝、胆居于右胁,其经脉又皆分布于两胁,故胁胀多与肝、胆病变有关。胁胀易怒,脉弦,多因肝气郁结所致;胁胀口苦,舌苔黄腻,多因肝胆湿热所致;胁胀而肋间饱满,咳唾引痛,多因饮停胸胁所致。

(五)脘痞

脘痞指患者自觉胃脘胀闷不舒的症状,是脾、胃病变的表现。脘痞、嗳腐吞酸者,多为食积胃脘;脘痞、食少、便溏者,多属脾胃气虚;脘痞、饥不欲食、干呕者,多为胃阴亏虚;脘痞、纳呆呕恶、苔腻者,多为湿邪困脾;脘痞、胃脘有振水声者,为饮邪停胃。

(六)腹胀

腹胀指腹部饱胀、满闷,如有物支撑的感觉,或有腹部增大的表现。引起腹胀的病因很多,其证有虚、有实、有寒、有热。其病机却总以气机不畅为主,虚则气不运,实则气郁滞。实证可见于寒湿犯胃、阳明腑实、食积胃肠、肝气郁滞、痰饮内停等证。虚证多见于脾虚。腹部的范围较广,不同部位的腹胀揭示不同病变。例如,上腹部胀,多属脾胃病变;小腹部胀,多属膀胱病变;胁下部胀,多属肝、胆病变。

(七)身重

身重指患者自觉身体沉重的症状。其症主要与水湿泛溢及气虚不运有关。身重、脘闷苔腻者,多因湿困脾阳,阻滞经络所致;身重、水肿系水湿泛溢肌肤所致;身重、嗜卧、疲乏者,多因脾气虚,不能运化精微布达四肢、肌肉所致;热病后期见身重乏力,多系邪热耗伤气阴,形体失养所致。

(八)麻木

肌肤感觉、知觉减退,甚至消失,称为"麻木",又称为"不仁"。麻木多见于头、面、四肢,多因气血亏虚,肝风内动,或湿痰瘀血痹阻经络,肌肤经络失养所致。

(九)疲乏

精神困倦,肢体懈怠无力,称为"疲乏"。疲乏多与气血不足、脾胃虚弱、水湿内停等有关。疲乏兼纳差、便溏,多因脾虚湿阻所致;疲乏兼少气懒言、头晕自汗、心悸,多因气血亏虚所致;疲乏兼少气懒言、口渴心烦、身热、汗出、尿赤,多因暑热伤气所致。

五、问耳目

耳目是诸多脏腑的经络循行之处,故询问耳目的各种异常感觉,可以了解相应内脏的病变。

(一)问耳

耳鸣、耳聋、重听都是听觉异常的症状。听力障碍,轻者为重听,重者为耳聋。耳鸣、耳聋可单独出现,也可同时并见,耳聋常由耳鸣发展而来。

1. 耳鸣

耳鸣指患者自觉耳内鸣响,如闻蝉鸣,或如潮声,妨碍听觉者。耳鸣有虚、实之分,一般来说,凡突发耳鸣,声大,以手按之更甚者,多属实证,多因肝胆火盛所致;渐觉耳鸣,声小,以手按之可减轻者,多属虚证,常因肝肾阴亏所致。

2. 耳聋

耳聋又称为耳闭,指患者听力减退,甚至听觉丧失,不闻外声。一般耳暴聋者,常由肝胆火逆,上壅于耳,清窍失灵而成,多属实证;久病耳渐聋者,多因精气虚衰,不能上充清窍所致,多属虚证。此外,年老耳渐聋者,一般是生理现象,多是精衰气虚之故。

3. 重听

重听指听力减退,听音不清,声音重复。日久渐发重听,多为虚证,常因肾精虚衰,耳窍失荣所致,多见于年老体衰的患者;骤发重听,多为实证,常见原因是痰浊上蒙,或风邪上袭耳窍。

4. 耳胀、耳闭

耳胀指自觉耳内胀闷不适的症状。耳闭指耳内胀闷且有堵塞感,听力减退的症状。耳胀反复发作,迁延日久,多成耳闭,故耳胀、耳闭是同一疾病由轻变重的两个不同阶段。耳胀、耳闭的病因病机基本相同,多因风邪侵袭,经气痞塞,或痰湿蕴结于耳,或邪毒滞留,气血瘀阻所致。

(二)问目

目病繁多,这里简要介绍目痛、目眩、目痒、目昏等常见症状。

1. 目痛

目痛指患者自觉单目或双目疼痛的症状。目痛可见于许多眼科疾病,原因复杂。一般痛剧者,多属实证;痛微者,多属虚证。目剧痛难忍,面红目赤者,多因肝火上炎所致;目赤肿痛,畏光多眵者,多因风热上袭所致;目微痛微赤,时痛时止而干涩者,多因阴虚火旺所致。

2. 目眩

目眩指两眼发黑,眼冒金花,或眼前感觉有蚊蝇飞动。目眩常兼头晕,合称为"眩晕"。目眩应注意辨清虚、实。实证多因风火上扰清窍,或痰湿上蒙清窍所致;虚证多因中气下陷,清阳不升,或肝肾不足,精血亏虚,目窍失养所致。

3. 目痒

目痒指自觉眼睑、眦内或目珠瘙痒的症状,轻者揉拭则止,重者极痒难忍。两目痒甚如虫行,伴有畏光流泪、灼热者,多属实证,因肝火上扰或风热上袭等所致。目微痒而势缓,多属虚证,因血虚目失濡养所致,也可见于实性目痒初起或剧痒渐愈,邪退正复之时。

4. 目昏、雀盲、歧视

目昏指视物昏暗、模糊不清的症状。雀盲指白昼视力正常,每至黄昏以后视力减退,视物不清的症状,也称为夜盲、雀目、鸡盲。歧视指视一物成二物而不清的症状。

目昏、雀盲、歧视三者皆为视力有不同程度减退的病变,有各自的特点,但其病因、病机基本相同,多因肝肾亏虚、精血不足、目失所养引起,常见于年老、体弱或久病之人。

六、问睡眠

睡眠是生理活动的重要组成部分。在正常情况下,卫气昼行于阳经,阳气盛则醒;夜行于阴经,阴气盛则眠。在临床上常见的睡眠异常有以下两种情况。

(一)失眠

失眠又称为不寐、不得眠,指经常不易入睡,或睡而易醒,醒后不能复睡,或睡眠不深,时常惊醒,或彻夜不眠。失眠以持久不能获得正常睡眠(睡眠时间不够、睡眠深度不够),以及醒后不能消除疲劳、恢复体力和精力,常伴多梦为诊断依据。

失眠应注意辨清虚、实。虚证多因阴虚火旺、心脾两虚、心胆气虚、心肾不交所致;实证多因心火、肝火、痰热、食积、瘀血所致。

(二)嗜睡

嗜睡又称为多寐、多眠睡,指患者精神疲倦、睡意很浓,经常不自主入睡的症状。嗜睡多因机体阴阳平衡失调,阳虚阴盛或痰湿内盛所致。

困倦嗜睡、头目昏沉、胸闷脘痞、肢体困重者,多是痰湿困脾,清阳不升所致。饭后困倦嗜睡、纳呆腹胀、少气懒言者,多因脾失健运,清阳不升,脑失所养引起。精神极度疲惫、神志朦胧、困倦易睡、肢冷脉微者,多因心肾阳虚,神失温养所致。大病之后,神疲嗜睡,乃正气未复的表现。

嗜睡伴轻度意识障碍,叫醒后不能正确回答问题者,多因邪闭心神所致。其病邪以热邪、痰热、湿浊为多见。此种嗜睡常是昏睡、昏迷的前期表现。邪闭心神的嗜睡,伴有轻度意识障碍,而上述各种嗜睡尽管睡意很浓,但神志始终清醒。

嗜睡与昏睡、昏迷不同,后者难以唤醒,强行唤醒而仍神志模糊,甚至呼之不醒。

七、问饮食口味

问饮食口味要注意询问口渴与否,饮水多少,食欲与食量,以及口中的异常味觉和气味等。

(一)口渴与饮水

口渴指口中干渴的感受。饮水指实际饮水量的多少。口渴与饮水是两个密切关联的症状。口渴与饮水的异常主要反映体内津液的盈亏和输布情况,以及证候的寒、热、虚、实。一般口渴则欲饮,不渴则不欲饮,但津液输布发生障碍时,有时也会出现口渴而不欲饮的情况。

1. 口不渴饮

口不渴饮指口不渴,也不欲饮,提示津液未伤,多见于寒证、湿证。因寒、湿之邪为阴邪,不耗伤津液,故口不渴,也不欲饮。口不渴饮无明显燥热的病证,因津液未伤,也可见口不渴饮的症状。

2. 口渴多饮

口渴而饮水较多,称为口渴多饮。口渴多饮提示津液已耗,多见于燥证、热证。口干微渴,兼发热恶风、咽喉肿痛,多属外感温热病初期,津液损伤较轻;大渴喜冷饮,兼面赤、汗出、脉洪数,多属热入阳明气分,津液大伤所致;口渴多饮、小便量多、体渐消瘦,属消渴病;口渴喜冷饮,兼潮热、盗汗,属阴虚火旺,津液灼伤所致。

3. 渴不多饮

渴不多饮指口渴但饮水不多。渴不多饮多见于阴虚、湿热、痰饮、瘀血以及热入营分等证。因阴虚内热,伤津不重,故渴不多饮;湿热、痰饮、瘀血内停,气机受阻,津不上承,故渴不多饮;热入营分,蒸腾营阴上承,故渴不多饮。

(二)食欲与食量

食欲指对进食的要求和进食的欣快感觉。食量指进食的实际数量。胃主受纳腐熟,脾主运化,故食欲、食量与脾、胃功能密切相关。人以胃气为本,胃气的有无直接关系到疾病的轻重和转归,所以,询问患者的食欲与食量情况对了解脾、胃功能的强弱,判断疾病的轻重和预后有重要意义。

1. 食欲减退

食欲减退是疾病过程中常见的病理现象,有不欲食、纳少、纳呆三种情况。不想进食,或食之无味,食量减少,称为不欲食,又称为食欲不振;进食量减少,称为纳少,常因不欲食引起;无饥饿感和进食要求,即无食欲,称为纳呆。新病食欲减退,多属脾胃初伤,胃气尚旺;久病食欲减退,兼神疲倦怠、面色萎黄、舌淡脉虚者,多属脾胃虚弱,胃气大伤;食少纳呆,兼头身困重、脘闷腹胀、舌苔厚腻者,多因湿盛困脾,或饮食停滞,脾胃运化失司所致。

2. 厌食

厌食又称为恶食,指厌恶饮食,或恶闻食气。厌食常兼嗳气酸腐,脘腹胀满,多因饮食不节,食滞胃腑,腐熟功能失常所致,多见于食积。厌食油腻,兼胸闷呕恶、脘腹胀满,多因脾胃湿热所致;厌食油腻厚味,兼胁肋胀满灼热、身热不扬,多因肝胆湿热所致。孕妇出现厌食反应,多因妊娠后冲脉之气上逆,胃失和降所致,一般多属生理现象;孕妇厌食严重,称为"妊娠恶阻",是妊娠期常见的疾病。

3. 多食易饥

多食易饥又称为消谷善饥,指食欲过于旺盛,进食量多,食后不久即感饥饿。多食易饥多因胃火炽盛,腐熟太过所致。多食易饥而形体反见消瘦,兼口渴多饮、小便多,多见于消渴病;兼颈前肿块、心悸多汗,多见于瘿病;兼大便溏泄,属胃强脾弱,多因胃纳过盛,而脾运不足所致。

4. 饥不欲食

饥不欲食指患者虽然有饥饿的感觉,但不想进食,勉强进食而量很少的症状。饥不欲食,兼脘痞、干呕呃逆者,多属胃阴虚证。胃阴不足,虚火内扰,则有饥饿感;阴虚失润,胃之腐熟功能减退,故不欲食。此外,蛔虫内扰,也可见饥而不欲食的症状。

5. 偏嗜食物或异物

偏嗜食物或异物指嗜食生米、泥土等的症状,多见于小儿虫积。妇女妊娠期间,偏食酸辣等食物,为生理现象。正常人由于地域或生活习惯的不同,也常有饮食的偏嗜,一般不会引起疾病,但若偏嗜太过,也可能诱发或导致疾病。偏嗜肥甘,易生痰湿;过食辛辣,易致火盛;偏嗜生冷,易伤脾胃等。

此外,询问患者在疾病过程中食欲和食量的变化也可以了解疾病的转归。一般而言,患者食欲好转,食量渐增者,表示胃气渐复,预后较好;患者食欲减退,食量渐减者,表示胃气衰退,预后较差。若久病重病,本不能食,而突然暴食,是脾胃之气将绝之象,称为"除中",也是假神的一种表现。

(三)问口味

口味指口中有无异常的味觉、气味。口味异常可反映脾、胃及其他脏腑病变。

1. 口淡

口淡指口中无味,味觉减退。口淡兼食少纳差、神疲乏力、便溏等,多属脾胃气虚,也可见于寒证。

2. 口苦

口苦指口中自觉有苦味。口苦属火热之证,多见于肝胆火旺,胆气上逆。

3. 口甜

口甜指口中自觉有甜味。口甜而黏腻,兼舌苔黄腻,多属湿热困脾所致;口甜而涎沫稀薄,兼舌苔薄白,多属脾虚所致。

4. 口酸

口酸指口中自觉有酸味,甚则闻之有酸腐气味。口酸多因肝胃郁热、肝胃不和,或食滞腐化所致。

5. 口涩

口涩指口中自觉有涩味,如食生柿子。口涩常兼舌燥,多因燥热伤津,或脏腑阳热偏盛,气火上逆所致。

6. 口咸

口咸指口中自觉有咸味。口咸多因肾虚,或寒水上泛所致。

7. 口黏腻

口黏腻指口中黏腻不爽。口黏腻常兼舌苔厚腻,多因湿浊停滞、痰饮食积所致。口黏腻常与味觉异常并见。黏腻而甜,多属脾胃湿热;黏腻而苦,多属肝胆湿热。

八、问二便

大便由肠道排出,但与脾、胃的腐熟运化、肝的疏泄、肾阳的温煦及肺气的肃降有密切关系。小便由膀胱排出,但与脾的运化、肾的气化、肺的肃降及三焦的通调等有密切关系。因此,询问大便、小便的情况,不仅可以直接了解消化功能和水液的盈亏与代谢情况,而且是判断疾病寒、热、虚、实的重要依据。诚如《景岳全书》所言:"二便为一身之门户,无论内伤外感,皆当察此,以辨其寒热虚实。"

问二便应注意询问二便的性状、颜色、气味、时间、便量、排便次数、排便时的感觉,以及兼有症状等。其中,颜色、气味等内容已分别在望诊和闻诊中讨论,这里着重介绍二便的次数、便量、性状、排便感等内容。

(一)问大便

健康人一般一日或两日大便一次,为黄色成形软便,排便顺利通畅,如受疾病的影响,其消化功能失职则有黏液及未消化食物等粪便。气血津液失调,脏腑功能失常,即可使排便次数和排便感觉等出现异常。

1. 便次异常

(1)便秘:又称为大便难,指大便燥结,排便时间延长,便次减少,或时间虽不延长但排便困难的症状。胃肠积热,或阳虚寒凝,或气血阴津亏损,或腹内癥块阻结等,均可导致肠道燥化太过,肠失濡润,或推运无力,传导迟缓,气机阻滞而成便秘。

(2)泄泻:又称为腹泻,指大便次数增多,粪质稀薄不成形,甚至呈水样的症状。外感风寒湿热疫毒之邪,或饮食所伤,食物中毒,痨虫或寄生虫积于肠道,或情志失调,肝气郁滞,或久病脾、肾阳气亏虚等,均可导致脾失健运,小肠不能泌别清浊,大肠传导亢进,水湿下趋而成。脾、胃、大肠、小肠、肝、胆、胰的病变常有泄泻的症状。临床有暴泻与久泻之分,暴泻多实,久泻多虚。

2. 便质异常

除便秘和泄泻均包含有便质的异常外,便质异常还有以下几种。

(1)完谷不化:指大便中含有较多未消化食物的症状。病久体弱者多属脾虚、肾虚;新起者多为食滞胃肠。

(2)溏结不调:指大便时干时稀的症状,多因肝郁脾虚,肝脾不调所致。大便先干后稀,多属脾虚。

(3)脓血便:又称为大便脓血,指大便中含有脓血黏液,多见于痢疾和肠癌。脓血便常因湿热疫毒等邪,积滞交阻肠道,肠络受损所致。

(4)便血:指血自肛门排出,包括血随便出,或便黑如柏油状,或单纯下血的症状,多因脾胃虚弱,气不统血,或胃肠积热、湿热蕴结、气血淤滞等所致。血色暗红或紫黑,或大便色黑如柏油状者,谓之远血,多见于胃脘等部位出血。便血鲜红,血附在大便表面或于排便前后滴出者,谓之近血,多见于内痔、肛裂、息肉痔及锁肛痔等肛门部的病变。除胃、肠病变外,许多全身性疾病,如疫斑热、血溢病、紫癜病、食物中毒、药物中毒等,均可见到便血症状。

3. 排便感异常

(1)肛门灼热:指排便时肛门有烧灼感。其病机由大肠湿热蕴结而致。肛门灼热可见于湿热泄泻、暑湿泄泻等证。

(2)排便不爽:指腹痛且排便不通畅,而有滞涩难尽之感,多由肠道气机不畅所致,可见于肝郁犯脾、伤食泄泻、湿热蕴结等证。

(3)里急后重:指腹痛窘迫,时时欲泻,肛门重坠,便出不爽。紧急而不可耐,称为里急;排便时,便量极少,肛门重坠,便出不爽,或欲便又无,称为后重。二者合称为里急后重,是痢疾病证中的一个主症。里急后重多因湿热之邪内阻,肠道气滞所致。

(4)滑泻失禁:又称为滑泻,指久泻不愈,大便不能控制,呈滑出之状,多因久病体虚,脾肾阳虚,肛门失约所致,可见于脾阳虚衰、肾阳虚衰,或脾肾阳衰等证。

(5)肛门气坠:指肛门有重坠向下之感,多因脾气虚衰,中气下陷而致,多见于中气下陷证。

(二)问小便

健康人在一般情况下,一昼夜排尿量为 1000～1800 mL,尿次白天 3～5 次,夜间 0～1 次。排尿次数、尿量,可受饮水、气温、出汗、年龄等因素的影响而略有不同。受疾病的影响,若机体的津液营血不足、气化功能失常、水饮停留等,则可出现排尿次数、尿量及排尿时的感觉等异常情况。

1. 尿次异常

(1)小便频数:指排尿次数增多,时欲小便的症状。新病小便频数,尿急、尿痛、小便短赤者,多因湿热蕴结膀胱,热迫气滞所致,常见于淋证类疾病;久病小便频数,色清量多,夜间明显者,多因肾阳虚或肾气不固,膀胱失约所致,常见于老年人及神衰、久病肾虚等患者。

(2)癃闭:指小便不畅,点滴而出为癃,而小便不通,点滴不出为闭,合称为癃闭。癃闭有虚实之分。实性癃闭多由瘀血、结石或湿热、败精阻滞,阴部手术等,使膀胱气化失司,尿路阻塞所致。虚性癃闭多因久病或年老气虚、阳虚,肾之气化不利,开合失司所致。

2. 尿量异常

(1)尿量增多:指尿次、尿量皆明显超过正常量次的症状。小便清长量多者,属虚寒证,因阳虚不能气化水液,水津直趋膀胱所致。多尿、多饮而形体消瘦者,多为消渴,或为脑神病变,因燥热阴虚,肾阳偏亢,气化太过所致。

(2)尿量减少:指尿次、尿量皆明显少于正常量次的症状。尿量减少多由热盛伤津、腹泻伤津、汗吐下伤津,小便化源不足;或心阳衰竭及脾、肺、肾功能失常,气化不利,水液内停;或湿热蕴结,或尿路损伤、阻塞等,水道不利所致。尿量减少常见于肾和膀胱的疾病、前阴疾病以及心、脾疾病中。

3. 排尿感异常

排尿感异常指排尿感觉和排尿过程发生变化,出现异常情况,如尿痛、癃闭、尿失禁、遗尿、尿闭等。

(1)小便涩痛:指排尿不畅,且伴有急迫灼热疼痛感,多为湿热流入膀胱,灼伤经脉,气机不畅而致。小便涩痛可见于淋证。

(2)余沥不尽:指小便后点滴不禁,多为肾气不固所致。

(3)小便失禁:指小便不能随意识控制而自行遗出,多为肾气不足,下元不固,或下焦虚寒,膀胱失煦,不能制约水液而致。患者神志昏迷,而小便自遗,属病情危重。

(4)遗尿:指睡眠中小便自行排出,俗称为尿床,多见于儿童。其基本病机为膀胱失于约束。遗尿可见于肾阴、肾阳不足,脾虚气陷等证。

九、问妇女

妇女有月经、带下、妊娠、产育等生理特点,不仅是妇产科疾病,就是一般疾病也可引起这些方面的异常。因此问诊时应详细询问妇女的月经、带下等情况。

(一)问月经

健康而发育成熟的女性,一般每月定期行经,月经周期通常为 28 天左右,持续时间为 2～7 天,经色正红,无血块。妊娠期及哺乳期月经停止来潮,绝经年龄约 49 岁。有极少数妇女,终生不见月经,但能正常生育,称为暗经。问月经应注意了解月经的周期,行经天数,月经的量、色、质,有无闭经或行经腹痛,末次月经日期,以及初潮或绝经年龄等情况。

1. 经期异常

经期即月经的周期,指每次月经相隔的时间,正常约 28 天。常见经期异常有月经先期、月经后期和经期错乱三个方面。

(1)月经先期:又称为月经超前,指月经连续 2 个周期提前 8 天以上,多因气虚统摄无权,冲任不固,或肝郁血热、阳热炽盛、阴虚火旺,热扰冲任所致。

(2)月经后期:又称为经迟,指月经连续 2 个周期错后 8 天以上,多因营血亏损,冲任空虚,或气滞、寒凝、血瘀,冲任受阻所致。

(3)经期错乱:又称为月经先后无定期,指月经连续 2 个周期出现或前或后,差错在 8 天以上,多因肝郁气滞,或脾肾虚损,或瘀血阻滞,使冲任不调,血海蓄溢失常所致。

2. 经量异常

月经的出血量称为经量,正常为 50～100 mL,可略有差异。常见的经量异常有月经过多、月经量少、闭经、崩漏四方面。

(1)月经过多:指月经周期基本正常,经量较常量明显增多,多因血热,冲任受损,或脾肾气虚,冲任不固,或瘀阻胞络,络伤血溢所致。

(2)月经量少:指月经周期基本正常,经量较常量明显减少,甚或点滴即净,多因营血衰少,血海亏虚,或肾气亏虚,精血不足,血海不盈,或寒凝、血瘀、痰湿阻滞所致。

（3）闭经：指女子发育成熟后，月经应来不来，或曾来而中断，闭止 3 个月以上而未受孕，称为"闭经"。闭经多因气虚血亏，血海空虚，或气滞血瘀、寒凝痰阻，胞脉不通所致。问诊时注意与妊娠期、哺乳期、绝经期相鉴别。

（4）崩漏：指不在行经期间，阴道内大量出血，或持续下血，淋漓不止。来势急，出血量多者称为崩，又称为崩中；来势缓，出血量少者称为漏，又称为漏下。"漏者崩之渐，崩者漏之甚"，故统称为崩漏。其成因与月经过多基本相同。

3. 经色、经质异常

月经的颜色称为经色。月经的性状称为经质。正常月经颜色正红，经质不稀不稠，不夹杂血块。色淡红质稀，多因血虚不荣所致；色深红质稠，多因血热内炽所致；经色紫黯，夹有血块，兼小腹冷痛，多因寒凝血瘀所致。

4. 痛经

痛经又称为经行腹痛，指经期或行经前后，小腹周期性疼痛，或痛引腰骶，甚至剧痛不能忍受。经前或经期小腹胀痛或刺痛，多因气滞或血瘀所致；小腹冷痛，遇温则减轻，多因寒凝或阳虚所致；经期或经后小腹隐痛，多因气血两虚，胞脉失养所致。

（二）问带下

在正常情况下，妇女阴道内有少量乳白色、无臭的分泌物，有濡润阴道的作用。若带下过多，淋漓不断，或色质改变，或有臭味，则为带下病。临床上以白带、黄带、赤白带较为多见。

1. 白带

白带指带下色白量多，质稀如涕，淋漓不绝而无臭味的症状，多因脾肾阳虚，寒湿下注所致。

2. 黄带

黄带指带下色黄，质黏臭秽的症状，多因湿热下注或湿毒蕴结所致。

3. 赤白带

赤白带指白带中混有血液，赤白杂见的症状，多因肝经郁热，或湿毒蕴结所致。若绝经后仍见赤白带淋漓不断者，则可能由癌瘤引起。

（三）问胎产

已婚妇女平素月经正常，突然停经而无病理表现，脉象滑数冲和者，应考虑为妊娠。妊娠妇女出现厌食、恶心、呕吐，甚则反复呕吐不能进食者，称为妊娠恶阻。妇女妊娠腰酸见红者，称为胎动不安，且胎动不安多为堕胎先兆。产后恶露不净，多为冲任受损；产后腹痛拒按，多为瘀血未净；产后潮热自汗，多为气血两虚。

十、问小儿

儿科古称为"哑科"。小儿问诊比较困难，临床上主要通过询问陪诊者来获得有关疾病的资料。

小儿具有脏腑娇嫩、生机蓬勃、发育迅速等生理特点，故病理上则发病较快、变化较多、易虚易实。问小儿病除一般问诊内容外，还要注意结合小儿的生理特点，着重询问以下几个方面。

（一）出生前后情况

新生儿（出生后至 1 个月）的疾病多与先天因素或分娩情况有关。问诊时应着重询问妊娠期及产育期母亲的营养健康状况,有何疾病,曾服何药,分娩时是否难产、早产等,以便了解小儿的先天情况。婴幼儿(1个月至3周岁)发育较快且脾、胃功能尚不健全,喂养不当,易患营养不足、腹泻及五软、五迟等病。问诊时应重点询问喂养方法,以及坐、爬、立、走、出牙、学语的迟早情况,以便了解小儿后天营养状况和生长发育是否正常。

(二)预防接种、传染病史

小儿6个月至5周岁,从母体获得的先天免疫力逐渐消失,而后天的免疫功能尚未形成,故易感染水痘、麻疹等急性传染病。预防接种可帮助小儿建立后天免疫功能,以减少感染发病。曾患过某些传染病,如麻疹、伤寒等,常可获得终身免疫力。问诊时应重点询问预防接种情况、传染病史、传染病接触史,以及家族遗传病史等。

(三)问发病原因

易致小儿患病的原因有六淫、饮食、惊吓等。小儿脏腑娇嫩,抵抗力弱,调节功能低下,易受气候、环境影响,感受六淫邪气,而出现发热恶寒、咳嗽、咽痛等外感病证;小儿脾胃薄弱,消化力差,极易伤食,而出现呕吐、泄泻等脾、胃病证;婴幼儿脑神经发育不完善,易受惊吓,而出现哭闹、惊叫等病证。

实训三　问诊方法训练

【实训目的】

运用问诊的理论知识,结合问诊方法示范,通过对3例典型病例的问诊,巩固问诊的内容、方法和步骤,掌握抓住主诉,并围绕主诉展开问诊的方法和技能,初步学会整理病史和进行病名、证名诊断。

【实训准备】

(1)物品准备:录音机、多媒体投影仪、录音磁带、问诊光盘(或课件)、脉枕、听诊器等。

(2)典型病例准备:选择胸痹、中风、哮喘等三位较典型的患者。

【实训步骤】

(1)问诊方法示范,即放问诊录音和问诊实况录像(时间控制在30分钟以内)。

(2)实例问诊,以小组为单位,练习询问1~2例患者的病史,记录病史并写出病史摘要。

(3)各组选派代表参与全班讨论。

(4)教师讲评。

【实训内容】

(1)问诊基本内容训练:包括一般情况、主诉(主症)、现病史、既往病史、个人生活史、月经生育史、家族史等。

(2)典型病例问诊要点:包括以下几点。

1)胸痹问诊要点:①胸痛的性质、部位、程度、时间、汗出、肢冷等情况与发病原因;②平时的饮食嗜好,有无头晕、高血压等表现;③既往病史、个人生活史和家族史。

2)中风(肝风内动型后遗症患者)问诊要点:①此次发病的时间、症状和原因;②既往是否有头晕、失眠、性情急躁等表现;③平素有无嗜烟、酒等习惯,平常是否注意养生;④遗留症状,持续时间,曾用过哪些药;⑤家族中有无高血压遗传因素。

3)哮喘问诊要点:①咳喘病史的年限;②发病诱因,天气气候与发病的关系;③主要临床表现,是否有哮鸣音。

（3）注意事项：问诊时要态度和蔼、耐心细致，语言要通俗易懂，力戒使用医学术语，不要套问和暗示，且要尊重患者的主诉。

具体要求：

（1）认真询问并做好病史记录。

（2）以小组为单位在展开讨论的基础上，整理病史记录，写出病史摘要，归纳诊断依据，给出中医病名诊断和证名诊断。

（3）各组选派代表参与全班讨论。

【实训时间】

2学时。

【实训小结】

通过本次实训，你最大的收获是什么？并试述其理由或体会。

 目标检测

一、选择题

（一）单项选择题

1. 以"十问歌"来总结概括问诊的医学家是（　　）

A. 张仲景 　　　　B. 李时珍 　　　　C. 喻嘉言 　　　　D. 叶天士 　　　　E. 张景岳

2. 午后潮热，身热不扬者属（　　）

A. 阴虚潮热 　　B. 骨蒸劳热 　　C. 湿温潮热 　　D. 阳明潮热 　　E. 气虚发热

3. 半身汗出，是因（　　）

A. 风痰阻滞经络 　B. 中焦郁热 　　C. 阳气虚损 　　D. 阴虚火旺 　　E. 以上都不是

4. 厥阴头痛的特点是（　　）

A. 前额疼痛连及眉棱骨 　　　　B. 后头痛连项 　　C. 两侧太阳穴附近痛

D. 巅顶头痛 　　　　　　　　　　E. 头痛连齿

5. 以下哪项不是导致便秘的常见原因（　　）

A. 胃火 　　　　B. 肝胃不和 　　C. 阴血不足 　　D. 寒凝胃肠 　　E. 津液亏虚

6. 多食易饥，兼见大便溏泻者属（　　）

A. 胃阴不足 　　B. 脾胃湿热 　　C. 胃火亢盛 　　D. 湿邪困脾 　　E. 胃强脾弱

7. 肾气不固所导致的小便改变为（　　）

A. 小便短赤 　　B. 小便频数而短少 　C. 小便混浊 　　D. 小便频数而清 　　E. 小便涩痛

8. 口干，但欲漱水不欲咽，可见于（　　）

A. 阴虚证 　　B. 湿热证 　　C. 痰饮内停 　　D. 瘀血积滞 　　E. 里寒证

9. 妇女月经先期而来，量多、色深而质稠，多属（　　）

A. 气虚不能摄血 　B. 肝气郁滞 　　C. 血热内迫 　　D. 瘀血积滞 　　E. 寒凝血滞

10. 妇女带下色白、清稀如涕、无臭味，多属（　　）

A. 脾虚湿注 　　B. 冲任亏虚 　　C. 肝经郁热 　　D. 湿热下注 　　E. 以上都不是

11. 妇女带下黄稠而臭秽者，多属（　　）

A. 寒湿 　　　　B. 瘀血 　　　　C. 湿热 　　　　D. 虚寒 　　　　E. 气滞

12.厌食油腻、胁肋胀痛、舌苔黄腻,多为(　　　)

　A.痰湿内蕴　　　B.脾胃湿热　　　C.肝胃不和　　　D.肝胆湿热　　　E.饮食积滞

13.腰痛绵绵、酸软无力者,多为(　　　)

　A.寒湿腰痛　　　B.血瘀腰痛　　　C.肾虚腰痛　　　D.风湿痹证　　　E.扭伤腰痛

14.腹痛拒按、喜冷饮、便秘,多属(　　　)

　A.虚证　　　B.实热证　　　C.虫积　　　D.寒证　　　E.食滞

15.下列何项不是气滞疼痛的特点(　　　)

　A.窜痛　　　B.胀痛　　　C.绞痛　　　D.时发时止　　　E.气行痛减

16.头晕胀痛、耳鸣、腰膝酸软、舌红少苔、脉弦细,每因恼怒而加剧者,多为(　　　)

　A.气血亏虚　　　B.肝肾阴亏,肝阳上亢　　　C.痰湿内阻　　　D.肝火上炎　　　E.瘀血内阻

17.下述何项属脾肾阳虚证(　　　)

　A.完谷不化　　　B.肛门灼热　　　C.泻下黄糜　　　D.泻下腐臭　　　E.里急后重

18.经前或经期小腹胀痛多因(　　　)

　A.寒凝　　　B.阳虚　　　C.气滞　　　D.血瘀　　　E.气血两虚

19.脾胃虚弱所致脘腹疼痛的特点为(　　　)

　A.胀满疼痛　　　B.刺痛固定　　　C.痛如刀绞　　　D.隐隐作痛　　　E.走窜不定

20.肝郁气滞胸胁痛的特点是(　　　)

　A.刺痛　　　B.隐痛　　　C.灼痛　　　D.掣痛　　　E.胀痛

21.血瘀所致头痛的特点为(　　　)

　A.胀痛　　　B.刺痛　　　C.绞痛　　　D.重痛　　　E.掣痛

22.尿后余沥,夜尿增多是由下列何项所致(　　　)

　A.结石阻塞　　　B.瘀血内阻　　　C.肾气不固　　　D.肾精不足　　　E.肾阴亏损

23.为痢疾的重要临床特征之一是(　　　)

　A.完谷不化　　　B.里急后重　　　C.排便不爽　　　D.滑脱不禁　　　E.下利清谷

(二)多项选择题

24.大便秘结一症可见于(　　　)

　A.食滞胃脘　　　B.胃阴虚　　　C.湿热蕴脾　　　D.胃热　　　E.肾阳虚

25.嗜睡的主要病机是(　　　)

　A.痰火扰心　　　B.痰湿困脾　　　C.心肾阳虚　　　D.心肾不交　　　E.脾胃气虚

26.月经后期的常见原因是(　　　)

　A.寒凝　　　B.气虚　　　C.气滞　　　D.血虚　　　E.阴虚

27.小儿夜啼,应考虑是(　　　)

　A.惊恐为病　　　B.心经热盛　　　C.脾经热盛　　　D.心气亏虚　　　E.脾寒腹痛

28.引起产后发热的原因有(　　　)

　A.感受外邪　　　B.火邪内盛　　　C.阴虚　　　D.气虚　　　E.阳虚

29.潮热可见于(　　　)

　A.气虚　　　B.热结胃肠　　　C.阴虚　　　D.湿热蕴于中焦　　　E.血虚

30.口淡不渴可见于(　　　)

　A.胃寒　　　B.食滞胃脘　　　C.寒湿困脾　　　D.脾阳虚　　　E.肝胃不和

31.泄泻的常见病因是（ ）

A.肝胆湿热　　B.肝脾不调　　　　C.食滞胃脘　　　D.脾气虚　　　E.肾阳虚

32.患者出现大汗的基本病理是（ ）

A.气虚卫阳不固　B.阳热亢盛　　　C.阴虚内热　　　D.阳气将绝　　E.中焦湿热

33.疼痛形成的原因有（ ）

A.感受外邪　　B.气滞血瘀　　　　C.痰浊凝聚　　　D.气血不足　　E.肾精亏虚

34.失眠的病机有（ ）

A.心肾不交　　B.心脾两虚　　　　C.胆郁痰扰　　　D.食滞胃脘　　E.肝火上炎

35.食欲减退的常见原因是（ ）

A.脾胃气虚　　B.湿邪困脾　　　　C.饮食积滞　　　D.肝胆湿热　　E.胃阴不足

36.头晕的常见原因有（ ）

A.外感风寒　　B.气血两虚　　　　C.肾精不足　　　D.痰湿中阻　　E.肝阳上亢

37.引起妊娠恶阻的常见原因有（ ）

A.胃气素虚　　B.肝火犯胃　　　　C.肝脾不调　　　D.痰浊上逆　　E.阴虚内热

38.精血亏虚所致疼痛的特点是（ ）

A.空痛　　　　B.灼痛　　　　　　C.隐痛　　　　　D.冷痛　　　　E.胀痛

39.下列哪些多属肾气不固所致（ ）

A.遗尿　　　　B.癃闭　　　　　　C.小便涩痛　　　D.余沥不尽　　E.小便失禁

二、简答题

1.何谓主诉？

2.问现病史主要包括哪几个方面？

3.简述排尿感异常的主要类型及表现。

4.何谓但热不寒，临床分为哪几种类型，各型的临床表现及病因病机是什么？

5.询问患者汗出情况有何临床意义？

6.试述"因实致痛"与"因虚致痛"的病因病机。

7.何谓泄泻，临床常见哪几种类型，其病因病机及临床表现是什么？

8.试述耳鸣、耳聋的概念、病因病机及临床表现。

（赵海军　徐　媛　刘庆燕）

第四章 切 诊

学习目标

【学习目的】通过本章的学习,能够识别常见的病脉,为辨证提供可靠依据,也为后续临床课的学习奠定基础。

【知识要求】掌握寸口脉与脏腑的关系,正常脉象的特点,常见病脉的特征及临床意义;按肌肤的方法、内容和临床意义;按腹部辨疼痛、痞满、积聚的临床意义。熟悉脉诊注意事项,平脉的生理变异;相兼脉的临床意义及脉症从舍的含义。了解遍诊法、三部诊法及真脏脉的概念;小儿诊脉的方法和特点;按诊的注意事项。

【能力要求】初步具有熟练识别常见19种重点脉象的能力;具有应用脉诊及按诊知识、方法诊察疾病的能力。

切诊指医生用手的触觉在患者的体表进行触、摸、按、压以诊察疾病的方法。切诊分为脉诊和按诊两部分。

第一节 脉 诊

脉诊又称为切脉,是医生用手指切按患者的动脉搏动,体验脉动应指的形象,了解和判断病证的一种诊病方法。

脉诊有着悠久的历史,《黄帝内经》记载了“三部九候”等脉法;《难经》弘扬“独取寸口”候脉言病。汉代张仲景确立了“平脉辨证”的原则。晋代王叔和著《脉经》,分述三部九候、寸口脉法等,确定了二十四种脉象。《脉经》是我国现存最早的脉学专著。明代李时珍著《濒湖脉学》,撷取明代以前脉学精华,载二十七脉,编成“七言诀”,附有《四言举要》,易于诵习。明代李中梓著《诊家正眼》,增定脉象为二十八种。

脉诊依靠医生手指的灵敏触觉加以体验而识别。因此,学习脉诊既要熟悉脉学的基本知识,又要掌握切脉的基本技能,反复训练,仔细体会,才能逐步识别各种脉象,以便有效地运用于临床。

一、脉象形成的原理

脉象是手指感觉脉搏跳动的形象,或称为脉动应指的形象。人体的血脉贯通全身,内连脏腑,外达肌表,运行气血,周流不休,所以脉象能够反映全身脏腑功能、气血、阴阳的综合信息。脉象的产生,与心脏的搏动、心气的盛衰、脉管的通利、气血的盈亏及各脏腑的协调作用直接有关。其形成原理可以通过以下几个方面来认识。

（一）心脉是形成脉象的主要脏器

心脏搏动是形成脉象的动力。心主血脉，心脏搏动把血液排入血管而形成脉搏跳动。全身血脉与心脏连通，形成一个密闭的循行系统。心脏是血液在脉内循行的枢纽，心脏不停地跳动，推动着血液在全身脉管中如环无端，周流不息地循行，成为血行的动力。血液在脉管中的循行之所以能形成脉象变化，全赖于心脏的正常搏动，脉象的至数、节律与心脏的搏动一致。

脉为血之府，是血液运行的通道，约束和促进血液沿着一定的方向和路径循行。脉管的完整是维持血液正常运行和脉象形成的必要条件。血液的运行必须依赖于脉，脉是血液向全身运行的唯一通路。因此，脉管通畅、完整无损和约束血行的功能健全，是保证血液正常循行的重要前提，也是脉象形成不可缺少的条件。

（二）气血运行是形成脉象的物质基础

气血是构成人体组织和维持生命活动的基本物质。脉道必赖血液以充盈，因而血液的盈亏直接关系到脉象的大小等；气属阳主动，血液的运行全赖于气的推动，脉的壅遏营气有赖于气的固摄，心搏的强弱和节律也赖气的调节，因此，气的作用对脉象的影响更为重大。若气血不足，则脉象细弱或虚软无力；若气滞血瘀，则可出现脉象细涩而不利；若气盛血流薄疾，则脉多洪大滑数等。崔嘉彦在《四言举要》中进行了简要的概括："脉乃血脉，血之府也，心之合也……脉不自行，随气而至，气动脉应，阴阳之谊，气如囊籥，血如波澜，血脉气息，上下循环。"这段论述对理解脉象与气血的关系，以及学习和研究脉学理论有重要的意义。

（三）其他脏腑与脉象形成的关系

血液在脉中运行不息，环周不休，除心脏的主导作用外，还必须依赖于其他脏腑的协调配合。肺朝百脉。循行于全身的血液，均汇聚于肺，通过肺的宣发作用，使血液布散于全身。脾、胃为气血生化之源。脾主统血，血液的循行，有赖于脾气的统摄。肝藏血，主疏泄以调节循环血量。肾藏精，精化气，是人体阳气的根本，是各脏腑组织功能活动的原动力；肾精又可化血，是生成血液的物质基础之一。故脉象的形成不仅与心、脉、气、血有关，与其他脏腑功能活动的关系亦很密切。

由此可见，脉象是在全身各脏腑组织相互协调作用下，血液在脉内循行过程中所表现出来的综合反应。人体脏腑组织功能失调都会直接地或间接地影响到血液的运行，而血行的失常会敏感地反映到脉象的变化。脉象是全身功能活动状态的综合反应，因而通过诊脉，可从脉象的细微变化察知相关脏腑组织病变。

二、脉诊的部位、方法及注意事项

（一）脉诊的部位

诊脉部位历史上有多种。《素问·三部九候论》有三部九候诊法，也称为遍诊法；《灵枢·终始》提出人迎寸口相参合的诊法；《素问·五脏别论》有独取寸口可以诊察全身状况的论述。

汉代张仲景吸取人迎、寸口脉相比较的思路，在《伤寒杂病论》中常用寸口、趺阳或太溪的三部诊法。"独取寸口"的理论，经《难经》的阐发，到晋代王叔和的《脉经》，不仅理论上已趋完善，而且方法亦已确立，从而得到推广运用，一直沿用至今。

1. 遍诊法

遍诊法，即《黄帝内经》三部九候诊法。切脉的部位有头、手、足三部，每部又分为天、地、人,三而三之,合而为九,故称为三部九候法。

2. 三部诊法

三部诊法见于张仲景《伤寒杂病论》,即人迎、寸口、趺阳三脉。其中以寸口候十二经,以人迎、趺阳分候胃气,也有加太溪以候肾者。

3. 寸口诊法

寸口又称为气口或脉口,在腕后桡动脉所在的部位。寸口诊脉法始于《黄帝内经》,详见于《难经》,推广于《脉经》。前两种诊法,后世已少采用,自晋代以来普遍采用寸口诊脉法。

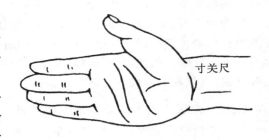

寸关尺

图 4-1　诊脉寸关尺部位图

寸口分寸、关、尺三部,以腕后的高骨(桡骨茎突)为标志,高骨内后侧的部位为关,关部之前(腕端)为寸,关部之后(肘端)为尺。两手各有寸、关、尺三部,统称为两手六部脉(图 4-1)。

寸、关、尺三部又各分浮、中、沉三候,这就是寸口诊脉法的三部九候诊脉方法。《难经·十八难》指出:“三部者,寸、关、尺也;九候者,浮、中、沉也。”可见,寸口诊法的三部九候与遍诊法的三部九候名同而实异。

寸、关、尺分候脏腑源于《素问·脉要精微论》尺肤诊中对尺肤部位的脏腑分候办法。《难经》等演变为寸口脉的脏腑分配虽然有所不同,但大同小异,现列表比较,见表 4-1。

表 4-1　寸口分候脏腑的相关学说比较

著作	寸		关		尺		说明
	左	右	左	右	左	右	
《难经》	心	肺	肝	脾	肾	肾	大肠、小肠配心、肺表里相属;右肾属火,故命门亦候于右尺
	小肠	大肠	胆	胃	膀胱	命门	
《脉经》	心	肺	肝	脾	肾	肾	
	小肠	大肠	胆	胃	膀胱	三焦	
《景岳全书》	心	肺	肝	脾	肾	肾	大肠配左尺,是金水相从;小肠配右尺,是火居火位
	心包络	膻中	胆	胃	膀胱、大肠	三焦命门小肠	
《医宗金鉴》	心	肺	肝	脾	肾	肾	小肠配左尺,大肠配右尺,是以尺候腹中的部位相配,故又以三焦分配寸关尺三部
	膻中	胸中	膈、胆	胃	膀胱、小肠	大肠	

表 4-1 中所举的几家不同观点,其分歧在于大肠、小肠和三焦,但五脏的分候部位是一致的。目前,关于寸、关、尺三部分候脏腑多以下列为准:左寸候心与膻中;右寸候肺与胸中。左关候肝、胆与膈;右关候脾与胃。左尺候肾与小腹(膀胱、小肠);右尺候肾(命门)与小腹(大肠)。这种分配方法体现了上(寸脉)以候上(身半以上),下(尺脉)以候下(身半以下)的原则。但必须指出,寸、关、尺分配脏腑所候的脉象是反映脏腑之气的变化情况,而不是五脏六腑出于

寸口的某一部位。

知识链接

寸口脉分候脏腑的原理可以用乐器加以比拟说明。吹笛子时,笛管长度的不同,启闭不同的笛孔,使吹入的气流在管中产生不同类型的驻波,从而发出不同的声调,这与切寸口脉的原理颇为类似。人的左手、右手寸口脉,也好像二胡的两根琴弦,而寸、关、尺则好比是不同的音阶,弹按不同的琴弦与音阶,会发出不同的声响。气血流过寸口这一特定部位时,在流体动力学上必然发生复杂的变化,而且必然受到内在各个脏器不同功能状态的影响。因此,寸口局部的脉象变化,完全可以反映出整个身体的生理及病理信息。

4. 寸口脉诊病的原理

《素问·五脏别论》言:"胃者,水谷之海,六腑之大源也。五味入口,藏于胃,以养五脏气,气口亦太阴也。是以五脏六腑之气味,皆出于胃,变见于气口。"《难经·一难》指出:"曰:十二经皆有动脉,独取寸口,以决五脏六腑死生吉凶之法,何谓也?然:寸口者,脉之大会,手太阴之动脉也。"以上说明了独取寸口的原因。①寸口部为"脉之大会"。寸口脉属手太阴肺经之脉,气血循环流注起始于手太阴肺经,营卫气血遍布周身,循环五十度又终止于肺经,复会于寸口,为十二经脉的始终。脉气流注肺而总会聚于寸口,故全身各脏腑生理功能的盛衰,营卫气血的盈亏,均可从寸口部的脉象上反映出来。②寸口部脉气最明显。寸口部是手太阴肺经"经穴"(经渠)和"输穴"(太渊)的所在处,为手太阴肺经经气流注和经气渐旺,以达到最旺盛的特殊反应点,故前人有"脉会太渊"之说,其脉象变化最有代表性。③寸口部可反映宗气的盛衰。肺、脾同属太阴经,脉气相通,手太阴肺经起于中焦,而中焦为脾、胃所居之处,脾将通过胃所受纳腐熟的食物之精微上输于肺,肺朝百脉而将营气与呼吸之气布散至全身,脉气变化见于寸口,故寸口脉动与宗气一致。④寸口部为桡动脉,该动脉所在桡骨茎突处,其行径较为固定,解剖位置亦较浅表,毗邻组织比较分明,方便易行,便于诊察,脉搏强弱易于分辨。同时,诊寸口脉沿用已久,在长期医疗实践中,积累了丰富的经验,所以说寸口部为诊脉的理想部位。

(二)诊脉的方法与注意事项

1. 时间

诊脉的时间以清晨(平旦)未起床、未进食时最佳。由于脉象是非常灵敏的生理与病理信息,它的变化与气血的运行有密切关系,并受饮食、运动、情绪等方面因素的影响。清晨未起床、未进食时,机体内、外环境比较安定,脉象能比较准确地反映机体的基础生理情况,同时比较容易发现病理性脉象。《素问·脉要精微论》言:"诊法常以平旦,阴气未动,阳气未散,饮食未进,经脉未盛,络脉调匀,气血未乱,故乃可诊有过之脉。"说明清晨是诊脉的理想时间。但这样的要求一般很难做到,特别是对门诊、急诊的患者,要及时诊察病情,而不能拘泥于平旦。但是,诊脉时应保持诊室安静,且应让患者在比较安静的环境中休息片刻,以减少各种因素的干扰,这样诊察到的脉象才比较真实。

2. 体位

诊脉时患者的正确体位是正坐或仰卧,前臂自然向前平展,与心脏置于同一水平,手腕伸直,掌心向上,手指微微弯曲,在腕关节下面垫一松软的脉枕,使寸口部充分暴露伸展,气血畅通,便于诊察脉象。侧卧,下面手臂受压;或上臂扭转,脉气不能畅通;手臂过高或过低,与心脏不在一个水平面时,都会影响气血的运行,使脉象失真。

3. 布指

在医生布指时,先以中指按在掌后高骨内侧动脉处(称为中指定关),然后用食指按在关前(腕侧)定寸,用无名指按在关后(肘侧)定尺。切脉时布指的疏密要得当,应与患者手臂的长短和医生手指的粗细相适应,患者的手臂长或医生手指较细者,布指宜疏,反之宜密。小儿寸口部甚短,一般多用"一指(拇指或食指)定关法",而不必细分寸、关、尺三部。

4. 运指

运指指布指之后,运用指力的轻重、挪移及布指变化来体察脉象。常用的指法有举法、按法、寻法、总按和单按等。

(1)举法:又称为浮取,指用较轻指力,按在寸口脉搏跳动部位以体察脉象。

(2)按法:又称为沉取,指手指用力较重,甚至按到筋骨以体察脉象。

(3)寻法:又称为中取,寻即寻找,指手指用力不轻不重,按至肌肉,并调节适当指力,或左右推寻,以细细体察脉象。

(4)总按:指三指同时用大小相等的指力诊脉的方法,从总体上辨别寸关尺三部和左右两手脉象的形态、脉位、脉力等。

(5)单按:指用一个手指诊察一部脉象的方法,主要用于分别了解寸、关、尺各部脉象的变化特征。

临床上一般三指均匀用力,但也可三指用力不一,总按和单按配合运用,以求全面捕获脉象信息。

5. 平息

平息指医生在诊脉时要保持呼吸调匀,静心宁神,以自己的呼吸计算患者的脉搏至数。平息的主要意义有二:一是指以医生的一次正常呼吸为时间单位,来检测患者的脉搏搏动次数;二是在诊脉时平息,有利于医生思想集中,专注指下,以仔细地辨别脉象,即所谓"持脉有道,虚静为保"。诊脉时最好不要参入问诊,以避免医生分散精力,以及患者由于情绪波动而引起脉象变化。

三、脉象要素及平脉特征

(一)脉象要素

脉象的种类很多,中医文献常从位、数、形、势四个方面加以分析归纳,它与脉搏的频率、节律,显现的部位、长度,宽度,脉管的充盈度、紧张度,血流的通畅流利度,心脏搏动的强弱等因素有关。掌握脉象要素,对于理解各种脉象的特征及形成机制,可起到执简驭繁的作用。

1. 脉位

脉位指脉搏跳动显现的部位和长度。每次诊脉均应诊察脉搏显现部位的浅深、长短。正常脉搏的脉位不浮不沉,中取可得,寸、关、尺三部有脉。例如:脉位表浅者为浮脉;脉位深沉者为沉脉等;脉搏超越寸、关、尺三部为长脉;脉动不及寸、尺者为短脉。

2. 脉数

脉数指脉搏跳动的至数和节律。每次诊脉均应诊察脉搏的频率快慢和节律是否均匀。正常成人,脉搏的频率每分钟 72~80 次,并且节律均匀,没有歇止。例如:一息五至以上为数脉等;一息不满四至为迟脉;出现歇止者,有促脉、结脉、代脉等的不同。

3. 脉形

脉形指脉搏跳动的宽度等形态。每次诊脉均应诊察脉搏的大小、软硬等形状。脉形主要与脉管的充盈度、脉搏搏动的幅度及紧张度等因素有关。例如:脉管较充盈,搏动幅度较大者为洪脉;脉管充盈度较小,搏动幅度较小者为细脉;脉管弹性差、欠柔和者为弦脉;脉体柔软无力者为濡脉、缓脉等。

4. 脉势

脉势指脉搏应指的强弱、流畅等趋势。脉势包涵着多种因素,如脉动的轴向和径向力度,主要由心脏和阻力影响所产生的流利度,由血管弹性和张力影响而产生的紧张度等。每次诊脉均应诊察脉动势力的强弱及流畅程度。正常脉象,应指和缓,力度适中。应指有力为实脉;应指无力为虚脉;通畅状态较好,脉来流利圆滑者为滑脉;通畅状态较差,脉来艰涩不畅者为涩脉等。

(二)正常脉象的特点

正常人体的生理脉象称为平脉。平脉,一息脉来四到五至(相当于脉搏每分钟72～80次),不浮不沉,不大不小,三部有脉,柔和有力,从容缓和,节律均匀。脉学认为,平脉主要有三个特点:一是"有胃",二是"有神",三是"有根"。

1. 有胃

有胃指脉象具有和缓、从容、流利的特征。有胃提示脾、胃功能健旺,营养良好。胃为水谷之海,是人体营卫气血之源。人之死生,决定于胃气的有无,脉也以胃气为本。

2. 有神

有神指脉象具有柔和有力、节律整齐的特征。有神提示气血充盈,心神健旺。心主血脉而藏神。脉之有神,是心气充沛和血脉充盈的反映。

3. 有根

有根指脉象具有尺脉有力、沉取不绝的特征。有根提示肾气充足。元气是人体脏腑组织功能活动的原动力,是人体生命之根本。元气根于肾,脉之根也在肾。肾气足,反映于脉象必有根。

(三)平脉的生理性变异

脉象受年龄、性别、形体、生活起居、职业和精神情志等因素的影响,机体为适应内外环境的变化而进行自身调节,脉象因而可以出现各种生理变异。当然,这些脉象的变异往往是暂时的或者是可逆的,只要有胃、有神、有根,仍属平脉范围,在临床上就应与病脉相鉴别。

1. 内在因素影响

(1)性别:由于性别的不同,导致体质的差异,而脉象也随之各异。一般来说,女性的脉势较男性的脉势弱,并且至数稍快,脉形较细小。

(2)年龄:健康人的脉象,随年龄的增长而产生各种变异。三岁以内的小儿,一息七八至为平脉;五六岁的小儿,一息六至为平脉;青年人的脉象较大且有力;老年人脉象多弦。所以,滑脉、弦脉都可以是相应年龄组的平脉。

(3)体质:身躯高大的人,脉的显现部位较长;矮小的人,脉的显现部位较短。瘦人脉多浮,胖人脉多沉,运动员脉多缓而有力。由于禀赋的不同,体质的差异,有六脉同等沉细而无病者,称为六阴脉;有六脉同等洪大而无病者,称为六阳脉,均不属于病脉。

（4）脉位变异：有的人脉不见于寸口，而从尺部斜向手背，被称为斜飞脉；若脉出现在寸口的背侧，被称为反关脉；还有出现于腕侧其他位置的，都是生理特异的脉位，即桡动脉解剖位置的变异，不属于病脉。

2. 外部因素影响

（1）情志：恐惧、兴奋、忧虑、紧张等情绪的变化，常导致脉象的变异，当情绪恢复宁静之后，脉象也随之恢复正常。《素问·经脉别论》指出："人之居处、动静、勇怯，脉亦为之变乎……凡人之惊恐恚劳动静，皆为变也。"一般是喜则气缓而脉多缓；怒则气上而脉多弦；惊则气乱而可脉动暂时无序。

（2）劳逸：剧烈活动之后，脉多洪数；入睡之后，脉多迟缓。长期从事体力劳动之人与从事脑力劳动之人比较，脉多大而有力。

（3）饮食：酒后、饭后脉稍数而有力；饥饿时脉多缓弱。

（4）季节：季节气候的变化，时时影响着人体的生理活动，人体为适应自然而进行的生理性调节，也可反映在脉象上。《素问·平人气象论》总结为"春胃微弦""夏胃微钩""秋胃微毛""冬胃微石"，曰平脉。这是因为：春令虽阳气初升，人体应生发之气，阳气向外浮越，但寒气未尽除，气机仍有约束之象，故脉位较浅，且端直而长，如按琴弦；夏天阳气旺盛，人应盛长之气，气盛血涌，脉管充盈，故脉来形体较大，且来势盛而去势衰；秋天气机开始收敛，人应之而阳气乍敛，故脉在肤下，但脉势已减而但见浮象；冬日气候严寒，人应闭藏之气，腠理致密，阳气内潜，故脉位深沉而有力。此为应时之脉，属无病，反此则病。故《素问·玉机真脏论》曰："脉从四时，谓之可治……脉逆四时，为不可治。"

（5）昼夜：一日之中随着平旦、日中、日西、夜半的阴阳消长，脉象也有昼夜节律的变化，总的趋势是昼日脉象偏浮而有力，夜间脉象偏沉而细缓。

（6）地理环境：长时期生活在不同地区的人，由于受地理环境的影响，以致体质有别，因而出现的平脉也不同。例如：我国东南方地势低下，气候偏温，空气湿润，人体肌腠疏缓，故脉多细软偏数；西北方地势高，空气干燥，气候偏寒，人体肌腠致密紧缩，故脉象多沉实。

四、常见病脉及其临床意义

疾病反映在脉象的变化称为病脉。一般来说，除了正常生理变化范围以及个体生理变异状态外的脉象，都属于病脉。目前，多数学者主张以浮类脉、沉类脉、迟类脉、数类脉、虚类脉、实类脉六脉为纲，统领二十八脉，从位、数、形、势四个方面进行体察。这种以纲带目、同中求异、由浅入深的脉诊学习方法易于掌握，且便于运用。

（一）浮类脉

浮类脉包括浮脉、洪脉、芤脉、革脉、濡脉、散脉六种。其共同脉象特征是脉位表浅，轻取即可体察脉象全貌。

1. 浮脉

【脉象特征】"轻手可举，泛泛在上，如水漂木。"（《崔氏脉诀》）。轻取即得，重按稍减而不空。

【临床意义】多主表证。

【脉理分析】浮，有漂浮之意。浮脉主表，外邪袭表，卫气急起而与邪抗争，邪气随之鼓动于外,脉搏应指而浮。浮缓有汗者为太阳中风,浮紧无汗者为太阳伤寒,浮虚为伤暑,浮数为风热。

2. 洪脉

【脉象特征】洪脉极大,状如洪水,来盛去衰,滔滔满指。

【临床意义】主邪热亢盛。

【脉理分析】洪脉多见于外感热病的中期,即阳明气分热盛证。此时邪热亢盛,充斥内外,且正气不衰而奋起抗邪,邪正剧烈交争,气盛血涌,脉管扩大,故脉大而充实有力。凡久病气虚,或虚劳、失血、久泻病证而见洪脉,必浮取盛大,沉取无根,多属邪盛正衰之危候。

3. 芤脉

【脉象特征】浮大中空,如按葱管。

【临床意义】主失血,伤阴,失精。

【脉理分析】芤脉浮大,应指无力,按之中空,即其脉体上下或两边皆实,唯中间独空。芤脉多因血崩、呕血、外伤性大出血等突然出血过多,血量骤然减少,无以充脉,或因剧烈吐泻津液大伤,血液不得充养,阴血不能维系阳气,阳气浮散所致。

4. 革脉

【脉象特征】浮而搏指略弦,中空边坚,如按鼓皮。

【临床意义】主亡血、失精、小产、崩漏等证。

【脉理分析】革脉在脉位特点上浮取即得,其脉形是按之表坚而内虚(即脉管管壁坚实,脉管内空虚),如鼓皮内虚空而外绷急之状。因精血耗伤,脉管不充,正气不固,气无所恋而浮越于外,以致脉来浮大搏指,外急中空,恰似绷急的鼓皮,有刚无柔,此为太过。革脉为无胃气的真脏脉,多属危候。

5. 濡脉

【脉象特征】浮而细软,不任重按,重按不显。

【临床意义】主诸虚证,又主湿证。

【脉理分析】濡,即浮软之意,如絮浮水,轻取即得,重按不显,又称软脉。虚证与湿证均可出现,精血虚而不荣于脉,故主诸虚;若湿气阻遏脉道,也见濡脉。

6. 散脉

【脉象特征】浮散无根,稍按则无,至数不齐。故曰"散似杨花无定踪"。

【临床意义】多见于元气离散,脏腑精气衰败,尤其是心、肾之气将绝的危重病证。

【脉理分析】散脉指脉搏浮甚无根的状态。散脉的形成是因心力衰竭,阳气离散而不能内敛,气血耗散殆尽,脏腑衰竭之危候。

(二)沉类脉

沉类脉包括沉脉、伏脉、牢脉三种。其共同脉象特征是脉位深在,需沉取,才能体会脉之特点。

1. 沉脉

【脉象特征】轻取不应,重按始得;"举之不足,按之有余"。

【临床意义】主里证。

【脉理分析】邪郁于里,气血内困则脉沉有力;脏腑虚弱,正气不足,阳气虚陷,不能升举,气鼓动无力,故脉沉而无力。脉有力为里实,无力为里虚。

2. 伏脉

【脉象特征】重按推筋着骨始得,甚者伏而不见。脉位较沉脉更深。

【临床意义】主邪闭、厥证,也主痛极。

【脉理分析】伏者,潜藏伏匿之意。伏脉的形成,一是邪气闭塞,脉气不能宣通,脉道潜伏不显,脉多伏而有力;二是久病重病,气血虚损,不能鼓动脉气外行,故深伏筋骨之间,脉多伏而无力。两手脉深伏,伴太溪、趺阳脉不见者,属于险证。

3. 牢脉

【脉象特征】兼具沉脉、实脉、大脉、弦脉、长脉五脉之象,坚牢不移。

【临床意义】主阴寒内实,疝气,癥瘕。

【脉理分析】牢指坚实,牢固之意。牢脉因阴寒内积,致使阳气沉潜于里,固结不移,或疝气癥瘕阻滞气机,脉气困阻于内所致。若牢脉见于失血、阴虚等证,则属于危重征象。

(三)迟类脉

迟类脉包括迟脉、缓脉、涩脉、结脉、代脉五种脉象。其共同的脉象特点是至数一息不足四至。

1. 迟脉

【脉象特征】脉来迟慢,一息脉动三到四至(相当于脉搏每分钟 60 次以下)。

【临床意义】多见于寒证,迟而有力为实寒;迟而无力为虚寒。

【脉理分析】脉管的搏动缘于血流,而血的运行有赖于阳气的推动。如寒邪侵袭人体,困遏阳气,或阳气亏损,均可导致心动迟缓,气血凝滞,脉流不畅,使脉来迟慢。若为阴寒内盛而正气不衰的实寒证,则脉来迟而有力;若心阳不振,无力鼓运气血,则脉来迟而无力。

 知识链接

迟脉也见于邪热结聚之实热证。阳明腑实证多因邪热亢盛与糟粕相搏,结为燥屎,阻塞肠道,腑气壅滞不通,气血运行受阻,经隧阻滞,脉道不利,故必迟而有力。所以迟脉不可概认为寒,临床当脉症合参。此外,运动员或经过体力锻炼之人,在静息状态下脉来迟而和缓;正常人入睡后,脉率较慢,都属生理性迟脉。

2. 缓脉

【脉象特征】一息四至,来去迟缓或脉形弛缓,缺乏紧张度。

【临床意义】主湿证,主脾胃虚弱。

【脉理分析】不紧不急为缓。湿性黏滞,气机为湿所困,或脾胃虚弱,气血不足以充盈鼓动,故脉见来去怠缓。若有病之人脉象转缓,则是正气恢复的象征。

3. 涩脉

【脉象特征】脉细而迟,往来艰涩不畅,如轻刀刮竹。

【临床意义】主气滞血瘀,精伤血少,痰食内停。

【脉理分析】涩,艰滞也。气滞、血瘀、痰浊、饮食等邪气内停,阻滞脉道,血脉被遏,以致脉气往来艰涩,此系实邪内盛,正气未衰,故脉涩而有力。精血亏少,津液耗伤,不能充盈脉管,久而脉管失去濡润,血行不畅,以致脉气往来艰涩而无力。总之,脉涩而有力者,为实证;脉涩而无力者,为虚证。

4. 结脉

【脉象特征】脉来缓慢,时有一止,止无定数。

【临床意义】主阴盛气结,寒痰血瘀,癥瘕积聚。

【脉理分析】阴寒偏盛则脉气凝滞,故脉率缓慢;气结、痰凝、血瘀等积滞不散,心阳被抑,脉气阻滞而失于宣畅,故脉来缓慢而时有一止,并且为结而有力;久病气血衰弱,尤其是心气、心阳虚衰,脉气不续,故脉来缓慢而时有一止,并且为结而无力。

5. 代脉

【脉象特征】脉来一止,止有定数,良久复来。

【临床意义】主脏气衰微,也主风证、痛证、七情惊恐、跌扑损伤。

【脉理分析】脏气衰微,元气不足,以致脉气不相接续,故脉来时有中止,止有定数,脉势软弱,常见于心脏器质性病变。疼痛、惊恐、跌打损伤等见代脉,是因暂时性的气结、血瘀、痰凝等阻抑脉道,血行涩滞,脉气不能衔接,而致脉代而应指有力。

(四)数类脉

数类脉包括数脉、促脉、动脉、疾脉四种脉象。其共同特征是速率快,脉象来去较急。

1. 数脉

【脉象特征】一息脉来五至以上(相当于脉搏每分钟90次以上),来去较快。

【临床意义】主热证,主虚证。

【脉理分析】因邪热亢盛,气血运行加速,故数而有力;若久病阴虚,阴虚内热,则脉数无力或细数;若虚阳外浮,则脉数大无力,按之豁然内空。

2. 促脉

【脉象特征】脉来数而时有一止,止无定数。

【临床意义】主阳盛实热,气血、痰饮、宿食停滞,亦主气血虚衰。

【脉理分析】阳邪亢盛,热迫血行,故脉来急数;热灼阴津则津血衰少,心气受损,脉气不相接续,故脉有歇止;气滞、血瘀、痰饮、食积等有形实邪阻滞,脉气接续不及,也可形成间歇。两者均为邪气内扰,脏气失常所致,故其脉来促而有力。若因真元衰惫,心气衰败,虚阳浮动,则也可致脉气不相顺接而见促脉,但必促而无力。

3. 动脉

【脉象特征】脉来滑数有力,应指跳突如豆,但搏动的部位短小。动脉具有滑脉、数脉、短脉三种脉象的特征。

【临床意义】主惊,主痛。

【脉理分析】痛则阴阳失和,气血冲动,而呈滑数有力的脉象。惊则气血紊乱,脉行躁动难安,故也可见动脉。

4. 疾脉

【脉象特征】脉来急疾,一息七八至(相当于脉搏每分钟140次以上)。

【临床意义】主阳极阴竭,元气将脱。

【脉理分析】疾脉是真阴枯竭于下,孤阳偏亢于上,气虚已极之象。伤寒、温病在热极时脉疾急而按之益坚者,是亢阳无制,真阴垂绝之候,其疾必兼躁扰之象。若脉疾而按之鼓指无力,则为元阳将脱之征。痨瘵病见疾脉是危候。

（五）虚类脉

虚类脉包括虚脉、细脉、短脉、弱脉、微脉五种。此类脉的共同特点是脉势弱，应指无力。

1. 虚脉

【脉象特征】三部脉举之无力，按之空虚，应指松软。

【临床意义】主虚证。

【脉理分析】不足为虚。气虚无力推动血行，则脉象搏动无力，血虚不足以充盈脉管，按之空虚，故虚脉可见于气虚、血虚、气血两虚以及脏腑诸虚。

2. 细脉

【脉象特征】脉细如线，应指明显。

【临床意义】主气血两虚，诸虚劳损，又主湿证。

【脉理分析】阴血亏虚不能充盈脉管，气虚则无力鼓动血行，致脉管的充盈度减小，故脉来细小且无力。湿性重浊黏滞，脉管受湿邪阻遏，气血运行不利而致脉体细小而缓。

3. 短脉

【脉象特征】首尾俱短，不满本位。只出现在寸或关部，尺脉常不显。

【临床意义】主气郁和气虚。短而有力为气郁，短而无力为气虚。

【脉理分析】气虚无力鼓动血行，致使脉管搏动短小且应指无力，即所谓"短则气病"。也有因血瘀气滞，或痰滞食积，阻遏脉气的运行，以致脉气不能伸展而见短脉，但短而有力。因此，短脉不可概作不足论之。

4. 弱脉

【脉象特征】极软而沉细。切脉时沉取方得，细而无力。

【临床意义】主气血不足。

【脉理分析】脉为血之府，气血亏少，不能充盈脉道，故脉道缩窄，脉形细；气血不足，无力鼓动脉搏，故见脉位深而应指无力。

5. 微脉

【脉象特征】极细极软，按之欲绝，似有似无，模糊不清。

【临床意义】主阳衰气少，阴阳气血诸虚之证。

【脉理分析】气血不足，脉道失充，故有形细特点。阳气衰微，鼓动无力，故应指力极弱。轻取似无者是阳气衰，重按似无者是阴血枯竭；久病脉微是正气将绝；新病脉微多是阳气暴脱。

（六）实类脉

实类脉包括实脉、滑脉、紧脉、长脉、弦脉五种。其共同特征是脉位较长，应指有力，均主实证。

1. 实脉

【脉象特征】脉满本位，三部举按均有力。脉来充盛有力，其势来盛去也盛。

【临床意义】主实证。

【脉理分析】邪气亢盛，正气不虚，正邪相搏，气血壅盛，充盈脉管，故脉道坚实，应指有力。健康人也可见到实脉，为正气充实，脏腑功能正常之象。

2. 滑脉

【脉象特征】往来流利,应指圆滑,如盘走珠。

【临床意义】主痰饮,食滞,实热。

【脉理分析】实邪瘀滞体内,致使气实血涌,血流加快,鼓动脉管,故脉来流利圆滑。健康人的脉滑而冲和,是营卫充实之象。妇女妊娠期也可见有滑数,为气血充盈而调和的表现。

3. 紧脉

【脉象特征】脉来绷急,状如牵绳转索。

【临床意义】主寒证,痛证,宿食。

【脉理分析】寒为阴邪,主收引凝泣,困遏阳气。寒邪侵袭机体,则脉管收缩紧束而拘急,正气未衰,正邪相争剧烈,气血向外冲击有力,则脉来绷急而搏指,状如切绳,故主实寒证。寒邪侵袭,阳气被困而不得宣通,气血凝滞而不通,不通则痛;宿食积于中焦,气机失和,脉管受阻也可见紧脉。

4. 长脉

【脉象特征】脉形长,首尾端直,超过本位。

【临床意义】主肝阳有余,阳盛内热等有余之证。

【脉理分析】若脉长而和缓,则是中气充足,气机运行畅通,气血并无亏损之健康人脉象,正所谓"长则气治"之意。若肝阳亢盛,则脉长而弦硬。气逆热炽,痰涎内窒者,则长而兼滑兼数。长而牢者为积聚。

5. 弦脉

【脉象特征】端直而长,如按琴弦。脉势较强而硬。

【临床意义】主肝胆病,诸痛,痰饮,疟疾。

【脉理分析】弦是脉气紧张的表现。肝主疏泄,以柔和为贵。邪气滞肝,疏泄失常,气机不利,肝气不柔,而致脉来强劲挺直有力,故成弦脉。弦数为热,弦紧为寒。若弦而细劲,如循刀刃,便是胃气全无,病多难治。

五、脉象鉴别,相兼脉和真脏脉

(一)相似脉的鉴别

1. 类比法

类比法,即将相似脉归类进行比较鉴别的方法。多采用浮类脉、沉类脉、迟类脉、数类脉、虚类脉、实类脉六纲对二十八脉进行归类,然后在同一类脉象之间进行比较鉴别,以达到同中求异之目的,见表4-2。

(1)浮脉与虚脉、芤脉、散脉:四者脉位均表浅,但不同的是浮脉举之泛泛有余,重按稍减而不空,脉形不大不小,无形和势的改变。虚脉、芤脉、散脉均有形、势或律的改变。虚脉为一切无力脉的总称,三部脉举按寻均无力;芤脉浮大中空,如按葱管;散脉浮大散乱无根,至数不齐。

(2)芤脉与革脉:都有中空之象,芤脉浮大中空,如按葱管(脉管较软),而革脉浮大搏指,弦急中空,如按鼓皮(脉管较硬)。

(3)沉脉与伏脉、牢脉:三者脉位均较深,轻取不应,重按始得。伏脉较沉脉部位更深,需推筋着骨始得;牢脉沉取实大弦长,坚牢不移。

表 4 - 2　二十八脉分类比较表

脉纲	脉名	脉象	主病
浮脉类	浮	轻取即得,重取稍减而不空	表证
	洪	脉幅宽大,状如洪水,来盛去衰	邪热亢盛
	芤	浮大中空,如按葱管	失血,伤阴,失精
	革	弦急中空,如按鼓皮	亡血,失精,小产,崩漏
	濡	浮而细软,不任重按	主虚,又主湿
	散	浮散无根,稍按则无	元气离散,脏腑之气将绝
沉脉类	沉	轻取不应,重按始得	里证
	伏	重按推筋著骨始得	邪闭,厥证,痛极
	牢	沉、实、大、弦、长,坚牢不移	阴寒内实,疝气,癥瘕
迟脉类	迟	脉来迟慢,一息不足四至	寒证
	缓	一息四至,脉来怠缓	湿证,脾虚、胃虚
	涩	往来艰涩,如轻刀刮竹	气滞血瘀,精伤血少,痰食内停
	结	脉来缓慢,时见一止,止无定数	阴盛气结,寒痰血瘀,癥瘕积聚
	代	脉来一止,止有定数,良久复来	脏气衰微,跌扑损伤,惊恐痛证
数脉类	数	一息五至以上,来去较快	热证,虚证
	促	脉来急数,时见一止,止无定数	阳盛实热,气滞血瘀,气血虚衰
	动	脉短如豆,滑数有力	惊,痛
	疾	一息七至以上,脉来急疾	阳极阴竭,元气将脱
虚脉类	虚	举之无力,按之空虚	虚证,多为气血两虚
	细	脉细如线,但应指明显	气血两虚,诸虚劳损,主湿证
	短	首尾俱短,不满本位	有力为气郁,无力为气虚
	弱	柔细而沉	气血不足
	微	极细极软,似有似无,至数不明	阴阳气血诸虚,阳虚危候
实脉类	实	举按均有力,来盛去亦盛	实证
	滑	往来流利,应指圆滑,如盘走珠	痰饮,食滞,实热
	紧	脉来绷急,如转绳索	寒证,痛证,宿食
	长	首尾端直,超过本位	阳气有余,热证
	弦	端直而长,如按琴弦	肝胆病,诸痛,痰饮,疟疾

　　(4)迟脉与缓脉:两者均有脉来缓慢之感。迟脉一息不足四至;缓脉稍快于迟,一息四至,脉来有怠缓之感。

　　(5)数脉与滑脉、疾脉:滑脉与数脉有相似之处,滑脉流利通畅,圆滑似数。滑指形与势变化,脉率多正常;数指至数而言,一息五至以上。数脉、疾脉以息计,疾脉更快于数脉。

　　(6)实脉与洪脉:脉势上都是充实有力。洪脉状若波涛汹涌,盛大满指,来盛去衰,脉位较浅,浮取明显;实脉长大坚实,应指有力,举按皆然,来去俱盛。

　　(7)细脉与微脉、弱脉、濡脉:四者都是脉形细小且软弱无力。细脉形小而应指明显;微脉则极细、极软,按之欲绝,有时至数不清,起落模糊;弱脉沉细而无力;濡脉浮细而无力,即脉位与弱脉相反,轻取可以触知,重按反不明显。

(8)弦脉与长脉、紧脉:弦脉与长脉均有首尾端直,指下挺然,直起直落之感。但是,长脉超过本部,如循长竿,长而不急;弦脉紧张度较大,如按琴弦。弦脉与紧脉两者脉气均紧张。弦脉如按琴弦,无绷急之势;紧脉如按在拉紧的绳索上,脉势绷急,其紧张度比弦脉大。

(9)短脉与动脉:两者在脉形上均有短缩之象。短脉是长度短缩且涩,常不满三部;动脉其形如豆,常兼滑数有力。

(10)结脉、代脉、促脉:三者都属于节律失常而有歇止的脉象。结脉、促脉都是不规则的间歇,歇止时间短;代脉是有规则的歇止,并且歇止时间较长。结脉与促脉虽都有不规则的间歇,但结脉是迟而歇止,促脉是数而歇止。

2. 对举法

对举法就是把两种相反的脉象对比而加以鉴别的方法。除上述六纲脉的分类包含有对举的内容之外,再举例说明如下。

(1)浮脉与沉脉:脉位浅深相反的两种脉象。浮脉的脉位浅表,轻取即得,重按反弱,"如水漂木";沉脉的脉位深沉,轻取不应,重按始得,"如石投水"。

(2)迟脉和数脉:脉率慢快相反的两种脉象。迟脉的脉率比平脉慢,一息不足四至;数脉的脉率比平脉快,一息五至以上不足七至。

(3)虚脉与实脉:脉搏气势相反的两种脉象。虚脉的三部脉举按均无力;实脉的三部脉举按皆有力。

(4)滑脉与涩脉:脉搏流利度相反的两种脉象。滑脉是往来流利,应指圆滑,"如盘走珠";涩脉是往来艰涩不畅,"如轻刀刮竹"。

(5)洪脉与细脉:脉体大小和气势强弱相反的两种脉象。洪脉的脉体宽大,充实有力,来势盛而去势衰;细脉的脉体细小如线,其势软弱无力,但应指明显。

(6)长脉与短脉:脉位长短相反的两种脉象。长脉的脉象是脉管搏动的范围超过寸、关、尺三部;短脉的脉象是脉管的搏动短小,仅在关部明显,而在寸、尺两部不明显。

(7)紧脉与缓脉:脉搏气势相反的两种脉象。紧脉的脉势紧张有力,如按在拉紧的绳索上,脉管的紧张度较高;缓脉的脉势急缓,脉管的紧张度较低且脉来一息仅四至。

(8)散脉与牢脉:脉位与气势相反的两种脉象。散脉的脉位浅表,浮取应指,脉势软弱,散而零乱,至数不清,中取、沉取不应;牢脉的脉位深沉,脉势充实有力,实大弦长,坚牢不移。

(二)相兼脉与主病

相兼脉简称为兼脉、合脉,指两个或两个以上单脉组成的脉。在临床上有二合脉、三合脉、四合脉(如沉数滑实为四合脉)之分。在前述单脉中,有些脉本身就是几种脉组合而成,如牢脉由沉脉、实脉、大脉、弦脉、长脉五脉合成。

相兼脉的主病,往往是各脉主病的总和。如沉迟脉主里寒证;浮数脉主表热证;沉细而数,主里虚热证。余类推。现将常见的相兼脉和主病列举如下。

浮紧脉:多见于外感寒邪之表寒证,或风寒痹证疼痛。

浮缓脉:多见于风邪伤卫,营卫不和的太阳中风证。

浮数脉:多见于风热袭表的表热证。

浮滑脉:多见于表证夹痰,常见于素体多痰湿而又感受外邪者。

沉迟脉：多见于里寒证。

沉弦脉：多见于肝郁气滞，或水饮内停。

沉涩脉：多见于血瘀，尤常见于阳虚而寒凝血瘀者。

沉缓脉：多见于脾虚，水湿停留。

沉细数脉：多见于阴虚内热或血虚。

弦紧脉：多见于寒证、痛证，常见于寒滞肝脉，或肝郁气滞等所致疼痛等。

弦数脉：多见于肝郁化火或肝胆湿热、肝阳上亢。

弦滑数脉：多见于肝火夹痰，肝胆湿热或肝阳上扰，痰火内蕴等病证。

弦细脉：多见于肝肾阴虚或血虚肝郁，或肝郁脾虚等证。

滑数脉：多见于痰热、湿热或食积内热。

洪数脉：多见于阳明经证，气分热盛。

综上所述，任何脉象都包含着位、数、形、势方面的因素，当某一因素突出表现异常时，就以此单一因素而命名，例如，以脉位浮为单一的突出表现，而脉率适中，脉的形和势不大不小、和缓从容，即称为浮脉，如脉位浮而脉率速，其他因素无异常时，称为浮数脉。又如，脉沉而脉形小，脉软无力时，可采用已经定义了的脉名，即弱脉，也可将几种特征并列而命名为沉细无力脉。总之，辨脉时务必考察诸方面的因素，并将各种变化因素作为辨证诊断的依据。

（三）真脏脉

真脏脉是在疾病危重期出现的无胃、无神、无根的脉象，是病邪深重，元气衰竭，胃气已败的征象，故又称为败脉、绝脉、死脉、怪脉。真脏脉根据其主要形态特征，大致可分为三类。

1. 无胃之脉

无胃的脉象以无冲和之意，应指坚搏为主要特征。如脉来弦急，如循刀刃称为偃刀脉；脉动短小而坚搏，如循薏苡子称为转豆脉；或急促而坚硬，如弹石称为弹石脉等。在临床上，无胃之脉提示邪盛正衰，胃气不能相从，心、肝、肾等脏气独现，是病情重危的征兆之一。

2. 无神之脉

无神之脉象以脉律无序，脉形散乱为主要特征。如脉在筋肉间连连数急，三五不调，止而复作，如雀啄食状，称为雀啄脉；如屋漏残滴，良久一滴者，称为屋漏脉；脉来乍疏乍密，如解乱绳状，称为解索脉。其主要由脾（胃）、肾阳气衰败所致，提示神气涣散，生命即将告终。

3. 无根之脉

无根脉象以虚大无根或微弱不应指为主要特征。若浮数之极，至数不清，如釜中沸水，浮泛无根，称为釜沸脉，为三阳热极，阴液枯竭之候；脉在皮肤，头定而尾摇，似有似无，如鱼在水中游动，称为鱼翔脉；脉在皮肤，如虾游水，时而跃然而去，须臾又来，伴有急促躁动之象，称为虾游脉。无根之脉均有三阴寒极，亡阳于外，虚阳浮越的征象。

随着医疗技术的不断提高，通过不断研究和临床实践，对真脏脉也有了新的认识。其中，有一部分是由于心脏器质性病变所造成的，但不一定是无药可救的死证，应仔细观察，尽力救治。

六、诊小儿脉

（一）正常脉象的特点

小儿脉与成人脉有较大区别。因小儿脏腑娇嫩、形气未充且又生机旺盛、发育迅速，故正常小儿的平和脉象,较成人脉软而速,年龄越小,脉搏越快。若按成人正常呼吸定息,2～3岁的小儿,脉动6～7次为常脉,每分钟脉跳100～120次;5～10岁的小儿,脉动6次为常脉,每分钟脉跳100次左右,4～5至为迟脉。

(二)基本方法——一指三部诊法

小儿寸口部位短小,寸、关、尺三部难分,加之小儿容易哭闹,脉象特征难于把握,故诊小儿脉时,除望食指络脉外,后世医家创一指定三关脉法,即一指三部诊法是诊小儿脉的基本方法。对3岁以下的小儿,医生用左手握住小儿手,用右手大拇指按在高骨脉位上,不分三部只定至数;对4岁以上的小儿,则以高骨中线为关,用一指向两侧转滚寻觅三部;7～8岁可挪动拇指诊三部;9～10岁以上,可以次第下指,依寸、关、尺三部诊脉;10岁以上,可按成人三部诊法进行。

(三)常见病脉及主病

小儿只诊浮沉、迟数、强弱、缓急,以辨别阴阳寒热表里虚实,不详求二十八脉。浮数为阳,沉迟为阴,强弱可测虚实,缓急可辨邪正。数主热,迟主寒。沉滑主痰食,浮滑主风痰。紧主寒,缓主湿,大小不齐是为滞。

七、脉诊的临床意义及脉症从舍

(一)脉诊的临床意义

1. 探求病因

疾病各种病因均可引起脉象的相应变化,反之,从某些特征性脉象中,就可推求出病因。如见浮脉即可判断为风袭,浮紧为风寒之邪为患;浮数为风热之邪为患。

2. 确定病位

病证部位指在机体发生疾病时,病邪在表或在里,或侵犯机体的何脏何腑等。五脏六腑之气血,无不通于心脉。因此,当脏腑生理功能发生病理改变时,便会影响气血的正常运行而在脉象上反映出来。如浮脉多主表证,沉脉多为里证。寸口部的寸、关、尺三部,若某部脉象发生特异变化,则应考虑其相应脏腑发生病变的可能。例如:两手尺部脉见微弱,多为肾气虚衰;右关部见弱脉多为脾胃气虚等。

3. 判断病性

病证的性质指病证属寒或属热,以及痰饮瘀滞等。寒与热均可改变气血在体内运行的速率,常反映出不同的脉象,故可从不同的脉象上判断病变的性质。数脉、洪脉、滑脉、长脉等多见于热证,有力为实热,无力为虚热;迟脉、紧脉等多见于寒证,有力为实寒,无力为虚寒。

4. 推断转归预后

从脉象的动态变化,还可推断疾病的转归和预后。例如:久病之脉渐趋和缓有力,提示正气渐复,邪退病愈之佳兆;久病诸虚失血伤津等证而突见洪脉、实脉、牝脉、革脉及怪脉等,则示邪盛正衰,正气将绝之危候。

必须指出,脉象虽能作为临床疾病诊断的重要依据之一,但不是唯一的依据,必须四诊合参,方能保证诊断的准确性。

(二)脉症顺逆与从舍

脉症顺逆指脉与症在病机上的一致或不一致。在通常情况下,疾病所表现于外的症状和脉象在反映疾病本质方面是一致的,即有什么性质的病症,就会产生与其性质一致的症状和脉象,称为脉症相应。但在某些特殊情况下,疾病的本质与某些症状或者脉象在属性上发生分离,甚至相反,称为脉症不相应。从判断疾病的顺逆来说,脉症相应为顺,不相应为逆。如实证而脉见洪、数有力,属脉症相应,为顺,提示邪盛正亦盛,多易治疗,预后良好;如实证反见细、微无力之脉,属脉症相反,为逆,提示邪盛正衰,邪易内陷,治疗困难,预后不良。

脉症不相应,还有一个真与假的问题,或症真脉假,或症假脉真,此时必须在辨明疾病本质的前提下,确定脉症的真假从而决定取舍,或舍脉从症,或舍症从脉。

舍脉从症——症真脉假时,必须舍脉从症。如在阳明腑实证中,症见腹胀满硬痛拒按,大便燥结,舌红苔黄厚焦燥,而脉反见沉细。症所反映的均属阳明腑实,邪热内结的疾病本质,属真;脉反沉(主寒)细(主虚),与症所反应的实热病机相矛盾,为假象,故当舍脉从症而论治。

舍症从脉——症假脉真时,必须舍症从脉。如"伤寒,脉滑而厥热者,里有热,白虎汤主之"(《伤寒论》)。本证的病机乃热邪炽盛,壅闭于里。脉所反映的是真热;而四肢厥冷的症所反映的是寒,与全身热邪郁闭的真正病机相反,故属假象,此时应舍症从脉论治,故仲景用白虎汤治之。

脉有从舍,说明脉象只是疾病临床诊断的重要依据,但不是唯一依据,只有四诊合参、综合判断,才能从舍得宜,准确辨证。

第二节　按　　诊

按诊是医生用手触、摸、推、按患者的某些部位,以了解局部冷热、润燥、软硬、压痛、痞块或其他异常变化,从而推断疾病部位、性质和病情轻重等情况的一种诊病方法。

一、按诊的方法与注意事项

(一)方法

根据按诊的目的和准备检查的部位不同,应采取不同的体位和手法。诊前首先需选择好体位,然后充分暴露按诊部位。一般患者应取坐位或仰卧位。患者取坐位时,医生可面对患者而坐或站立进行。用左手稍扶病体,右手触摸按压某一局部,多用于皮肤、手足、腧穴的按诊。按胸、腹时,患者须采取仰卧位,全身放松,两腿自然伸直,两手臂放在身旁。医生站在患者右侧,用右手或双手对患者身体某些部位进行切按。在切按腹内肿块或腹肌紧张度时,可让患者屈起双膝,使腹肌松弛或做深呼吸,以便于切按。按诊的手法主要有触、摸、按、叩四法。

1. 触

触是以手指或手掌轻轻接触患者局部皮肤,如额部、四肢及胸腹部的皮肤,以了解肌肤的凉热、润燥等情况的一种按诊方法。

2. 摸

摸是以手指稍用力寻抚局部,如胸腹、腧穴、肿胀部位等,来探明局部的感觉情况、有无疼痛以及肿物的形态、大小等,以辨别病位和虚实。

3. 按

按是以重手按压或推寻局部,如胸腹、肿物部位,以了解深部有无压痛或肿块,肿块的形态、质地、大小、活动程度、肿胀程度、性质等,以辨脏腑虚实和邪气的性质。

以上三法的区别在于指力轻重不同,所达部位浅深有别。触是用手轻触皮肤;摸是稍用力达于肌层;按则重指力至筋骨或腹腔深部。在临床上操作时可综合运用。一般是先触摸,后按压,由轻而重、由浅入深、先远后近、先上后下地进行诊察。

4. 叩

叩,即叩击法,是医生用手叩击患者身体某部,使之震动产生叩击音、波动感或震动感,以此来确定病变的性质和程度的一种检查方法。叩击法有直接叩击法和间接叩击法两种。

(1)直接叩击法:医生用中指指尖或并拢的二、三、四、五指的掌面直接敲击体表部位。如对臌胀患者可进行直接叩诊,叩之如鼓者为气臌,而叩之音浊者为水臌。也可将手放于患者腹部两侧对称部位,用一侧手叩击,若对侧手掌感到有震动波,则是有积水的表现。

(2)间接叩击法:医生用左手掌平贴在体表,右手握成空拳叩击左手背,边叩边询问患者叩击部位的感觉,有无局部引痛,以推测病变部位和程度。如腰部有叩击痛,除考虑可能与局部骨骼疾病有关外,主要与肾脏疾病有关。

(二)注意事项

医生举止要稳重大方,态度要严肃认真,手法要轻巧柔和,避免突然暴力或冷手按诊。争取患者的主动配合,使患者能准确地反映病位的感觉。要边检查边注意观察患者的表情变化,以了解病痛所在的准确部位及程度。

按诊是切诊的一部分,通过按诊不仅可以进一步探明疾病的部位、性质和程度,而且使一些病证表现进一步客观化。它是对望诊、闻诊、问诊所获资料的补充和完善,为全面分析病情、判断疾病提供重要的指征和依据。

二、按诊内容

按诊的运用相当广泛,临床上常用的有按肌肤、按手足、按胸胁、按腹部、按腧穴等。

(一)按肌肤

按肌肤指通过诊察肌肤的寒热、润燥、滑涩、疼痛、肿胀、疮疡等不同情况反映来分析疾病的寒、热、虚、实及气血阴阳盛衰的诊断方法。

1. 诊寒热

按肌肤的寒热可了解人体的阴阳盛衰、表里虚实和邪气轻重。总体而言,肌肤寒冷、体温偏低者为阳气虚少;四肢厥冷而大汗淋漓、面色苍白、脉微欲绝者,为亡阳之征。肌肤灼热,体温升高者为阳气盛,多为实热证;汗出如油,四肢肌肤尚温而脉躁疾无力者,为亡阴之征。身灼热而肢厥为阳热盛,格阴于外所致,属真热假寒证。身热初按热甚,久按热反转轻者,为热在表;久按其热反甚者,为热在里。外感病汗出、热退、身凉,为表邪已解;皮肤无汗而灼热者,为热甚。局部病变从按肌肤之寒热可辨证之阴阳。皮肤不热、红肿不明显者,多为阴证;皮肤灼热、红肿疼痛者,多为阳证。

2. 诊润燥滑涩

通过触摸皮肤的滑润和燥涩,可以了解汗出与否及气血津液的盈亏。皮肤干燥者,为无汗或津伤;湿润者,身已出汗。肌肤滑润者,为气血充盛;肌肤枯涩者,为气血不足。新病皮肤多滑润而有光泽,为气血未伤之表现。久病肌肤枯涩者,为气血两伤;肌肤甲错者,多为血虚失荣或瘀血所致。

3. 诊疼痛

通过触摸肌肤疼痛的程度可以分辨疾病的虚实。肌肤濡软，按之痛减者，为虚证；硬痛拒按者，为实证；轻按即痛者，病在表浅；重按方痛者，病在深部。

4. 诊肿胀

用手按压肌肤肿胀程度可以辨别水肿和气肿。按之凹陷，不能即起者，为水肿；按之凹陷，举手即起者，为气肿。

5. 诊疮疡

触按疮疡局部的凉热、软硬可以判断证之阴阳寒热。肿硬不热者，属寒证；肿处灼手而压痛者，属热证；根盘平塌漫肿者，属虚证；根盘紧束而高起者，属实证。患处坚硬多无脓，边硬顶软脓已成。

(二)按手足

按手足指通过触摸患者手足部位的冷热来判断疾病的寒、热、虚、实的诊断手法。手足俱冷者，多为阳虚寒盛，属寒证；手足俱热者，多为阳热炽盛，属热证。但是，也有因阳热太盛，阳气闭郁于内，不得外达而四肢厥冷的里热证，即热深厥亦深的表现，应注意鉴别。热证见手足热者，属顺候；热证反见手足逆冷者，属逆候。

在诊手足冷热时还可做比较诊法。手足心与手足背比较，若手足背热甚者，多为外感发热；手足心热甚者，多为内伤发热。手心热与额上热比较，额上热甚于手心热者为表热；手心热甚于额上热者为里热。

在儿科方面，以小儿指尖冷主惊厥；中指独热主外感风寒；中指指尖独冷者，为麻痘将发之征。

此外，诊手足冷热对判断阳气存亡，推测疾病预后，也具有重要意义。阳虚之证，四肢犹温，为阳气尚存，病虽重尚可治疗；四肢厥冷，多预后不良。

(三)按胸胁

按胸胁指根据病情的需要，有目的地对前胸部和胁肋部进行触摸、按压或叩击，以了解局部及内脏病变情况的诊断方法。前胸部即缺盆(锁骨上窝)至横膈以上。侧胸部又称为胁部，即胸部两侧，指腋下至十一、十二肋骨端的区域。胸内藏心、肺，胁内包含肝、胆，所以胸胁按诊除排除局部皮肤、经络、骨骼之病变外，主要是用以诊察心、肺、肝、胆等脏腑的病变。按胸胁包括按胸部和按胁部两部分。

1. 按胸部

胸为心、肺之所居，按胸部可以了解心、肺及虚里的病变情况。前胸高起，叩之嘭嘭然，其音清者，多为肺胀，也见于气胸；按之胸痛，叩之音浊者，常为饮停胸膈或痰热壅肺；胸部外伤则见局部青紫肿胀而拒按。

虚里位于左第四、五肋间，心尖搏动处，为诸脉之所宗。诊虚里是按胸部的重要内容。按虚里可测知宗气之盛衰、疾病之虚实、预后之吉凶。尤以危急病证寸口脉难凭时，诊虚里更具有重要的诊断价值。在诊虚里时，患者取仰卧位，医生站其右侧，用右手平抚于虚里部，注意诊察动气之强弱，至数和聚散。在正常情况下，虚里搏动不显，仅按之应手，其搏动范围直径为2~2.5 cm，动而不紧，缓而不怠，节律整齐，是心气充盛，宗气积于胸中，为健康人无病的征象。

虚里按之,其动微弱者为不及,是宗气内虚之征。搏动迟弱,或久病体虚而动数者,皆为心阳不足。动而应衣为太过,是宗气外泄之象。按之弹手,洪大而搏,或绝而不应者,是心气衰绝,证属危候。孕妇胎前产后,虚里动高者为恶候。虚损劳瘵之病,虚里日渐动高者为病进。

虚里搏动数急而时有一止,为中气不守。搏动迟弱,或久病体虚而动数者,皆为心阳不足。胸高而喘,虚里搏动散漫而数者,为心、肺气绝之兆。虚里动高、聚而不散者,为热甚,多见于外感热邪或小儿食滞、痘疹将发之时。

2. 按胁部

肝、胆位居右胁,而肝胆经脉分布于两胁,故按胁肋主要是为了了解肝、胆疾病。按胁部除在胸侧腋下至肋弓部位进行按、叩外,还应由中上腹部向肋弓方向轻循,并按至肋弓下,以了解胁内脏器等状况。胁痛喜按,胁下按之空虚无力为肝虚。胁下肿块,刺痛拒按为气滞血瘀。右胁下肿块,按之表面凹凸不平,应警惕肝癌;右胁胀痛,摸之热感,拒按者,多为肝痈;疟疾后左胁下可触及痞块,按之硬者为疟母。

(四)按腹部

膈以下为腹部。胃脘相当于上腹中部(在剑突下的部位称为心下);脐上部位称为大腹;脐周部位称为脐腹;脐下部位至耻骨上缘称为小腹;小腹的两侧称为少腹。按腹部主要了解凉热、软硬度,胀满、肿块、压痛等情况,以协助疾病的诊断与辨证。

1. 辨凉热

通过探测腹部的凉热可以辨别病的寒、热、虚、实。腹壁冷,喜暖手按抚者,属虚寒证;腹壁灼热、喜冷物按放者,属实热证。

2. 辨疼痛

腹痛,喜按者属虚;拒按者属实;按之局部灼热,痛不可忍者,为内痈。

3. 辨腹胀

(1)腹部胀满:按之有充实感,有压痛,叩之声音重浊的,为实满;腹部膨满,但按之不实,无压痛,叩之作空声的,为气胀,多属虚满。

(2)臌胀:腹部高度胀大,如鼓之状者,是一种严重的病证,可分为水臌与气臌。以手分置腹之两侧,一手轻拍,另一手可触到波动感,同时按之如囊裹水,且腹壁有凹痕者,为水臌。以手叩之如鼓,无波动感,按之也无凹痕者,为气臌。另外,有些高度肥胖的人,也可见腹大如臌,但按之柔软且无脐突及其他重病症象,当与臌胀鉴别。

4. 辨痞满

痞满是自觉心下或胃脘部痞塞不适和胀满的一种症状。按之柔软,无压痛者,属虚证;按之较硬,有抵抗感或压痛者,为实证。脘部按之有形而胀痛,推之辘辘有声者,为胃中有水饮。

5. 辨肿块

肿块的按诊要注意其大小、形态、硬度、压痛等情况。积聚指腹内的结块,或胀或痛的一种病证,但积和聚不同。痛有定处,按之有形而不移的为积,病属血分;痛无定处,按之无形聚散不定的为聚,病属气分。左小腹作痛,按之累累有硬块者,肠中有宿粪。右小腹作痛,按之疼痛,有包块应手者,为肠痈。腹中虫块,按诊有三大特征:一是形如筋结,久按会转移;二是细心诊察,觉指下如蚯蚓蠢动;三是腹壁凹凸不平,按之起伏聚散,往来不定。

(五)按腧穴

按腧穴指按压身体上某些特定穴位,通过穴位的变化和反应来判断脏腑某些疾病的方法。

腧穴是脏腑经络之气转输之处,是脏腑病变反映于体表的反应点。按腧穴要注意发现穴位上是否有结节或条索状物,其异常反应主要为有无压痛或其他敏感反应,然后结合望诊、闻诊、问诊及切诊所得的资料综合分析可判断内脏疾病。例如:肺俞穴若摸到结节,或按中府穴有明显压痛,为肺病的反应;按上巨虚穴有显著压痛,为肠痈(阑尾炎)的表现;肝病患者在肝俞或期门穴常有压痛等。按压这些特定腧穴,具有重要的诊断价值。

实训四 切脉方法训练及常见脉象体验

【实训目的】

掌握正确的切诊方法。熟练运用各种运指方法。训练以一息计脉动次数。掌握正常脉象的特点。通过脉象模型模拟手的诊脉练习,掌握临床常见的病脉特点并能做出判断。

【实训准备】

(1)脉象模型 9 套。

(2)脉枕 10 个。

【实训内容】

(1)MM-3 脉象模型模拟手诊脉练习。

1)将学生分为 9 个小组,各围坐在 9 台脉象模拟手旁。

2)讲述使用方法。

3)指导学生体会不同的脉象。

(2)学生之间互相诊脉练习。

1)教师带教,讲解脉诊的手法及寸、关、尺的定位。

2)学生 2 人为 1 个小组,相互体会脉象,并进行记录。

3)让大家对典型脉象进行讨论,共同体会。

(3)学生填写实训报告。

【实训时间】

2 学时。

【注意事项】

(1)诊脉应采用正确的体位。体位错误可以影响气血的运行,而使脉象失真。

(2)检查者以右手诊患者左手,以左手诊患者右手,并以食指、中指、无名指分别切按寸、关、尺三部脉。

(3)布指的疏密。患者手臂较长或医生手指较细者,布指宜疏,反之宜密。

(4)检查者应以指目切按脉脊。因指目为手指较敏感部位,故可以获取较丰富的脉象信息。

(5)脉象的生理变异。年龄、性别、形体、情志、运动、季节、饮食、饮酒等因素皆可影响脉象,注意与病脉区别。

(6)注意鉴别斜飞脉与反关脉,六阴脉与六阳脉,并知此四种脉为生理脉象,非病理脉象。

【实训小结】

(1)简述切脉的方法要点。

(2)总结所体验到的几种脉象,并描述其脉象特征。

目标检测

一、选择题

（一）单项选择题

1. 有根之脉象是指（　　）

A. 不浮不沉　　　B. 节律一致　　　C. 不快不慢　　　D. 和缓有力　　　E. 沉取尺部应指有力

2. 结脉、代脉、促脉，其脉象的共同特点是（　　）

A. 脉来较数　　　B. 止无定数　　　C. 脉来时止　　　D. 脉来缓慢　　　E. 止有定数

3. 弦脉的脉象是（　　）

A. 脉来绷急　　　B. 端直而长　　　C. 浮而搏指　　　D. 沉按实大　　　E. 状如波涛

4. 滑脉的脉象是（　　）

A. 轻取即得　　　B. 往来流利　　　C. 脉细如线　　　D. 来盛去衰　　　E. 厥厥动摇

5. 肝胆病、痛证、痰饮证常见的脉象是（　　）

A. 紧脉　　　B. 结脉　　　C. 滑脉　　　D. 弦脉　　　E. 促脉

6. 脉来如线、软弱无力、应指明显，称为（　　）

A. 弱脉　　　B. 濡脉　　　C. 细脉　　　D. 微脉　　　E. 散脉

7. 浮紧脉主病（　　）

A. 表虚证　　　B. 表寒证　　　C. 表热证　　　D. 表湿证　　　E. 凉燥证

8. 三部脉举之无力，按之空虚的是（　　）

A. 浮脉　　　B. 虚脉　　　C. 芤脉　　　D. 散脉　　　E. 濡脉

9. 沉脉主要为哪一方面的变化（　　）

A. 脉位　　　B. 脉率　　　C. 脉势　　　D. 脉力　　　E. 脉律

10. 下列哪项不能两脉相兼（　　）

A. 弦脉与滑脉　　　B. 浮脉与数脉　　　C. 洪脉与数脉　　　D. 滑脉与涩脉　　　E. 细脉与数脉

11. 腹内肿块日久，按之坚硬、推之不移、痛有定处，多为（　　）

A. 癥积　　　B. 瘕聚　　　C. 虫积　　　D. 燥屎内结　　　E. 水饮

12. 腹部肿块，时聚时散、按之无形、痛无定数者，为（　　）

A. 癥积　　　B. 痞证　　　C. 瘕聚　　　D. 虫积　　　E. 水鼓

13. 按虚里除以下哪项外，均属正常（　　）

A. 按之应手　　　B. 动而应衣　　　C. 动而不紧　　　D. 从容和缓　　　E. 节律整齐

（二）多项选择题

14. 肌肤甲错多为下述哪些病因所致（　　）

A. 血虚　　　B. 气虚　　　C. 气滞　　　D. 瘀血　　　E. 血热

15. 弦数脉的主病有（　　）

A. 肝郁化火　　　B. 食积化热　　　C. 肝胆湿热　　　D. 痰饮内停　　　E. 肝阳上亢

16. 涩脉的主病有（　　）

A. 血瘀气滞　　　B. 湿邪阻滞　　　C. 精伤血少　　　D. 痰食胶固　　　E. 元气离散

17. 按诊的内容，临床上常用的有（　　）

A. 按肌肤　　　B. 按手足　　　C. 按胸胁　　　D. 按脘腹　　　E. 按腧穴

中医诊断学

二、简答题

1. 寸口脉是如何分候脏腑的?
2. 诊脉为何独取寸口?
3. 何谓脉诊的举、按、寻?
4. 何谓脉学三部九候?
5. 正常脉象的三个特点是什么?
6. 构成脉象的要素有哪些?
7. 试述缓脉的意义。
8. 怎样诊虚里,诊虚里应注意诊察哪些内容?

（赵海军　徐　媛　刘庆燕）

第五章 八纲辨证

学习目标

【学习目的】 通过学习八纲辨证,学会对常见病进行辨证分析,从而为治疗提供可靠依据,也为学习后续课程打下基础。

【知识要求】 掌握表证与里证、寒证与热证、虚证与实证、阴证与阳证的临床表现及其鉴别要点,八纲辨证、表证与里证、寒证与热证、虚证与实证、阴证与阳证等概念的含义。熟悉八纲之间的相兼、错杂、真假、转化关系,八纲辨证的意义。了解半表半里证的基本概念和临床表现,各纲证型的证候分析。

【能力要求】 能够初步运用八纲辨证分析各种证候、归纳病机并做出证名诊断;学会对临床病例进行八纲辨证的能力。

八纲就是表、里、寒、热、虚、实、阴、阳八个辨证的纲领。

根据病情资料,运用八纲进行分析综合,从而辨别病变位置的表、里,病情性质的寒、热,邪正斗争的盛、衰(虚、实)和病证类别的阴、阳,以作为辨证纲领的方法,称为八纲辨证。

疾病的临床表现尽管极其复杂,但基本上都可以用八纲加以归纳。从大体病位来说,总离不开表或里;从基本性质来说,一般可区分为寒与热;从邪正斗争的关系来说,主要反映为虚或实;从病证类别来说,都可归属于阳或阴两大类。因此,八纲辨证是中医辨证的纲领,是用于分析各种疾病共性的辨证方法,在诊断过程中能起到执简驭繁、提纲挈领的作用。

第一节 八纲基本证候

表证与里证、寒证与热证、虚证与实证、阴证与阳证,是四对既互相对立而又互有联系的八个方面的基本证候。但是,它们并非完整而具体的证,只是对病情的大体分类而已。

一、表里辨证

表、里是辨别病位浅深和病势趋向的两个纲领。表里辨证适用于外感病。表与里是相对的概念,一般而论,外邪侵犯人体肌表,病在皮毛、肌腠、经络者属表证;病在脏腑、气血、骨髓者属里证。从病势趋向论,在外感疾病过程中,病邪由表入里为病进,病邪从里出表为病退。由此可见,辨别表、里,不仅能辨疾病的轻重、进退,而且能为解表与治里提供依据。

(一)表证

表证指病变部位表浅的一类病证。表证一般指因六淫邪气侵犯人体皮毛、肌肤等浅表部

中医诊断学

位产生的证候。表证有起病急、病程短、病位浅的特点,常见于外感病的初期阶段。

【临床表现】 表证以恶寒(或恶风),发热,头身疼痛,苔薄白,脉浮,伴鼻塞、流涕、喷嚏,咽喉痒痛,微咳等为症状。

【证候分析】 外邪袭表,正邪交争,卫气被遏,肌表失其正常温煦,故恶寒;邪客肌表,阻遏卫气的正常宣发,则郁而发热;邪未入里,舌象可无明显变化而仅呈薄白苔;正气抗邪,脉气鼓动于外,故脉浮;邪郁经络,气血不畅,故头身疼痛;皮毛受邪,内应于肺,肺失宣降,故有咳嗽、鼻塞、流涕、咽痛等症状。

【辨证要点】 表证见于外感病的初期,具有发病急、病程短、病位浅、病情轻的特点。在临床上以恶寒发热并见,舌苔薄白,脉浮为辨证依据。

由于感受的邪气不同,患者的体质有差异,表证又有表寒、表热、表虚、表实的不同表现,其鉴别要点见表5-1。

表5-1 表证的寒、热、虚、实鉴别表

表证类别	病因	主要鉴别要点
风寒表实证	风寒	恶寒重,发热轻,无汗,头身痛,苔薄白,脉浮紧
风寒表虚证	风邪	恶风发热,汗出,脉浮缓
风热表证	风热	发热,微恶风寒,口微渴,咽喉痛,苔薄黄,脉浮数

(二)里证

里证泛指病变部位在内,由脏腑、气血、骨髓等受病所致的证候。相对表证而言,里证的概念非常笼统和宽泛。凡不属于表证或半表半里证的证候,均属于里证的范畴。里证多见于外感病的中期、后期阶段及一切内伤病。

里证的成因大致有三种情况:一是表证不解,病邪传里,形成里证;二是外邪直接入里,侵犯脏腑而发病;三是情志内伤、饮食劳逸等因素,直接损伤脏腑气血而出现的种种证候。

【临床表现】 里证范围广泛,证候繁多,但以脏腑症状为主要表现,如壮热,烦躁神昏,口渴,腹痛,便秘或腹泻,呕吐,小便短赤,舌苔黄或白厚腻,脉沉等。

【证候分析】 若邪热内传入里,或寒邪化热入里,里热炽盛,则见壮热;若热扰心神,则烦躁神昏;若热邪伤津,则口渴,大便秘结,小便短赤;若寒邪凝滞中焦,则腹痛;若脾失健运,则腹泻;若胃失和降,则呕吐。苔黄或白厚腻,脉沉等均为疾病在里之征。

【辨证要点】 里证常见于外感病的中期、后期或内伤杂病。里证具有病位深、病因复杂、病程较长的特点。在临床上以但热不寒或但寒不热,舌象有变化,脉沉为辨证依据。

里证具体内容详见脏腑辨证、气血津液辨证等章节。

(三)半表半里证

半表半里证指病位既非在表,又非入里,病位处于表、里两者之间,以寒热往来等为主要表现的证候。在六经辨证中称为少阳证。

【临床表现】 寒热往来,胸胁苦满,心烦喜呕,默默不欲饮食,口苦,咽干,目眩,脉弦。

【证候分析】 在外感病邪由表入里的过程中,邪正分争,少阳枢机不利所表现的证候。

（四）表证与里证的鉴别要点

表证与里证的鉴别主要审察寒热表现及舌象、脉象的变化，见表5-2。

表5-2　表证与里证的鉴别要点

证型	病位	病程	寒热表现	舌象	脉象
表证	浅	短	恶寒发热	少有变化，舌苔薄	浮
里证	深	长	但热不寒，但寒不热，或无寒热	有变化	沉

二、寒热辨证

寒、热是辨别疾病性质的两个纲领。寒证与热证是阴阳偏盛或偏衰的具体表现。一般来说，寒证是阴盛或阳虚的表现；热证是阳盛或阴虚的表现。但必须注意寒证、热证与恶寒、发热的概念不同，也不能以体温高低辨别寒证与热证。

病邪有阳邪与阴邪之分，正气有阳气与阴液之别。阳邪致病导致机体阳气偏盛而阴液受伤，或是阴液亏损而阳气偏亢，均可表现为热证；阴邪致病容易导致机体阴气偏盛而阳气受损，或是阳气虚衰而阴寒内盛，均可表现为寒证。所谓"阳盛则热，阴盛则寒"（《素问·阴阳应象大论》）。

（一）寒证

寒证指感受寒邪或阳虚阴盛所表现的机体功能低下的一类证候。寒证多因外感寒邪、过食生冷或久病阳气受损所致。寒证有表寒、里寒、实寒、虚寒之分。

【临床表现】各类寒证的临床表现不尽一致，常见表现有恶寒或畏寒喜暖，面色苍白，口淡不渴，手足不温，小便清长，大便稀溏，痰涕清稀，舌淡，苔白润，脉迟或紧。

【证候分析】寒邪伤阳或阳气不足，阴寒内盛，机体失于温养，故见畏寒喜暖、手足不温；寒凝血涩，不能上荣于面，故面色苍白；寒不消水，津液未伤，故口淡不渴，痰、涕、便、尿等分泌物、排泄物清稀，阳虚不化；寒湿内盛，故舌淡，苔白润；阴盛阳虚，血行迟滞或经脉拘急，故脉来迟或紧。

【辨证要点】本证以冷（恶寒或畏寒、肢冷）、白（面色白、舌淡白、苔白）、清稀（分泌物清稀、尿清便溏）、润（口不渴、苔润）、静（脉迟、喜静）为主要临床特征。

（二）热证

热证指感受阳热之邪或机体阳盛、阴虚所表现的证候。热证多因外感阳热之邪，或寒湿郁而化热，或五志化火，导致阳热亢盛；也可因久病伤阴，或房劳阴精耗损，致使阴虚阳亢（虚热）所致。

【临床表现】各类热证表现不尽一致，常见证候有发热喜凉，面红目赤，烦躁不宁，口渴饮冷，大便秘结，小便黄赤，舌红，苔黄燥，脉数或滑数。

【证候分析】阳热亢盛，故发热喜凉；火性上炎，故面红目赤；热扰心神，故烦躁不宁；热盛伤津，故渴喜冷饮，小便黄赤；肠热津亏，故大便秘结。舌红，苔黄燥，脉数或滑数皆为火热内盛之象。

【辨证要点】本证以热（发热、肢温）、赤（面红目赤、舌红）、黄（痰黄、苔黄、尿黄）、干燥（口渴、便干尿少、苔燥)、动(脉数、躁动、动血、动风)为主要临床特征。

(三)寒证与热证的鉴别要点

寒证与热证是机体阴阳盛衰的反映,是疾病性质的主要体现,故应对疾病的全部表现进行综合观察。尤其是恶寒发热及对寒热的喜恶、口渴与否、面色的赤白、四肢的温凉、二便、舌象、脉象等是辨别寒证与热证的重要依据,见表5-3。

表5-3 寒证与热证的鉴别要点

证型	寒热	四肢	面色	渴饮	小便	大便	舌象	脉象
寒证	怕冷喜暖	冷	白	不渴喜热饮	清长	稀溏	舌淡,苔白润	迟或紧
热证	发热喜凉	热	红	口渴喜冷饮	短赤	干结	舌红,苔黄干	数或滑

三、虚实辨证

虚、实是辨别邪正盛衰的一对纲领。虚指正气不足,实指邪气亢盛,即所谓"邪气盛则实,精气夺则虚"。辨别证候的虚、实,可以了解机体的邪正盛衰,为确定"虚则补之,实则泻之"的治疗原则及用药提供依据。

因为邪正斗争是疾病过程中的根本矛盾,阴阳盛衰及其所形成的寒热证候也存在着虚、实之分,即所谓"百病之生,皆有虚实"(《素问·调经论》),所以分析疾病中邪正的虚、实关系,是辨证的基本要求。

(一)虚证

虚证指正气不足所表现的各种虚弱证候。虚证多为先天禀赋不足,后天饮食失调,思虑、劳倦过度,久病失治、误治等原因导致机体气血阴阳不足所致。虚证是一个极为宽泛的概念,包括阴虚、阳虚、气虚、血虚、津亏液少、精耗髓枯以及脏腑的亏虚等。

【临床表现】各种虚证的表现极不一致,各脏腑虚证的表现也各不相同,所以很难用几个症状全面概括虚证的临床表现。在临床上一般久病、势缓者多虚证,耗损过多者多虚证,体质素弱者多虚证,故《难经·四十八难》有"出者为虚""缓者为虚"的说法。

【证候分析】虚证的形成,虽可由先天禀赋不足所导致,但主要由后天失调和疾病耗损所产生。如饮食失调,营血生化之源不足;思虑太过、悲哀卒恐、过度劳倦等,耗伤气血营阴;房事不节,耗损肾精元气;久病失治、误治,损伤正气;大吐、大泻、大汗、出血、失精等,使阴液气血耗损等均可形成虚证。

【辨证要点】本证以正气不足,起病缓慢,病程长为辨证依据,表现为虚弱不足的证候。

(二)实证

实证指邪气亢盛、正气未虚,正邪斗争引发的病理反应较为激烈的一类证候。实证以邪气充斥、停聚体内为基本特征。实证形成的原因不外外感病邪(含六淫、疫疠)和内生病邪(含痰饮、瘀血、气滞、宿食)两种。实证临床表现十分复杂,在此仅介绍一些共同的、一般性的问题。

【临床表现】实证的范围极为广泛,此仅举例介绍一般表现。如身热面赤,烦躁不安,甚至神昏谵语,呼吸气粗,脘腹胀满,疼痛拒按,大便秘结,小便短赤或淋漓涩痛,或体内有痰饮、瘀血、食积等,舌质苍老,苔厚腻,脉实有力。

【证候分析】热邪炽盛,故身热面赤;邪热扰心,故烦躁不安,甚则神昏谵语;热邪阻肺,肺失宣降,故呼吸气粗;实邪积于肠胃,故脘腹胀满、疼痛拒按、大便秘结;热盛伤津,故小便短赤;湿热下注膀胱,热迫尿道,故小便淋漓涩痛。舌质苍老,苔厚腻,脉实有力均为实邪内结之象。

【辨证要点】本证以邪盛正不虚,起病急,病程短为辨证依据,表现为功能亢盛有余的证候。

(三)虚证与实证的鉴别要点

辨别虚证与实证主要看病程的长短、精神的好坏、声音气息的强弱、痛处的喜按与拒按,以及二便、舌象、脉象等的改变。一般而言,凡病程较长,具有不足、衰退的临床表现多为虚证;凡新感发病,具有有余、亢盛的临床表现多为实证,见表5-4。

表5-4　虚证与实证的鉴别要点

证型	病程	体质	精神	声音气息	疼痛	舌象	脉象
实证	短	壮实	烦躁谵语	声高气粗	剧烈,拒按	舌苍老,苔厚	有力
虚证	长	虚弱	萎靡不振	声低气怯	隐隐,喜按	舌淡嫩,苔少	无力

四、阴阳辨证

阴、阳是概括证候类别的两个纲领。疾病的证候虽然复杂多变,但总括起来,可分为阴、阳两大类,即里、虚、寒均属阴,表、热、实均属阳。因阴、阳可概括其余六纲,故又称阴、阳是八纲辨证的总纲。

(一)阴证与阳证

1. 阴证

凡见抑制、沉静、衰退、晦暗等表现的里证、寒证、虚证,以及症状表现于内的、向下的、不易发现的,或病邪性质为阴邪致病、病情变化较慢等,均属阴证范畴。

【临床表现】不同的疾病表现出的阴证证候不尽相同,各有侧重。其特征性表现主要有:面色苍白或暗淡,精神萎靡,身重蜷卧,畏冷肢凉,倦怠无力,语声低怯,纳差,口淡不渴,小便清长或短少,大便溏泻而气腥,舌淡胖嫩,脉沉迟、微弱、细。

【证候分析】精神萎靡、声低乏力,是气虚的表现;畏冷肢凉、口淡不渴、小便清长、大便溏泻而气腥,是里寒的症状。舌淡胖嫩,脉沉迟、微弱、细均为虚寒舌脉。

【辨证要点】本证以抑制,沉静,衰退,晦暗等表现为辨证依据。里证、寒证、虚证皆属于阴证。

2. 阳证

凡见兴奋、躁动、亢进、明亮等表现的表证、热证、实证,以及症状表现于外的、向上的、容易发现的,或病邪性质为阳邪致病、病情变化较快等,均属阳证范畴。

【临床表现】不同的疾病表现出的阳证证候不尽相同,各有侧重。其特征性表现主要有:面色赤,恶寒发热,肌肤灼热,烦躁不安,语声高亢,呼吸气粗,喘促痰鸣,口干渴饮,小便短赤涩痛,大便秘结奇臭,舌红绛,苔黄黑生芒刺,脉浮数、洪大、滑实。

【证候分析】恶寒发热并见是表证特征;面红,肌肤灼热,烦躁不安,口干渴饮,小便短赤涩痛,为热证表现;语声高亢,呼吸气粗,喘促痰鸣,大便秘结,为实证症状。舌红绛,苔黄黑起刺,脉浮数、洪大、滑实均为实热的特征。

【辨证要点】本证以兴奋,躁动,亢进,明亮等表现为辨证依据。表证、热证、实证皆属于阳证。

3.阴证与阳证的鉴别要点

阴证与阳证,其鉴别要点可见于表里、寒热、虚实证候的鉴别之中,也可从四诊角度进行对照鉴别,见表5-5。

表5-5 阴证与阳证的鉴别要点

证型	望诊	闻诊	问诊	切诊
阴证	面色苍白或暗淡,身重蜷卧,倦怠乏力,精神萎靡,舌淡胖嫩,舌苔润滑	语声低微,静而少言,呼吸怯弱,气短	恶寒畏冷,喜温,食少乏味,不渴或喜热饮,小便清长或短少,大便溏泻而气腥	腹痛喜按,肢凉,脉见沉、细、迟、无力等
阳证	面色潮红或通红,狂躁不安,口唇燥裂,舌红绛,苔黄燥或黑而生芒刺	语声壮厉,烦而多言,呼吸气粗,喘促痰鸣	身热,恶热,喜凉,恶食,心烦,口干渴引饮,小便短赤涩痛,大便干硬或秘结不通,或有奇臭	腹痛拒按,肌肤灼热,脉见浮、洪、数、大、滑、有力等

(二)阴虚证与阳虚证

1.阴虚证

阴虚证是由于阴精亏损而导致阴不制阳的虚热证候。

【临床表现】形体消瘦,头晕目眩,口燥咽干,心悸,失眠,甚则五心烦热,潮热,盗汗,颧红,舌红,少津或红绛,脉细数等。

【证候分析】久病体虚,阴精亏损,滋养和濡润作用减弱,故见形体消瘦,头晕目眩,口燥咽干,心悸,失眠等;阴虚不能制阳,虚热内生,甚则阴虚火旺,则见五心烦热,潮热,颧红;虚热迫津外泄,则见盗汗。舌红,少津,或红绛,脉细数皆为阴虚内热征象。

【辨证要点】本证以潮热,颧红,盗汗,舌红,少津,脉细数等虚热症状为辨证依据。

2.阳虚证

阳虚证是由于阳气亏损而导致阳不制阴的虚寒证候。

【临床表现】畏寒肢冷,面色㿠白,口淡不渴,神倦乏力,少气懒言,自汗,大便稀溏,小便清长或尿少水肿,舌淡胖,苔白滑,脉沉迟无力。

【证候分析】阳气亏损,虚寒内生,机体失于温煦,故畏寒肢冷,面色㿠白,口淡不渴,小便清长;阳虚包含气虚,故见神倦乏力,少气懒言,自汗;阳虚气化不利,水寒不化,故尿少水肿。舌淡胖,苔白滑,脉沉迟无力皆为阳虚虚寒之象。

【辨证要点】本证以气虚证伴畏寒肢冷等虚寒之象为辨证依据。

（三）亡阴证与亡阳证

1. 亡阴证

亡阴证指阴液大量耗损,严重亏乏而欲绝所表现出的危重证候。亡阴证多因久病阴液耗损,或高热大汗、大吐大泻及大失血等所致。

【临床表现】 汗出热而黏,面色赤,肌肤热,手足温,口渴喜冷饮,烦躁不安,气息短促,舌干无津,脉细数无力。

【证候分析】 阴竭阳亢,煎熬并迫津外出,故汗热而黏;面色赤,肌肤热,手足温,烦躁不安,气息短促。舌干红无津,脉细数无力均为阴液耗竭,虚阳外浮之象。

【辨证要点】 本证以大汗,汗热而黏,肢温,躁扰不安,脉细数无力为辨证依据。

2. 亡阳证

亡阳证指体内阳气极度衰微而表现出的阳气欲脱的危重证候。亡阳证多由久病阳衰,或大汗、大吐、大泻、大失血等使阳气随阴液耗竭所致。

【临床表现】 大汗淋漓,汗出冷而清稀,肌肤不温,手足厥冷,神志淡漠或昏迷,呼吸气微,面色苍白,舌淡润,脉微欲绝。

【证候分析】 因阳气极度衰微而欲脱,失去温煦、固摄、推动功能,故见冷汗,肢厥,身冷,神情淡漠,息微,面色苍白,舌淡润,脉微欲绝等危重表现。

【辨证要点】 本证以冷汗淋漓,四肢厥冷,神昏,脉微欲绝为辨证依据。

因阴阳互根,阴竭则阳气无所依附而散越,阳亡则阴无以化生而告竭,故二者常互相影响,但在临床上亡阴导致亡阳较常见。

3. 亡阴证与亡阳证的鉴别要点

亡阴证与亡阳证可从出汗、四肢、面色、舌象、脉象等方面鉴别,见表5-6。

表5-6 亡阴证与亡阳证的鉴别要点

证型	出汗	四肢	面色	舌象	脉象
亡阴证	热汗而黏	手足温	面色赤	舌红	细数无力
亡阳证	冷汗淋漓	四肢厥冷	面色苍白	舌淡	脉微欲绝

必须指出,疾病表现是错综复杂的,有时用阴、阳概括其他六纲会出现矛盾,如某病既有表证、实证,又有寒证,按理前者应属阳证,后者应属阴证,显然难以判断。此时,判断阴、阳证候,必须以寒、热、虚、实四纲为主。

第二节 八纲证候间的关系

八纲各自概括疾病一方面的病理本质。然而,病理本质的各个方面是互相联系着的,即寒、热、虚、实的病性都不能离开病位而存在,反之表证或里证也离不开寒、热、虚、实的病性。因此,用八纲来分析、判断、归类证候,并不是彼此孤立、绝对对立、静止不变的,而是相互间可有兼夹、错杂,并随疾病发展而不断变化的。在临床辨证时,不仅要注意八纲基本证候的辨别,而且应把握八纲证候之间的相互关系,才能对证候得出比较全面、正确地诊断。

八纲证候之间的相互关系,主要可归纳为证候相兼、证候转化、证候真假三个方面。

一、证候相兼

证候相兼指八纲辨证中各种证候之间的相互兼存。证候相兼有两种情况：既有对立两纲证候的同时出现，如表里同病、寒热错杂、虚实夹杂等，又有非对立两三纲证候的并见，如表虚证、表实热证等。这里着重介绍前者。

（一）表里同病

表里同病指在疾病某一阶段，表证与里证同时出现。原因有二：一是外感病表邪传里，表证仍未解，或外感表证未愈，又为饮食劳倦所伤；二是里证未愈又感外邪。表里同病一般可见以下相兼证候。

1. 表里俱寒证

表里俱寒证，由里寒又感表寒，或外感寒邪又伤生冷等所致，常见头痛，身痛，恶寒，发热，肢冷蜷卧，腹痛吐泻，舌淡，苔白，脉紧。

2. 表里俱热证

表里俱热证，为素有内热复感风热邪气所致，常见发热，头痛，喘咳，汗出，烦躁，便秘，尿赤，舌红，苔黄，脉数。

3. 表寒里热证

表寒里热证，因表寒未解里热内生或脏腑有热又感表寒所致，常见恶寒，发热，头身疼痛，口渴引饮，心烦，尿赤，舌红，苔薄。

4. 表热里寒证

表热里寒证，因阳虚又感热邪所致，常见发热，头痛，咽干，汗出，食少腹胀，便溏，尿清，舌淡胖，苔微黄。

5. 表里俱实证

表里俱实证，由外感寒邪未解而内有痰瘀食积所致，常见恶寒，发热，身痛，无汗，脘腹胀满或疼痛拒按，二便不畅，脉滑实有力。

6. 表里俱虚证

表里俱虚证，因脏腑虚弱兼卫虚伤风所致，常见微热，自汗，恶风，鼻塞，喷嚏，食少便溏，神疲乏力，少气懒言，脉虚浮。

7. 表虚里实证

表虚里实证，因内有痰瘀食积之邪，兼卫虚伤风所致，常见自汗，恶风，鼻塞，流涕，脘腹胀痛拒按，喘急，痰鸣，尿少，便秘，舌淡，苔厚。

8. 表实里虚证

表实里虚证，因体虚复感外邪或表实误用攻下所致，常见恶寒，发热，无汗，身痛，食少便溏，神疲乏力，少气懒言，舌淡，脉浮缓。

（二）寒热错杂

寒热错杂指以表里或上下分别与寒热搭配，构成复合证候。现以上热下寒证、上寒下热证为例加以介绍。

1. 上热下寒证

上热下寒证指在同一时间内，出现上部为热、下部为寒的证候。如上见胸中烦热、频欲呕吐的上热证,又见腹痛喜暖、大便稀薄的下寒证,即为热在胃而虚寒在脾肾的错杂证候。

2. 上寒下热证

上寒下热证指在同一时间内,出现上部为寒、下部为热的证候。如上见胃脘冷痛、呕吐清涎的上寒证,同时见尿频、尿急、尿痛、小便短赤的下热证,即此为寒在胃而湿热在膀胱的错杂证候。

(三)虚实夹杂

虚实夹杂指在疾病某一阶段,虚证和实证同时出现在同一患者身上的不同部位上的证候。在临床上单纯、典型的虚证和实证并不常见,最多见者乃虚实夹杂证,或虚证中夹有实证,或实证中夹有虚证。实中夹虚证、虚中夹实证、虚实并重证三种基本证型如下。

1. 实中夹虚证

实中夹虚证,特点是邪实为主,正虚为次。如外感伤寒,经发汗,或催吐,或泻下后,患者心下痞硬,噫气不除。此属胃有痰湿浊邪兼胃气受损而见的实中夹虚的证候。

2. 虚中夹实证

虚中夹实证,特点是正虚为主,邪实为次。如春温病的后期出现的肾阴亏损证,症见低热不退、口干、眩晕、耳鸣、舌质干绛等。此属热邪劫灼肝、肾之阴而见邪少虚多的证候。

3. 虚实并重证

虚实并重证,特点是正虚与邪实并重,病情较重。如小儿疳积,即可见腹部膨隆、午后烦躁、贪食或嗜食异物、苔厚浊(属大实),又可见大便泄泻、完谷不化、形瘦骨立、脉细稍弦(属极虚)。此属病起源于饮食积滞日久,严重损伤脾胃而见虚实均重的证候。

二、证候转化

证候转化指在八纲中相互对立的证候之间,在一定条件下,可以向自己相反方向发生转化。因此,证候转化与证候相兼、证候错杂等概念不同。但应注意到,在证候转化这种质变之前,往往有一个量变的过程,因而在真正的转化之前,又可呈现出相兼、夹杂之类的证候。

(一)表里出入

在正邪消长变化的作用下,病邪可以内传而变成里证,多提示病情加重,称为表证入里;病邪也可以从里透达向外,多提示病情减轻,称为里邪出表。

1. 表证入里

表证入里指先有表证,后见里证,且表证随之消失,此乃表证转化为里证。如先有发热恶寒、脉浮等表证,继而恶寒消失,而见但发热不恶寒、舌红、苔黄、脉数等症。表证入里提示表邪已经入里化热而形成了里热证。表证入里多见于外感病初期、中期,此属病情由浅入深,病势转重的反应。

2. 里邪出表

里邪出表指在里的病邪向体表透达,提示邪有出路,病情有向愈的趋势,但绝非里证转化为表证。如麻疹患儿,热毒内闭,疹不出而见发热、喘咳、烦躁,若经治疗,麻毒外透肌表,疹出而烦热喘咳均除,则属邪气由里向表透达的表现。

(二)寒热转化

寒热转化指寒证与热证在一定的条件下向自己对立方面的相互转化。寒证与热证的相互转化,取决于邪正力量的对比,其关键又在机体阳气的盛衰。寒证热化,多属正气尚强,阳气较为旺盛,邪气从阳化热所致;热证转寒,多属邪气虽衰而正气不支,阳气耗伤至衰败状态,邪气从阴化寒所致。

1. 寒证转热

寒证转热指始为寒证,继现热证且寒证随之消失的病变。其成因有二:一是素体阳旺,虽外感或内生寒湿之邪,均可从寒化热;二是温燥太过,也可使寒证化为热证。例如,寒湿痹证,初为关节冷痛、重着、麻木,病程日久,或服用温燥太过,患处关节渐变成红肿热痛。又如,哮病因寒而发,初起痰白稀薄,久之见舌红、苔黄、痰黄稠等症,均属寒证转化为热证的表现。

2. 热证转寒

热证转寒指始为热证,继现寒证且热证随之消失的病变。热证转寒常因邪热疫毒严重,素体阳虚,或因失治、误治而损伤正气,正不胜邪,功能失调,阳气衰微,而致热证转寒。例如,疫毒痢初期,高热烦渴、下痢脓血、舌红、脉数,若突然出现四肢厥冷、面色苍白、脉微欲绝,则提示热证已经转化为寒证。

(三)虚实转化

虚实转化指疾病的虚实性质在一定条件下向相反的方向发生转化,提示着邪正之间的盛衰关系发生了本质性的改变。实证转虚是病情转变的一般规律,由虚证转实则往往是疾病形成了虚实夹杂的情况,多为因虚而致实,病情较为复杂。

1. 实证转虚

实证转虚指先为实证,由于邪盛伤正太过,或久病、失治、误治,导致正不胜邪而转化为虚证,提示病情发展、正气不足。如本为咳嗽吐痰、息粗而喘、苔腻脉滑,久之见气短而喘、声低懒言、面白、舌淡、脉弱;或初期见高热、口渴、汗多、脉洪数,后期见神疲嗜睡、食少、咽干、舌嫩红、无苔、脉细数等,均是邪虽去而正已伤,由实证转化为虚证。

2. 虚证转实

虚证转实指正气不足,脏腑功能衰退,组织失却濡润充养,或气机运化迟钝,以致气血阻滞,病理产物蓄积,邪实上升为矛盾的主要方面,而表现以实为主的证候。虚证转实,实际上是因虚而致实,故并非病势向好的方向转变,而是提示病情发展。例如,心阳气虚日久,温煦无能,推运无力,则可血行迟缓而成瘀,在原有心悸、气短、脉弱等心气虚证的基础上,而后出现心胸绞痛、唇舌紫黯、脉涩等症,则是心血瘀阻证,血瘀之实已超过心气之虚,可视作虚证转实。又如,脾肾阳虚,不能温运气化水液,以致水湿泛滥,形成水肿;失血之后,面白、舌淡、脉细,为血虚之候,由于血虚不能润肠,以致腑气不畅,而见大便燥结难下、腹胀、口臭等症,这些一般都是因虚而致实,并不是真正的虚证转化为实证。

三、证候真假

某些疾病在病情危重阶段,可以出现一些与疾病本质相反的假象(症状、体征),掩盖病情真实性表现。所谓"真",指疾病所表现的证候与内在本质相符;所谓"假",指疾病所表现的某些证候与内在本质不相符或不符合对疾病的常规认识。此时,必须认真辨别,去伪存真,抓住疾病的本质,才能对病情做出准确的判断,否则往往造成误诊。

(一)寒热真假

当寒证或热证发展到寒极或热极的严重阶段时,有时会出现一些与疾病本质相反的一些假象,即所谓真寒假热、真热假寒。这里所说的"真"是疾病的本质,"假"是疾病的某些表面现象。只有正确辨别寒热真假,才能抓住疾病本质,做出正确辨证。

1. 真寒假热证

真寒假热证指内有真寒而外见假热的证候。它是由阴寒内盛,格阳于外所致,故又称为"阴盛格阳证"。其临床表现为自觉发热,面赤,口渴,脉大,似属热证。但身虽热而久按不热,患者反欲加衣被;面虽赤而如妆;口虽渴而喜热饮;脉虽大但按之无力。同时兼见四肢厥冷,小便清长,下利清谷,舌淡,苔白等真寒症状。故可知其所现"热"症为假象。

2. 真热假寒证

真热假寒证指内有真热而外见假寒的证候。它是由邪热内盛,格阴于外所致,故又称为"阳盛格阴""阳厥"或"热厥"。其临床表现为手足厥冷,脉沉,似属寒证。但虽手足厥冷而胸腹灼热,不恶寒,不欲加衣盖被,反弃衣掷被;脉虽沉但数而有力。同时兼见烦渴喜冷饮,便秘,尿赤,舌红,苔黄干等真热症状,且内热愈盛,肢冷愈重,即所谓"热深厥亦深"。

3. 寒热真假鉴别要点

从病程来看,假象多出现在疾病的极期阶段,而真象多贯穿疾病的全过程,此为一般规律。从发生部位及持续时间来看,假象多出现在四肢、肌肤和面部等部位,具有局限性和短暂性的特征;而真象多表现于躯干、内在和舌脉等方面,具有整体性和持续性的特征。如假热的面红,仅见颧红如妆(即浅红娇嫩)且时隐时现,真热则除满面通红外,胸部、腹部扪之必烫手,必兼身热烦渴、舌红、苔黄、脉数;假寒四肢厥冷反不欲近衣被,胸部、腹部久按之反灼手,真寒必身冷蜷卧,欲得衣被,必兼胸腹欠温、下利清谷、舌淡、苔白、脉沉迟。

(二)虚实真假

在虚证与实证的发展过程中,有时会出现与疾病本质相反的一些假象,即所谓"虚实真假"。虚实真假多见于疾病的危重阶段。不过,在临床上反映于虚、实方面的证候,往往虚实夹杂者更为常见,即既有正气虚的方面,又有邪气实的方面。病性的虚实夹杂与虚实真假是难以截然区分的。在临床上辨证时,要区分虚、实孰轻孰重,并分析其因果关系。

1. 真虚假实证

疾病本质为虚证,反见某些类似实的假象,称为真虚假实证。如脏腑虚弱,气血不足,运化无力,因而出现腹部胀痛、脉弦等类似实证的假象。但见腹虽胀而时胀时减,不似实证之持续不减;腹虽痛而喜按,不似实证之拒按;脉虽弦,但按之无力。通过综合分析,说明虚是疾病本质,实是假象。

2. 真实假虚证

疾病本质为实证,反见某些虚羸之象,称为真实假虚证。如素体痰热内盛,热结胃肠,痰食壅滞,大积大聚,致使经络阻滞,气血不能畅达,因而出现神情沉默、身体倦怠、脉沉伏等类似虚证的假象。若仔细辨认,患者虽神情沉默,却时有烦躁;虽身体倦怠,但稍动反感舒适;脉虽沉伏,但按之有力。这说明虚羸之象是假,热实壅结是真。因此,病变的本质是实不是虚。

3. 虚实真假鉴别要点

虚实真假鉴别要点的关键在于脉象的有力无力、有神无神。其中,尤以沉取之象为真象;其次是舌质的老嫩、淡暗,舌苔的厚薄;胀痛的程度、久暂、是否拒按;语声的洪亮与低怯,呼吸的粗糙与微弱;患者体质的强弱、病的新久缓急、治疗的经过等都是参考因素。此外,要注意证候中的可疑表现。

应当指出,八纲辨证对疾病本质的认识还是不够深刻、具体的。如里证的概念就非常广泛,八纲未能明确何脏何腑的病变;寒证与热证不能概括湿、燥等邪气的病理性质;虚证、实证各有种种不同的具体病变内容。因此,八纲毕竟只是"纲",八纲辨证是比较笼统、抽象的辨证,在临床上不能只满足于对八纲的分辨,而应当结合其他辨证分类方法,对疾病的证候进行深入的分析判断。

不能把八纲辨证仅仅理解为几类较为笼统证候的简单归纳,而应认识到八纲通过其相互关系,较为突出地反映了辩证法的思想。中医学的许多辩证观点都是通过八纲的关系而体现出来的。理解八纲之间的辩证关系,就可认识到疾病中的各种事物是处在相互联系的矛盾之中、变化之中。矛盾着的事物不仅有对立面的存在,是与对立面相对而确定的,彼此间有中间、过渡阶段,而且可以互相转化等。因此,八纲概念的确定,标志着中医辩证思维的完善。它反映了辩证思维的许多基本内容,抓住了疾病中带普遍性的主要矛盾,这对于其他辩证方法的学习,对于临床正确认识疾病过程,具有重要的指导意义。

 ## 实训五　八纲辨证病例的分析与讨论

【实训目的】

通过运用八纲辨证理论对病例进行分析,提高八纲辨证的思维能力,掌握八纲辨证的方法和技术。

【实训方法】

个人准备,集体讨论,教师讲评。

【实训内容】

病例一　张某,男,54岁,干部。患者2日前因淋雨后感头痛、略怕冷畏寒、体温38.5 ℃,当时没太在意。今日就诊感头痛加重、仍怕冷畏寒发热。

查:体温39.0 ℃,无汗,伴见鼻塞流清涕、喷嚏,身、背、四肢关节疼痛,二便正常,舌苔薄白,脉浮紧。

要求:①对本病例进行证候分析;②提出八纲辨证诊断、病名和证名诊断。

病例二　吴某,男,34岁,主诉:振寒蜷卧,头重胸痞,呼吸短促,目合神衰,表情呆木,面色晦滞暗黄,遍身水肿,尿短、便溏。检查:脉沉迟微,舌淡边有齿痕,苔滑。

要求:①证候分析;②提出八纲辨证诊断、病名和证名诊断。

病例三　周某,女,52岁。2016年8月12日初诊。主诉:全身乏力,夜不能寐1周。病史:患者体质较差。1周来,自觉全身乏力,汗出,少气懒言,食不知味,夜难入寐,寐则多梦易醒。46岁时已经断经。检查:面色苍白无华,神疲,汗出肤冷,舌淡,苔白,脉软无力。

要求:①证候分析;②提出八纲辨证诊断、病名和证名诊断。

病例四　刘某,男,16岁。患者2日前因户外活动出现轻微恶寒、发热、流清涕,家长为其服用抗生素未见效,今日来门诊就医。患者烦热面红赤,有汗,咳嗽频作,口渴,唇舌干红。

查:体温39.0 ℃,伴见鼻煽、呼吸气粗、咽喉肿痛,纳差,小便黄少,大便干,脉洪数。

要求:①证候分析;②提出八纲辨证诊断、病名和证名诊断。

【实训时间】

2学时。

【实训小结】

你对上述病例的分析与诊断,与教师讲评的结果有无出入,如有错处,错在哪里？请分析其原因。

 目标检测

一、选择题

（一）单项选择题

1. 辨证的总纲是（   ）

A. 六经辨证　　　B. 卫气营血辨证　　　C. 八纲辨证　　　D. 脏腑辨证　　　E. 三焦辨证

2. 产生表证的主要原因是（   ）

A. 外邪直中　　　B. 六淫侵袭　　　C. 劳倦所伤　　　D. 里邪出表　　　E. 虫兽所伤

3. 鉴别表证与里证主要审查（   ）

A. 寒热　　　B. 头痛　　　C. 腹痛　　　D. 咳嗽　　　E. 脉浮

4. 热证的典型舌象是（   ）

A. 舌红,苔黄　　B. 舌红,苔黄腻　　C. 舌淡红,苔白腻　D. 舌红,苔黄燥　E. 舌绛,苔白

5. 寒证的典型舌象是（   ）

A. 舌淡,苔白　　B. 舌淡紫,苔白腻　　C. 舌淡,苔白润　D. 舌淡,苔黄腻　E. 舌淡,苔白而干

6. 下列何项不见于热证（   ）

A. 发热口渴　　　B. 面红目赤　　　C. 大便干结　　　D. 小便黄赤　　　E. 痰涕清稀

7. 下列除哪项外,均可见于寒证（   ）

A. 畏寒肢冷　　　B. 腹痛喜暖　　　C. 小便清长　　　D. 苔黄而干　　　E. 脉紧

8. 辨虚实是指（   ）

A. 辨疾病性质　　B. 辨正气强弱　　　C. 辨邪气盛衰　　D. 辨邪正盛衰　　E. 辨疾病部位

9. 阴虚证的典型舌脉是（   ）

A. 舌淡,脉虚　　B. 舌白,脉细　　C. 舌红,脉弦　　D. 舌紫,脉细　　E. 舌红,少津,脉细数

10. 亡阳汗出是（   ）

A. 汗出而肢冷　　B. 汗出而壮热　　　C. 汗出而肤热　　D. 汗出而恶风　　E. 动则汗出

11. 下列哪项不属于亡阳证的辨证要点（   ）

A. 冷汗淋漓　　　B. 四肢厥冷　　　C. 神昏　　　D. 脉细数疾　　　E. 脉微欲绝

12. 阴盛格阳是（   ）

A. 表热里寒证　　B. 寒证转热证　　　C. 真寒假热证　　D. 真热假寒证　　E. 表寒里热证

13. 阳盛格阴是（   ）

A. 表寒里热证　　B. 热证转寒证　　　C. 真寒假热证　　D. 真热假寒证　　E. 表热里寒证

（二）多项选择题

14. 辨证是为了辨明疾病的（   ）

A. 病因　　　B. 病位　　　C. 病变性质　　　D. 邪正盛衰　　　E. 症状

15. 表证可见（   ）

A. 发热恶寒　　　B. 头身疼痛　　　C. 便秘或腹泻　　　D. 舌苔薄白　　　E. 脉浮

16. 热证的一般表现是（   ）

A.发热喜凉   B.面红目赤   C.大便秘结   D.舌红苔黄   E.脉沉有力

二、简答题

1.何谓八纲辨证？

2.何谓里证,其特点是什么？

3.寒证的形成原因主要有哪些？

4.寒热真假的"真"和"假"各指什么？

5.如何理解八纲是辨证的纲领？

6.试述表证的临床表现。

7.何谓寒热辨证,寒证、热证与阴阳盛衰有何关系？

（刘鹏飞　李　妍）

第六章　病因辨证

学习目标

【学习目的】通过本章的学习,能够对常见病案进行病因辨证,以提高思维、分析及综合运用能力,并为后续课程的学习打下基础。

【知识要求】掌握病因辨证的概念和基本内容。熟悉六淫辨证、情志辨证的基本概念、临床表现、辨证要点。

【能力要求】具有初步学会对常见病案进行病因辨证的能力,能够分析病因辨证各种证候的病因病机,并做出证名诊断。

病因辨证是在中医病因学理论指导下,对患者所表现的各种症状、体征等进行分析、综合,从而推求疾病当前证候原因的辨证方法。引起疾病的原因很多,本章重点介绍六淫辨证和情志辨证两个方面。

第一节　六淫辨证

六淫是风、寒、暑、湿、燥、火六种病邪的统称。辨六淫证候是根据患者所表现的症状、体征等,对照六淫病邪的致病特点,通过分析来辨别疾病当前病理本质中是否存在六淫证候的方法。

一、风淫证

风淫证指因感受风邪而引起的一类病证。因风为百病之长,其性轻扬开泄,善行数变,故具有发病急、消退快、游走不定的特点。

【临床表现】发热,恶风,头痛,汗出,咳嗽,鼻塞,流涕,苔薄白,脉浮缓;或肢体颜面麻木不仁,口眼㖞斜,或颈项强直,四肢抽搐,或皮肤瘙痒。

【证候分析】风邪袭表,伤人卫气,腠理开合失常,故见发热,恶风,头痛,汗出;风邪犯肺,肺气失宣,故见咳嗽,鼻塞,流涕;风邪侵袭经络,经气阻滞不通,则见麻木,口眼㖞斜,强直,抽搐;风邪搏于皮肤,故见皮肤瘙痒。脉浮缓,苔薄白均为风邪犯卫之征。

【辨证要点】本证以发热,恶风,汗出,脉浮,隐疹等为辨证依据。

二、寒淫证

寒淫证指因感受寒邪引起的一类病证。因寒为阴邪,其性清冷,凝滞收引,故易伤人阳气,阻碍气血运行。

【临床表现】恶寒,发热,无汗,头痛,身痛,喘咳,鼻塞,苔薄白,脉浮紧,或手足拘急,四肢厥冷,脉微欲绝;或腹痛肠鸣,泄泻,呕吐等。

【证候分析】寒邪束表,清冷收引,腠理闭塞,卫阳之气被遏而不得宣发,故见发热,恶寒,无汗;寒邪郁于经脉,则头痛,身痛;肺合皮毛,皮毛受邪,内舍于肺,肺失宣降,故喘咳,鼻塞;寒邪郁结于经脉,阳气损伤,壅遏气机,则手足拘急;寒邪凝结,阳气不达四肢,则四肢厥冷;寒凝,气失温煦,筋脉收缩,则脉微欲绝;寒中于里,损及脾、胃之阳,升降失常,运化不利,则见腹痛,肠鸣,呕吐,泄泻。苔薄白,脉浮紧均为寒邪袭表的征象。

【辨证要点】外寒证以风寒表证为辨证依据;内寒证以畏寒喜暖,神疲及排泄物清冷为辨证依据。

三、暑淫证

暑淫证指夏季感受暑邪所致的一类病证。因暑性炎热升散,故为病必见热象,最易耗气伤津,且暑多挟湿,常与湿邪相混成病。

【临床表现】伤暑,发热,汗出,口渴,疲乏,尿黄,舌红,苔白或黄,脉虚数。中暑,发热,猝然昏倒,汗出不止,口渴,气急,甚或昏迷惊厥,舌绛干燥,脉濡数。

【证候分析】伤暑,为感受暑湿之邪,汗出过多,耗伤津气所致;暑性炎热,蒸腾津液,故恶热,汗多而口渴,尿黄;暑病汗多,气随汗泄,故疲乏而脉虚数;暑挟湿邪,湿泛上焦,故苔白或黄。至于中暑,则是人在夏令烈日之下劳动过久,暑热炎蒸,上扰清窍,内灼神明,因而猝然昏倒。暑性炎热,灼气伤津,故发热,口渴,汗出,气急;暑热挟湿,蒙蔽清窍,内陷心包,故神昏;暑热伤津耗气,肝风内动,阳气不达四肢,故惊厥;暑热炽甚,营阴受灼,故舌绛干燥,脉濡数。

【辨证要点】要点有二:①夏暑当令,气候炎热;②热盛气阴两伤并重,多见壮热、烦渴的同时,必见神疲气短、汗多尿少、食少乏力等气阴耗伤之症。

四、湿淫证

湿淫证指感受湿邪所致的一类病证。因湿性重着、黏滞,易阻碍气机,损伤阳气,故其病变常缠绵留着,不易速去。

【临床表现】伤湿,则头胀而痛,胸中作闷,口不作渴,身胀而痛,发热,体倦,小便清长,舌苔白滑,脉濡或缓。冒湿,则头重如裹,遍体不舒,四肢懈怠,脉来濡弱,湿伤关节,则关节酸痛重着、屈伸不利。

【证候分析】伤湿,是湿邪犯表,也称为表湿证。湿性重着黏滞,阻碍气机,清阳失宣,故见头重而痛,胸前作闷,体倦,身重而痛等症状。湿邪与卫气相争,故发热,汗出而热不退。湿为阴邪,不伤津液,故口不渴。小便清长,舌苔白滑,脉濡或缓,均是湿邪为患之征。冒湿则是冒犯雾露,或感受湿邪,阳气被遏所致,湿在头部,清阳被困,则头重如裹。湿邪弥漫全身,阳气不得敷布,则遍体不舒。四肢懈怠,脉来濡弱,也为湿邪困遏之征。湿邪侵入关节,气血不畅,故酸痛,湿性重滞,故有重着之感,临床称之为"着痹"。

【辨证要点】本证以病程长而缠绵,头身关节困重、酸楚等为辨证依据。

五、燥淫证

燥淫证指感受燥邪所致的一类病证。燥邪为病,多见于秋季,也见于气候干燥少雨的地域。燥邪致病,有温燥与凉燥之分。此外,血虚、津亏等内伤疾病中也可出现干燥症状,与外燥证极为相似,但在概念上有别,一属内燥,一属外燥。

【临床表现】口、鼻、咽干燥,皮肤干燥甚至皲裂,口渴多饮,干咳少痰,不易咳出,大便干结,小便短黄,舌苔干燥。凉燥,多兼恶寒发热,无汗头痛,脉浮紧;温燥,多兼发热有汗,咽痛心烦,舌红,脉浮数。

【证候分析】燥性干燥枯涩,伤津劫液,易伤肺脏。故燥邪入侵,耗伤皮肤、孔窍津液,而见皮肤、口、鼻、咽干燥,大便干结,小便短黄,舌苔干燥;口渴多饮为津伤饮水自救;燥邪伤肺,津伤失润,故干咳少痰,不易咳出。凉燥则兼风寒表证,温燥则兼风热表证。不论凉燥、温燥,总以"燥胜则干"为临床特点。

【辨证要点】外燥证多发于秋季,以皮肤、孔窍干燥或干咳为辨证依据;内燥证无季节性,多见于温热病后期,以形瘦,毛发干枯,口干舌燥为辨证依据。

六、火淫证

火淫证指广义火热病邪所致的一类病证。因火热之邪,其性燔灼急迫,为病常见全身或局部有显著热象,容易耗伤阴津,使筋脉失于滋润而动风,也可迫血妄行而出血。

【临床表现】壮热,口渴,面红目赤,心烦,汗出,或烦躁谵妄,衄血,吐血,斑疹,或躁扰发狂,或见痈脓,舌红绛,脉象洪数或细数。

【证候分析】火热之邪侵入气分,则见壮热,口渴,面红目赤,脉洪数;邪在气分不解,进入营血,耗血动血,迫血妄行,则吐血,衄血,发斑,发疹;火热壅盛,心肝受灼,则躁扰发狂;火毒壅于血肉之间,积聚不散,则肉腐血败而见痈脓。舌红绛,脉数皆是火热深入营血之象。

【辨证要点】本证以壮热恶热,面赤渴饮,烦躁出血,舌红绛为辨证依据。外火证起病急,进展快,病程短,具卫气营血传变特点,属实火;内火证常起病缓,病程长,具脏腑功能失调特点,有实火亦有虚火。

第二节　情志辨证

情志辨证是根据患者所表现的症状、体征等,对照情志致病的特点,通过分析来辨别疾病当前病理本质中是否有情志证候存在的方法。

情志活动是人体的精神意识对外界事物的反应,主要有喜、怒、忧、思、悲、恐、惊"七情"。情志证候指由于精神刺激过于强烈或持久,人体不能调节适应,导致神气失常,脏腑、气血功能紊乱所表现出的证候。

情志为病,具有先伤神、后伤脏,先伤气、后伤形的特点,即情志为病应有精神情志方面异常的症状,如抑郁、烦躁、多怒、失眠等,同时可有脏腑气机失常的症状,如胸闷、腹胀、气短、心悸等。不同的情志变化,对内脏有不同的影响,从而产生不同形式的气机逆乱。如《素问·举痛论》言:"喜伤心,怒伤肝,忧伤肺,思伤脾,恐伤肾;怒则气上,喜则气缓,悲则气消,恐则气下,惊则气乱,思则气结等。"所以,辨证时除应注意分析情志因素之外,还需细致审察脏腑气机逆乱的症状。

一、喜证

喜证指由于过度喜乐，导致神气失常，以喜笑不休、精神涣散等为主要表现的情志证候。

【临床表现】喜笑不休，心神不安，精神涣散，思想不集中，甚则语无伦次，举止失常，肢体疲软，脉缓等。

【证候分析】喜为心志，适度喜乐能使人心情舒畅，精神焕发，营卫调和。然喜乐无制，则可损伤心神，使心气弛缓，神气不敛，故见肢体疲软、喜笑不休、心神不安、精神涣散、思想不集中等症；暴喜过度，神不守舍，诱发痰火扰乱心神，则见语无伦次、举止失常等症。

【辨证要点】本证有导致喜悦的情志因素存在，以喜笑不休，精神涣散等为辨证依据。

二、怒证

怒证指由于暴怒或过于愤怒，导致肝气横逆、阳气上亢，以烦躁多怒、胸胁胀闷、面赤头痛等为主要表现的情志证候。

【临床表现】烦躁多怒，胸胁胀闷，头胀头痛，面红目赤，眩晕，或腹胀、泄泻，甚至呕血、发狂、昏厥，舌红，苔黄，脉弦劲有力。

【证候分析】怒为肝志，怒则气上。大怒不止，可使肝气升发太过，阳气上亢而成本证。肝气郁滞不畅，则见胸胁胀闷，烦躁易怒；肝气上逆，血随气涌，则见面红目赤，头胀头痛，眩晕，甚至呕血；阳气暴涨化火，冲扰神气，则可表现为发狂，或突致昏厥；肝气横逆犯脾，则见腹胀、泄泻。舌红，苔黄，脉弦劲有力，皆为气逆阳亢之征。

【辨证要点】本证有导致愤怒的情志因素存在，以烦躁易怒，胸胁胀闷，面赤头痛等为辨证依据。

三、忧思证

忧思证指由于思虑过度，或过分忧愁，导致心、脾等脏腑气机紊乱，以忧愁不乐、失眠多梦等为主要表现的情志证候。

【临床表现】情志抑郁，忧愁不乐，表情淡漠，胸闷胁胀，善太息，失眠多梦，头晕健忘，心悸，倦怠乏力，纳谷不馨，腹胀，脉沉弦等。

【证候分析】思则气结，神气郁滞，故见情绪忧虑，郁郁寡欢，表情淡漠，胸闷胁胀，善太息；思虑过度，暗耗心血，血不养神，则有头晕，健忘，失眠多梦，心悸等症；思伤脾，忧思过度，最易损伤脾胃，使中焦气机不畅，受纳、运化失常，则见纳谷不馨，腹胀等症；脾气不运，营气不充，故可见倦怠乏力。

【辨证要点】本证有导致忧思的情志因素存在，以情绪忧愁不乐，失眠多梦等为辨证依据。

四、悲恐证

悲恐证指由于悲伤过度，或经受过度惊骇，使气机消沉，以情绪悲哀或恐惧、胆怯易惊、神疲乏力等为主要表现的情志证候。

【临床表现】善悲喜哭，精神萎靡，疲倦乏力，面色惨淡；或胆怯易惊，恐惧不安，心悸，失眠，常被噩梦惊醒，甚则二便失禁，或为滑精、阳痿等。

【证候分析】悲则气消，悲哀太过，则神气涣散，意志消沉，故见悲哀好哭，精神萎靡，疲乏无力,面色惨淡;惊恐伤肾,恐则气下,肾气不固,胆气不壮,神气不宁,故见胆怯易惊,恐惧不安,心悸,失眠,常被噩梦惊醒,甚至出现二便失禁,滑精,阳痿等症。

【辨证要点】本证有导致悲恐的情志因素存在,以情绪悲哀或恐惧,胆怯易惊等为辨证依据。

 ### 实训六 病因辨证病例的分析与讨论

【实训目的】

试用本章的有关知识进行病例分析,以提高思维、分析及综合运用能力。掌握病因辨证的方法和技术。

【实训方法】

个人准备,集体讨论,教师讲评。

【实训内容】

病例一 刘某,男,60岁,退休职工。1960年6月初诊。主诉:腰腿关节疼痛10年。病史:患腰腿关节疼痛已10年,痛有定处,遇寒病增。开始右膝关节较重,左腿及腰痛稍轻。1956年以后,更加冷痛沉重,麻木拘挛,下肢屈伸不利,以致不能下地活动,须靠拐杖或搀扶移步。检查:面色黄滞晦暗。舌质暗红偏淡,苔薄灰白。脉沉细。

要求:①证候分析与诊断(病名诊断、证名诊断);②指出患者感受了哪种病邪,病例中哪些症状与体征可以反映寒邪的性质与致病特点。

病例二 李某,女,29岁,已婚。主诉:哭笑无常,自言自语50余日。病史:因事不遂而哭笑无常,自言自语,已50余日,阵发性发作。近来病情加重,发作期间神志不清,胡言乱语,四肢抽搐,昼夜不眠。平素性情忧郁,头重昏蒙,胸胁胀闷喜叹气,神志时清时昧,躁扰不安,时或暴怒,时或悲泣,生活不能自理。检查:舌淡,苔白腻,脉弦数。

要求:①证候分析;②指出本案的病因、病位(涉及哪几脏)、病机,提出病名及证名诊断;③结合患者的发病过程及临床表现阐述七情的致病特点。

病例三 钱某,男,8岁。家长代诉患儿常脐周腹痛,时作时止,大便失调;伴见面色萎黄,形体消瘦,神疲乏力,头晕,心悸,唇爪淡白无华,舌淡,脉细弱等。

查:腹部可触及条索状虫团;大便镜检发现蛔虫卵。

要求:①证候分析;②诊断依据;③病名与证名诊断。

【实训时间】

1学时。

【实训小结】

你对上述病例分析与诊断结果与教师讲评有无出入,如有错漏,错在何处?试述其原因。

 ### 目标检测

一、单项选择题

1.下列哪项属于病因辨证的内容( )

A.情志辨证 B.气血辨证 C.八纲辨证 D.六经辨证 E.津液辨证

2.下列哪项治法不是针对病因的( )

A.宣肺平喘 B.寒者热之 C.虚则补之 D.活血化瘀 E.清热泻火

3. 最常见的外风证候是（　　）

A. 咳嗽，喉痒，鼻塞　　　　B. 风疹，肤痒，麻木　　　　C. 面浮，肢肿，少尿

D. 恶风，微热，汗出　　　　E. 眩晕，抽搐，震颤

4. 肢体关节游走性疼痛，见于（　　）

A. 风邪犯肺　　　　B. 风客肌肤　　　　C. 风寒阻痹经络　　　　D. 风毒窜络　　　　E. 风邪袭表

5. 以下哪项为风淫症状（　　）

A. 发热、恶风、头痛、汗出　　　　B. 发热无汗、头痛、喘咳　　　　C. 恶热、汗出、口渴、乏力、尿黄

D. 发热、体倦、头重、胸闷、不渴　　　　E. 壮热、口渴、吐衄、谵妄、烦躁

6. 寒淫证不包括下列哪项（　　）

A. 寒邪束表证　　　　B. 寒滞肝脉证　　　　C. 中焦虚寒证　　　　D. 寒滞胃肠证　　　　E. 寒凝胞宫证

7. 下列哪项一般不与寒淫证兼并存在（　　）

A. 风证　　　　B. 暑证　　　　C. 痰证　　　　D. 燥证　　　　E. 湿证

8. 伤寒证指除下列哪项之外的证候（　　）

A. 太阳中风证　　　　B. 外寒证　　　　C. 表寒证　　　　D. 寒邪束表证　　　　E. 太阳表实证

9. 盛夏，突然昏倒、口渴、汗出、气急，诊断是（　　）

A. 中风　　　　B. 癫病　　　　C. 中暑　　　　D. 痫证　　　　E. 伤暑

10. 暑证特点，下列哪一项是错的（　　）

A. 有严格的季节性　　　　B. 多发于夏月炎暑之季　　　　C. 感受暑热之邪

D. 恶热，汗出，口渴喜饮，气短神疲，小便短赤　　　　E. 口唇、咽喉干燥

11. 恶热，汗出，口渴喜饮，气短神疲，肢体困倦，小便短黄，见于（　　）

A. 外风证　　　　B. 寒淫证　　　　C. 暑淫证　　　　D. 湿淫证　　　　E. 燥淫证

12. 湿淫证的表现不包括下列哪项（　　）

A. 全身困重　　　　B. 恶心纳呆　　　　C. 走窜胀痛　　　　D. 胸闷脘痞　　　　E. 苔腻脉滑

二、简答题

1. 风淫证形成的病理机制为何？

2. 伤寒证与中寒证有什么不同？

3. 伤暑和中暑有何不同？

4. 凉燥与温燥如何鉴别？

5. 暑证的辨证要点是什么？

（刘鹏飞　刘庆燕）

第七章 气血津液辨证

学习目标

【学习目的】通过本章的学习,能够对常见病案进行气血津液辨证,以提高思维、分析及综合运用能力,并为后续课程的学习打下基础。

【知识要求】掌握气虚证、气陷证、血虚证、气滞证、气逆证、血瘀证、血热证、血寒证、气滞血瘀证、气虚血瘀证、气血两虚证、气不摄血证、气随血脱证、痰证、饮证、水停证、津液亏虚证等各证候的概念、临床表现、证候分析及辨证要点。熟悉气血津液辨证的概念,以及气虚不固证、气脱证、血脱证、气闭证的概念、临床表现、证候分析及辨证要点。

【能力要求】具有初步学会对常见病案进行气血津液辨证的能力,能够分析气血津液辨证各种证候的病因病机,并做出证名诊断。

气血津液辨证是运用气、血、津液的理论,对病情资料进行分析,以判断气、血、津液病证的一种辨证方法。气血津液辨证不仅是八纲辨证在气、血、津液不同层面的具体化,而且是对病因辨证具体内容的补充。气、血、津液与脏腑关系密切,在生理上是相互依存、相互为用的,在病理上常相互影响。所以,气、血、津液的病变不能脱离脏腑而存在。掌握了气血津液辨证的一般规律,可以为脏腑辨证打下基础。

第一节 气病辨证

气在人体内升降出入,运行不息,起着推动、温煦、防御、固摄和气化作用,维持着人体的生命活动。一旦失常,就会产生许多病变,气的病证主要有气虚证、气陷证、气虚不固证、气脱证、气滞证、气逆证和气闭证七种。

一、气虚证

气虚指元气不足,气的推动、温煦、固摄、防御、气化等功能减退的病理表现。气虚证指元气不足导致气的基本功能减退所表现的虚弱证候。

【临床表现】神疲乏力,少气懒言,声音低微,呼吸气短,或有头晕目眩,面色少华,自汗,易感冒,活动后诸症加重,舌质淡嫩,脉虚弱。

【证候分析】因元气不足,脏腑功能衰退,故神疲乏力,少气懒言,声音低微,呼吸气短;气虚不能上荣,故头晕目眩,面色少华;卫气虚弱,不能固护肌表,故自汗,易感冒;"劳则气耗",故活动劳累后诸症加重;气虚无力鼓动血液运行,血不上荣于舌,故舌质淡嫩;气虚运血无力,故脉象虚弱。以上仅为气虚证的一般症状,临床诊治还必须结合脏腑辨证,才能确定其为何种气虚。

【辨证要点】本证以神疲乏力,声音低微,少气懒言,动则加重为辨证依据。

二、气陷证

气陷证指气虚升举无力,清阳下陷所表现的虚弱证候。气陷证多为气虚证的进一步发展。

【临床表现】脘腹坠胀,久泻久痢不止,便意频频,白浊带下量多,头晕眼花,耳鸣,疲乏,气短难以接续,或内脏下垂,或有脱肛、阴挺等为常见证候。伴气虚一般见症。

【证候分析】因气有固定脏器位置的功能,当气虚不能升举反而下陷时,故见内脏下垂,脱肛、阴挺及脘腹气坠,久泻久痢不止,便意频频,白浊带下量多等证候;因本证多由气虚发展而来,故可见头晕眼花,耳鸣,疲乏,气短难以接续等一般气虚证的表现。必须指出,气陷是气虚的一种特殊表现形式,一般由中焦脾虚气陷所致,故临床常称为"中气下陷证"或"脾虚气陷证"。

【辨证要点】本证以脘腹坠胀,久泻久痢,内脏下垂或脱出,伴气虚证为辨证依据。

三、气虚不固证

气虚不固证指因气虚导致对精、血、津液失其固摄功能所表现的虚弱证候。本证多从气虚证发展加重而来。

【临床表现】自汗不止;或为涕、泪、涎、唾不止;或见各种出血;或见遗尿,余沥不尽,小便失禁;或为大便滑脱失禁;或妇女出现崩漏、滑胎、小产;或见男子遗精、滑精、早泄;常伴有气虚证的一般见症。

【证候分析】气虚不能固摄津液,津液外泄于腠理和孔窍,故自汗不止,涕、泪、涎、唾量多清稀;气虚不能摄血,血溢脉外,故导致各种出血;气虚下元固摄失职,故遗尿,余沥不尽,小便失禁,或为大便滑脱失禁,或妇女出现崩漏、滑胎、小产,或见男子遗精、滑精、早泄等。本证由气虚证发展而来,故常见一般气虚的表现,如气短疲乏,面白舌淡,脉虚无力等。总之,气虚不固证的病机有三:一是"卫表不固";二是"气不摄血";三是"肾气不固"。

【辨证要点】凡有气虚证的表现,加上精、血、津液三者之一过度外泄的症状,如汗多,二便失摄,各种出血,滑精,滑胎等,即诊断本证的主要依据。

四、气脱证

气脱证指元气亏虚已极,急骤外泄,以气息微弱、汗出不止等为主要表现的危重证候。

【临床表现】呼吸微弱而不规则,汗出不止,口开目合,全身瘫软,神志朦胧,二便失禁,面色苍白,口唇青紫,脉微,舌淡,苔白润。

【证候分析】气脱证可由气虚证、气不固证发展而来;也可以在大汗、大吐、大泻或大失血、出血中风等情况下,出现"气随津脱""气随血脱";或于长期饥饿、极度疲劳、暴邪骤袭等状态下发生。真气欲脱,则心、肺、脾、肾等脏腑之气皆衰。气息微弱欲绝,汗出不止,均为肺气外脱之征;面白,脉微,神志朦胧均为心气外越之象;二便失禁为肾气欲脱的表现;全身瘫软,口开,手撒皆为脾气外泄之征。

【辨证要点】本证以病势危重,气息微弱,汗出不止,脉微等为辨证依据。

五、气滞证

气滞证指人体局部或全身气机不畅乃至停滞不行所表现的证候。气滞证属实证范畴。

【临床表现】气滞证以局部或全身胀满、痞闷、胀痛等自觉症状为主症,且症状时轻时重,走窜不定,按之无形,叩之如鼓,随不良情绪诱发或加重,随心情好转或嗳气、太息、矢气而减轻,脉象多弦,可无明显舌象变化。

【证候分析】气机阻滞,不通则痛,故气滞主要以胀满、痞闷、胀痛为主症,并且走窜不定,按之无形。当嗳气、太息、矢气或情志舒畅时,气机暂通,故症状缓解,当情志不舒时,气滞加重,故发病或加剧。气滞于不同的脏腑、经络,则临床表现各异。气滞在头,则头目胀痛;气滞于上焦,则胸闷,善太息,咳喘;气滞于中焦,则脘痞胀痛,胁胀或痛,叩之如鼓,或嗳气、矢气;气滞于下焦,则小腹、少腹胀痛,二便不畅,或疝气、痛经;气滞于经络,则经络所循行之处胀满,窜痛;气滞于肌肤,则肌肤肿胀。

【辨证要点】本证辨证要点有三:一是胀满、痞闷,或胀痛、窜痛、攻痛,按之无形;二是随嗳气、太息、矢气可缓解;三是症状每随情绪波动而改变,且其症状时轻时重,时发时止,部位不定。

六、气逆证

气逆证指气机升降失常,逆而向上所引起的证候。在临床上以肺、胃之气上逆和肝气升发太过的病变为多见。

【临床表现】肺气上逆,则咳嗽喘息;胃气上逆,则呃逆,嗳气,恶心,呕吐;肝气上逆,则头痛,眩晕,昏厥,呕血等。

【证候分析】肺主肃降,肺气上逆,则咳喘。胃主降浊,胃失和降,气逆于上,则呃逆,嗳气,恶心,呕吐。情志不遂,郁怒伤肝,肝气升发太过,气火上逆,则头痛,眩晕,昏厥,甚则呕血。

【辨证要点】本证以肺、胃、肝三脏多见,以咳喘,呕吐,呃逆或头晕胀痛等为辨证依据。

七、气闭证

气闭证指邪气阻闭神机或脏腑、官窍,以突发昏厥或绞痛为主要表现的实性急重证候。

【临床表现】突然发生、势急、症重,或为昏厥,或为内脏出现绞痛,或有二便闭塞,呼吸气粗,声高,脉沉弦有力等。

【证候分析】形成气闭证的主要原因有强烈精神刺激,使神机闭塞;砂石、虫、痰等阻塞脉络、管腔,导致气机闭塞;溺水、电击等意外事故,致使心、肺气闭。极度精神刺激,神机闭塞,则见突发昏厥;痰浊、瘀血、砂石、蛔虫等阻塞脉络、管腔等,导致气机闭塞,则突发绞痛,或见二便不通;证因邪实所致,病体不虚,故声高而息粗、脉沉弦有力。

【辨证要点】本证以突发昏厥或绞痛,息粗,脉实为辨证依据。

第二节 血病辨证

血行脉中,内流脏腑,外至肌肤,对全身脏腑组织起着营养、滋润作用。血病临床常见的证候,概括为血虚证、血脱证、血瘀证、血热证、血寒证五种。

一、血虚证

血虚证指因血液亏少,脏腑、经络与组织器官失养所表现的证候。血虚证多由失血过多,或久病、寄生虫等暗耗阴血;或生血不足;或瘀血阻络,新血不生等原因所致。

【临床表现】面色苍白或萎黄,唇色淡白,爪甲色淡,头晕目眩,心悸,失眠,手足发麻;妇女月经量少而色淡,经行后期,甚或闭经;舌质淡,脉细无力。

【证候分析】血虚肌肤失养,故见面、唇、爪甲、舌淡白无华;血虚头目失养,则头目眩晕;心神失养,则心悸,失眠;筋脉失养,则手足发麻;血液不足,经血乏源,故经血量少而色淡,甚或闭经;血虚脉道不充,故脉细无力。

【辨证要点】本证以体表肌肤黏膜组织出现淡白色及全身虚弱为辨证依据。

二、血脱证

血脱证指突然大量出血或长期反复出血,血液亡脱,以面色苍白、心悸、脉微或芤为主要表现的危重证候。

【临床表现】面色苍白,头晕,眼花,心悸,气短,四肢逆冷,舌色枯白,脉微或芤等。

【证候分析】导致血脱证的主要原因是突然大量出血,诸如呕血、便血、崩漏、外伤失血,也可以因长期失血、血虚进一步发展而成。所以大失血、严重血虚等病史可以作为血脱证的主要诊断依据。血液大量耗失,血脉空虚,不得荣润,则见面色苍白,舌色枯白,脉微或芤;血液亡失,心脏、清窍失养,则见心悸,头晕,眼花等症。气随血脱,肢体失于温养,故见四肢逆冷。

【辨证要点】本证以有血液严重损失的病史,面色苍白,脉微或芤为辨证依据。

 知识链接

气脱证、血脱证、亡阳证、亡阴证,皆属疾病发展到濒危阶段的证候,且常可相互影响而同时存在,临床不易严格区分,诊断时主要是辨别何种亡脱在先。亡阳证、血脱证、气脱证均见面色苍白、脉微,亡阴证、亡阳证、气脱证均有汗出的特点。亡阴证有身热烦渴的特征,亡阳证以身凉肢厥为特征,气脱证以气息微弱尤为突出,血脱证有血液大量耗失病史。

三、血瘀证

血瘀证指瘀血内阻而产生的一类证候。血瘀证多因气虚、气滞、血寒、血热、外伤等因素引起血运不畅,阻滞经脉,或血溢脉外,积存体内所致。

【临床表现】疼痛如针刺刀割,痛处固定拒按,夜间加重;体表肿块青紫,体内癥积,坚硬不移;出血紫黯或有血块,面色、唇甲青紫,或皮下紫斑,舌紫黯或有瘀斑、瘀点,脉细涩或结代。

【证候分析】瘀血内阻,气血不通则痛,故痛如针刺刀割,固定不移、拒按;夜间血行较缓,瘀阻加重,故入夜痛甚。血积不散而凝结,则可形成肿块;面色、唇甲、舌色青紫色黯,脉细涩或结代皆为瘀阻脉络,血行受阻之象。

【辨证要点】本证以刺痛不移,面色、唇甲、舌色紫黯,脉涩为辨证依据。

四、血热证

血热证指邪热侵入血分而迫血妄行所表现的血分实热证候。所谓血分,指卫气营血辨证中的"血分证",以及内伤杂病中的各种出血证。

【临床表现】身热夜甚,各种急性出血症,如咯血,吐血,便血,衄血,尿血,月经量多,崩漏等,且血色鲜红,量多,舌绛,脉滑数;或皮疹紫红密集;或疮疡红肿热痛;或烦躁、谵语,甚至狂乱。

【证候分析】热入血分,迫血妄行,血溢脉外,故见各种急性出血症;热为阳邪,阳邪为患,故出血鲜红,量多,舌绛,脉滑数。热性燔灼,炎上升散,致体表脉络充血可见皮疹紫红密布;火邪壅阻肌肤,腐败血肉,故见疮疡红肿热痛;热陷心营,扰乱心神,故可见烦躁、谵语,甚至狂乱。因热入血分,气分热反不甚,故发热昼轻夜甚。

【辨证要点】本证以出血势急、量多而色鲜红,身热夜甚,伴烦躁、神昏、狂乱,舌绛,脉数有力等为辨证依据。

五、血寒证

血寒证指寒凝血脉,血行不畅所表现的证候。血寒证多因寒邪凝滞血脉所致。

【临床表现】手足冷痛,肤色紫黯,发凉;或少腹拘急冷痛,得温则减,遇寒加重;经色紫黯、夹有血块;舌紫黯,苔白,脉沉迟涩。

【证候分析】寒为阴邪,其性凝滞,寒客血脉,血凝运行不畅,故见手足冷痛,肤色紫黯,发凉;血得温则行,遇寒则凝,故得温则减,遇寒加重;寒凝胞宫,经血受阻,故妇女经期少腹拘急冷痛,经色紫黯有块。舌紫黯,脉沉迟涩皆为寒凝血脉,气血不畅之象。

【辨证要点】本证以手足或局部冷痛兼瘀血内阻为辨证依据。

第三节　气血同病辨证

气病或血病发展到一定的程度,往往影响到另一方的生理功能而发生病变,从而表现为气血同病的证候。在临床上常见的气血同病证候有气滞血瘀证、气虚血瘀证、气血两虚证、气不摄血证和气随血脱证等。

一、气滞血瘀证

气滞血瘀证指气滞不行,血运障碍,而出现既有气滞,又有血瘀的证候。多由情志不畅或外邪侵袭致肝气郁结,日久及血所致。

【临床表现】胸胁胀痛,胁下痞块,刺痛拒按,女子可见乳房胀痛,闭经、痛经,经色紫黯有块,舌紫黯或有瘀斑、瘀点,脉弦涩。

【证候分析】肝气郁结,则胸胁、乳房胀痛;气滞不行,血运障碍,瘀血内停,则胁下痞块,刺痛拒按;瘀阻胞宫,则闭经、痛经,血色紫黯瘀块。舌紫黯或有瘀斑、瘀点,脉弦涩,皆为气血瘀滞之象。

【辨证要点】本证以肝气郁滞(胀痛)和瘀血内阻(痞块、刺痛拒按)并见为辨证依据。

二、气虚血瘀证

气虚血瘀证指气虚运血无力,血液瘀滞所表现的本虚标实证候。气虚血瘀证多由久病气虚,运血无力,渐致血行瘀滞所致。

【临床表现】面色淡白无华或晦暗,神疲乏力,气短纳呆,或体表局部青紫、肿胀、刺痛不移而拒按,或肢体瘫痪、麻木,或腹内可触及肿块而质硬,舌淡紫或有瘀点、瘀斑,脉细涩。

【证候分析】气虚不荣于面,故面色淡白无华,舌淡;气虚则功能减退,形体失养,故神疲乏力,气短懒言,食少纳呆,脉细无力;瘀阻血脉或血溢脉外,迁延不散,故面色晦暗,舌淡紫或有瘀点、瘀斑,或局部青紫、肿胀;瘀血内阻,经络不通,则局部刺痛不移而拒按,脉涩;气滞血瘀,脉道不通,筋脉肌肤失养,故肢体瘫痪、麻木;血瘀日久,结聚日深,则逐渐形成肿块而质硬。

【辨证要点】本证以神疲乏力,气短纳呆,局部青紫肿硬、刺痛或瘫痪,舌淡紫或有瘀点、瘀斑为辨证依据。

三、气血两虚证

气血两虚证指气血不足,脏腑组织失养所出现的虚弱证候。气血两虚证多由久病气虚不能生血,或血虚日久不能化气所致。

【临床表现】头晕目眩,少气懒言,乏力,自汗,心悸,失眠,面色淡白或萎黄,舌淡,脉细弱。

【证候分析】少气懒言,乏力自汗,为气虚之象;心悸,失眠,为血虚心神失养;气血两虚不能上荣于面,则头晕目眩,面色淡白或萎黄,舌淡;气虚不能鼓动于脉,血虚不能充盈于脉,故脉细弱。

【辨证要点】本证以气虚证和血虚证共见为辨证依据。

四、气不摄血证

气不摄血证又称为气虚失血证,指脾气虚不能统摄血液而导致的出血证候。气不摄血证多由于久病气虚,不能摄血所致。

【临床表现】吐血,便血,皮下瘀斑,崩漏下血,并见气短,倦怠乏力,面色淡白无华或萎黄,舌淡,脉细弱。

【证候分析】气能摄血,气虚则摄血无权,血溢脉外,故见各种慢性出血证;脾虚,气血不荣则气短、倦怠乏力、面色淡白或萎黄。舌淡脉细弱。

【辨证要点】本证以出血和脾气虚证共见为辨证依据。

五、气随血脱证

气随血脱证指因大出血而引起阳气随之暴脱的证候。因血能载气,血脱则气无所依附,也随之而脱。

【临床表现】大出血时突然面色苍白,四肢厥冷,大汗淋漓,甚则晕厥,舌淡,脉微欲绝或浮大而散。

【证候分析】大出血则气随之外脱,气脱阳亡,不能上荣,则面色苍白;失于温煦,则四肢厥冷;不能固摄,则大汗淋漓;血脱气散,神无所附,则晕厥。舌淡,脉微欲绝或浮大而散皆为气血不充,阳气浮越所致。

【辨证要点】本证以大量出血和亡阳虚脱证共见为辨证依据。

第四节　津液病辨证

　　津液病辨证是根据患者所表现的症状、体征等,对照津液的生理、病理特点,通过分析来辨别疾病当前病理本质中是否有津液亏虚或运化障碍的证候存在的方法。津液证候包括水液内停形成的痰证、饮证、水停证及津液亏虚证。

一、痰证

　　"痰"指津液内停所形成的病理产物中,质地稠浊而黏滞者。其特点是流动性小,不易消散,致病具有多样性和奇异性,故有"怪病多痰"之说,且有有形之痰与无形之痰之分。凡由痰邪引起的证候,统称为痰证。

　　【临床表现】有形之痰,多见咳喘咳痰,呕吐痰涎,喉中痰鸣,痰核、瘰瘤、乳癖,大便溏泻,关节肿痛、屈伸不利,苔厚腻等症;无形之痰可见眩晕,心悸,胸闷脘痞,肢麻偏瘫,舌强言謇,怔忡,失眠多梦,梅核气,昏仆,癫、狂、痴、痫,肥胖,白带量多,不孕,脉滑等症。

　　【证候分析】痰聚于肺,宣降失职,肺气上逆,故见咳嗽、胸闷、咳痰,喉中痰鸣;痰停于胃,痰浊中阻,胃失和降,故见脘腹痞满、纳呆、泛恶、呕吐痰涎等;痰聚于肠,则大便溏泻,肠中辘辘有声;痰质黏稠,流动性小而难以消散,故常停积于某些局部而出现圆滑柔韧的瘰疬、瘿瘤、乳癖;痰浊流注经络四肢,则见关节肿痛、屈伸不利,或四肢麻痹不仁,或偏瘫;痰气郁结于咽喉,可致梅核气;痰浊蓄积于肌肤腠理,故形体肥胖;痰湿停滞于胞宫,冲任受阻,故白带量多或不孕;痰浊上干清窍,故头重眩晕;痰浊蒙蔽心窍,故见神昏,或怔忡,失眠多梦,或发为癫、狂、痴、痫等病。苔腻,脉滑均为痰浊内阻的表现。

　　【辨证要点】本证有形之痰,可见、可闻、可触及;无形之痰,以上特定症状加苔腻、脉滑共见为辨证依据。

二、饮证

　　"饮"指津液内停所形成的病理产物中,质地较清稀而易流动者。饮为阴邪而具寒象,属有形之邪,常停积于肺、心、胃、肠及胸胁处。凡由饮邪引起的证候,统称为饮证。

　　【临床表现】《金匮要略》将饮分为痰饮、悬饮、溢饮、支饮四种。①痰饮(饮停胃、肠):症见脘腹胀满,胃脘有振水音,肠鸣辘辘,泛吐清涎,大便泄泻等。②悬饮(饮停胸胁):症见咳唾引痛,胸胁饱满,支撑胀痛,随呼吸、咳嗽、转侧而痛加剧。③溢饮(饮停肌肤):症见四肢水肿,发汗不解,身体疼重,畏寒肢冷。④支饮(饮停心、肺):症见咳逆倚息不得卧,气喘息涌,张口抬肩,咳痰清稀、量多色白,背心恶寒。

　　【证候分析】饮留胃、肠,上逆于胃,则呕吐清涎;阻滞腑气,则脘痞腹胀;水饮停蓄,流动于胃、肠之间,故可闻及振水音和肠鸣音;饮邪下趋,则泄泻;有形饮邪停聚胸腔,故胸胁饱满胀痛,按之有波动感,活动则气滞加重而痛剧;饮邪流行,归于四肢,故四肢肿胀;寒饮停肺,阻塞息道,肺气上逆,故见咳嗽哮喘,痰多而清稀,背心恶寒,胸膈胀闷,张口抬肩,不能平卧。饮证乃阳虚津液不化所致,故可兼畏寒肢冷、口淡不渴,或渴喜热饮,小便不利,舌淡胖,苔白滑,脉沉弦等症。

　　【辨证要点】本证以咳痰清稀、色白量多、呕吐清涎、脘腹有振水音和肠鸣音,胸胁饱满,舌淡胖,苔白滑,脉沉弦等为辨证依据。

三、水停证

"水"或称为"水气",指津液内停所形成的病理产物中,质地最为清稀而最易流动,渗透性最强者,易于渗透至肌肤、腠理等组织间隙及空腔而产生全身或局部水肿和胸腔、腹腔积水等。凡由水邪引起水停体内的证候,统称为水停证。

【临床表现】全身或局部肌肤水肿,按之凹陷不起,小便不利,或腹部胀大,按之有波动感,叩之音浊,可随体位而改变,舌淡胖边有齿痕,苔腻滑,脉沉缓。

【证候分析】水为有形之邪,泛溢肌肤,故局部或全身水肿,肿而按之凹陷不即起,是由水所致肿胀的特征;因水的流动性大且有下趋之特征,故水肿可随体位而改变;津液渗溢肌肤,肾之气化失司,故小便短少;水邪蓄积于腹腔,故腹部胀大,按之如水囊,叩之音浊。舌淡胖边有齿痕,苔腻滑,脉沉缓皆为水湿内停之征。

根据水肿的起因、病势不同,又有阴水和阳水之分。因外邪侵袭,起病迅速,表现为眼睑、颜面先肿,迅速遍及全身,伴咽喉肿痛、咳嗽及有表证者为阳水;因脏腑功能失调,起病缓慢,表现为病程长,足胫、下肢先肿,渐及全身,无表证而多兼里虚寒证者为阴水。

阳水为风邪(多为风热)侵犯肺卫,故见发热,恶风,头痛,身疼,咽喉不利,脉浮数等表证之象;风性轻扬、升散,善行数变,风水相搏,故水肿先见于头面,迅速遍及全身。阴水多因脾肾阳虚,气化失司,水湿渐积而成,故水肿先见于下肢,逐渐发展至全身;脾失运化,则食少纳呆,脘痞腹胀,大便溏薄;阳气虚衰而水湿停聚,故神疲乏力,畏寒肢冷,舌淡胖,苔白滑,脉沉缓。

【辨证要点】本证以全身或局部水肿,尤其是颜面、眼睑、足胫水肿,按之凹陷不起,小便不利,或有腹水为辨证依据。其中,阳水发病急骤,进展迅速,初期兼表证;阴水逐渐起病,进展缓慢,以里虚寒证为主。

四、津液亏虚证

津液亏虚证指体内津液亏少,脏腑组织失其滋润濡养所表现的证候,属内燥证。本证产生的原因不外生成不足与丢失过多两个方面。如脾虚化源不足,津液生成减少,或因高热、大汗、大吐、大泻、烧伤及多尿、燥热伤津等均能导致。

【临床表现】口干,渴欲饮水,咽燥,唇焦或裂,皮肤干燥,甚则枯瘪,目眶凹陷,小便短少,大便干结,舌红,少津,脉细数。

【证候分析】津液亏少,不能滋润濡养孔窍肌肤,故见口干,咽燥,舌干,唇焦,渴欲饮水,皮肤干燥,甚则枯瘪,目眶凹陷;津亏尿无化源,则小便短少;大肠津亏失润,则见大便干结;津液不足,血液化生也减少,则津血亏虚而生内热。舌红,少津,脉细数。

【辨证要点】本证以口渴尿少,口、鼻、唇、舌、皮肤、大便干燥等为辨证依据。

 实训七　气血津液辨证病例的分析与讨论

【实训目的】

试用本章的有关知识进行病例分析,以提高思维、分析及综合运用能力。掌握气血津液辨证的诊断能力。

【实训方法】

个人准备,集体讨论,教师讲评。

【实训内容】

病例一　顾某,女,32岁,农民。1984年9月14日初诊。主诉:月经量多,淋漓不尽15日。病史:因上月双抢劳动繁重,疲劳过度,本次行经时骤下量多,经乡村医生注射止血剂(药名不详),量虽减少,但仍淋漓不断15日,血色淡红。自觉全身疲乏无力,气短懒言,饮食减少,心悸,易出汗,头晕,健忘,夜寐多梦,目干目涩,肢体麻木,二便尚调。检查:面色虚浮苍白,舌质浅淡,舌苔薄白,脉细弱。

要求:①请用气血津液辨证理论进行证候分析,并指出此病例属何病何证型;②指出本例患者的主要病位,并解释原因;③结合本例实际,试论述气与血之间的关系。

病例二　柳某,女,41岁,职员。1975年11月20日初诊。主诉:右少腹冷痛,月经推后2年。病史:近2年来觉右侧少腹部冷痛,常于受寒或行经前后发病,局部热敷可缓解疼痛。痛剧时感胁痛,头痛,恶心欲呕。月经延后或前后无定期,经血紫黯、时夹血块,白带较多,口和不渴,小便清长,大便尚正常,手足发凉。检查:右少腹轻按痛。舌苔白润,脉沉弦。妇科检查诊断为"附件炎"。

要求:①证候分析;②指出本病例病位在气还是在血,为何病何证;③指出本例患者的辨证要点。

病例三　刘某,男,20岁,学生。1978年11月21日初诊。主诉:反复水肿3年,加重1月。病史:3年前因受凉后出现恶寒、发热、咳嗽、咽喉肿痛,继而出现面、睑水肿,尿少,在某医院诊断为"急性肾炎",经住院治疗后未予重视。自去年起经常发生水肿,经休息或服利尿药后可消肿。上月中旬因劳累又发生水肿,服药无好转。现全身水肿,下半身尤甚,尿量少,身倦无力,畏冷,腰膝酸软,纳食减少,大便溏薄,一日二三次。检查:面白唇淡,四肢不温,双足按之凹陷不起。尿化验:蛋白质(＋＋)。舌质淡,舌质稍胖,舌苔薄白,脉沉细。

要求:①证候分析;②指出本病证的主要病位与病因病机特点;③指出本例患者的辨证要点。

病例四　李某,24岁,技术员。1978年5月16日初诊。主诉:胸胁胀闷1个月,右胁疼痛15日。病史:上月中旬开始两胁胀闷不舒,本月初又添右胁胀痛,叹气后觉舒。伴头晕失眠,不欲饮食,口干微苦,大便欠爽,精神不振。自以为患了肝炎,经检查肝功能正常,服维生素 B_1、吲哚美辛等药品无效。此前有因失恋而致情志抑郁病史。检查:舌苔薄白,脉弦。

要求:①证候分析;②诊断病名和证名;③指出导致疾病的病因,病变主要在哪一脏,其主要病机。

【实训时间】

1学时。

【实训小结】

你对上述病例分析与诊断结果与教师的讲评有无出入,如有错漏,错在哪里?并试述其原因。

目标检测

一、单项选择题

1. 下列哪项不属于气虚证的表现（　　　）

A. 脉虚无力　　　B. 畏寒肢冷　　　C. 少气懒言　　　D. 神疲乏力　　　E. 舌质淡嫩

2. 形成气虚证的原因,下述错误的是（　　　）

A. 年老体弱　　　B. 情志过极　　　C. 先天不足　　　D. 久病重病　　　E. 劳累过度

3. 在临床上少见的气虚证是（　　　）

A. 心气虚证　　　B. 肺气虚证　　　C. 脾气虚证　　　D. 肝气虚证　　　E. 肾气虚证

4. 气虚所导致的病理变化,哪项少见（　　　）

A. 营亏、血虚　　　B. 阳虚、水停　　　C. 亡阳、亡阴　　　D. 生湿、生痰　　　E. 气滞、血瘀

5. 与气虚兼并的虚证,哪项少见（　　　）

A. 气虚髓亏　　　B. 津气亏虚　　　C. 气阴两虚　　　D. 气血两虚　　　E. 阳气亏虚

6. 血虚证多见于下列哪项（　　　）

A. 心和脾　　　B. 肝和脾　　　C. 心和肺　　　D. 心和肝　　　E. 脾和肾

7. 大失血所致的气脱,称为何证（　　　）

A. 阳气虚脱证　　　B. 气不摄血证　　　C. 亡阳证　　　D. 血虚气脱证　　　E. 气随血脱证

8. 大出血后出现气短,心悸,冷汗淋漓,四肢厥冷,脉微欲绝,诊断为（　　　）

A. 气血两虚　　　B. 气虚失血　　　C. 气随血脱　　　D. 气虚下陷　　　E. 阴虚阳亢

9. 气短,倦怠乏力,便血,舌淡,脉弱细微,应诊断为（　　　）

A. 气虚证　　　B. 气血两虚证　　　C. 气陷证　　　D. 气随血脱证　　　E. 气不摄血证

10. 津液不足证的形成与下列哪项的关系不密切（　　　）

A. 血虚证　　　B. 火热证　　　C. 外燥证　　　D. 阴虚证　　　E. 气滞证

二、简答题

1. 气不摄血证与气随血脱证在临床上如何鉴别?

2. 何谓津液不足证? 试述其病因及临床表现。

3. 试述血虚证的临床表现。

4. 试述血瘀证的主要临床表现及其特点。

（李先强　李建民　徐　宁）

第八章　脏腑辨证

学习目标

【学习目的】通过本章的学习,能够对临床典型病案进行辨证,提高综合分析能力及判断问题、解决问题的能力,同时为后续临床课程的学习奠定基础。

【知识要求】掌握脏腑病各常见证的含义、临床表现、辨证要点以及鉴别要点。熟悉各脏腑的病变范围和病机特点。了解脏腑辨证各证型的证候分析。

【能力要求】初步具有运用脏腑辨证理论知识对临床典型病案进行辨证的能力,能够进行本章各证型的证候分析,归纳病机并做出证名诊断。

脏腑辨证是在认识脏腑生理功能、病变特点的基础上,将四诊所收集的症状、体征及有关病情资料,进行综合分析,从而判断疾病所在的脏腑部位及其病性的一种辨证方法。简言之,即以脏腑病位为纲,对疾病进行辨证。

脏腑辨证是中医辨证体系中的重要组成部分,是临床诊断疾病的基本方法。中医临床应用的辨证方法固然很多,如八纲辨证、病性辨证、六经辨证、卫气营血辨证、三焦辨证等,尽管各具特色、各有侧重,但均与脏腑定位密切相关,最终都要落实到脏腑辨证上来。所以说,脏腑辨证是临床各种辨证的基础,是中医临床辨证论治的核心。

第一节　心病与小肠病辨证

心居胸中,有心包络裹护于外,与小肠的经脉相互络属,构成表里关系。心的主要生理功能是主血脉和藏神,开窍于舌,在体合脉,其华在面。

心的病变主要反映在主血脉功能的失常和精神意识思维等神志活动的异常。在临床上以心悸怔忡、胸闷心痛、心烦失眠、多梦健忘、神昏谵语、神志错乱、脉结或代或促、舌痛、舌疮等为心病的常见症状。

心病的证候有虚、实之分。虚证多由思虑劳神太过,或禀赋不足,脏气虚弱,久病伤心等因素,导致心血虚、心阴虚、心气虚、心阳虚、心阳暴脱等;实证多由痰阻、火扰、寒凝、气滞、血瘀等原因,导致心火亢盛、心脉痹阻、痰蒙心窍、痰火扰心等。

小肠主受盛化物,泌别清浊,为"受盛之官"。小肠的病变主要反映在泌别清浊功能的失常,常见证候为小肠实热证。

一、心血虚证

心血虚证指以心血亏虚,失于濡养为主要表现的虚弱证候。心血虚证常因劳神过度,或失血过多,或久病伤及营血等引起;也可因脾失健运或肾精亏损,生血乏源所致。

【临床表现】心悸,头晕眼花,失眠多梦,健忘,面色淡白或萎黄,唇舌色淡,脉细无力。

【证候分析】血液不足,心动失常,故见心悸;心神失养,神不守舍,故见失眠多梦;血虚不能上荣于头面,故见头晕眼花,健忘,面色淡白或萎黄,唇舌色淡;血少脉道失充,故脉细无力。

【辨证要点】本证以心悸,失眠与血虚症状共见为辨证依据。

二、心阴虚证

心阴虚证指阴液亏损,心神失养,虚热内扰的虚热证候。心阴虚证多因思虑劳神太过,暗耗心阴,或肝、肾等脏阴亏,累及于心所致。

【临床表现】心烦,心悸,失眠多梦,口燥咽干,形体消瘦,或见手足心热,潮热盗汗,两颧潮红,舌红,少苔,乏津,脉细数。

【证候分析】阴液亏少,心动失常,故见心悸;心神失养,虚火扰神,神不守舍,故见心烦不宁、失眠多梦;阴虚失润失养,故口燥咽干、形体消瘦。手足心热,午后潮热,盗汗,颧红,舌红,少苔,乏津,脉细数等均为阴虚内热之象。

【辨证要点】本证以心烦,心悸,失眠与阴虚症状共见为辨证依据。

心血虚证与心阴虚证的鉴别要点是是否存在热象,具体鉴别见表8-1。

表8-1 心血虚证与心阴虚证的鉴别要点

证型	相同点	不同点
心血虚证	心悸怔忡,失眠多梦	眩晕,健忘,面色淡白无华或萎黄,唇舌色淡,脉细弱
心阴虚证		五心烦热,潮热盗汗,颧红,舌红,少苔,乏津,脉细数

三、心气虚证

心气虚证指心气不足,鼓动无力所表现的虚弱证候。心气虚证多由先天不足,素体虚弱,脏器缺损,或久病失养,或年高脏气衰弱等原因所致。

【临床表现】心悸,胸闷,气短,精神疲倦,或有自汗,活动后诸症加重,面色淡白,舌淡,脉虚。

【证候分析】心气虚弱,鼓动无力,故见心悸,胸闷;气虚卫外不固,故自汗;功能活动衰减,故气短、神疲;动则气耗,故活动劳累后诸症加剧;气虚运血无力,气血不足,面失充荣,故面色淡白,舌淡,脉虚。

【辨证要点】本证以心悸、神疲与气虚症状共见为辨证依据。

四、心阳虚证

心阳虚证指心阳虚衰,温运失司,鼓动无力,虚寒内生的虚寒证候。本证常由心气虚进一步发展,或由其他脏腑病证损伤心阳而成。

【临床表现】心悸怔忡,心胸憋闷或痛,气短,自汗,畏寒肢冷,神疲乏力,面色㿠白,或面唇青紫,舌质淡胖或紫黯,苔白滑,脉弱或结代。

【证候分析】心阳虚衰,鼓动、温运无力,心动失常,轻则见心悸,重则为怔忡;心阳虚弱,宗气衰少,胸阳不展,故心胸憋闷,气短;温运血行无力,心脉痹阻不通,则见心胸疼痛;阳虚而阴寒内生,温煦失职,故见畏寒肢冷;阳虚卫外不固,可见自汗;温运乏力,血脉失充,寒凝而血行不畅,故见面色㿠白或面唇青紫,舌质紫黯,脉或结或代而弱。舌质淡胖,苔白滑皆为阳虚寒盛,水湿不化之象。

【辨证要点】本证以心悸怔忡,心胸憋闷与阳虚症状共见为辨证依据。

五、心阳虚脱证

心阳虚脱证指心阳衰极,阳气暴脱的危重证候。心阳虚脱证常是心阳虚证进一步发展的结果,或寒邪暴伤心阳,或痰瘀阻塞心脉或失血亡津,心阳随之外脱而成。

【临床表现】突然冷汗淋漓,四肢厥冷,面色苍白,呼吸微弱,或心胸剧痛,神志模糊或昏迷,唇舌青紫,脉微欲绝。

【证候分析】心阳衰亡,不能外固,则冷汗淋漓;不能温煦四肢,则手足逆冷;心阳虚衰,宗气外泄,则呼吸微弱;阳气外脱,脉道失充,则面色苍白无华、脉微欲绝;阳衰寒凝,血运不畅,瘀阻心脉,则见心胸剧痛,口唇青紫;心神涣散,则见神志模糊,甚则昏迷。

【辨证要点】本证以心悸,胸痛,冷汗,肢厥,脉微等为辨证依据。

心气虚证与心阳虚证的鉴别要点是有没有寒象。心阳虚证是慢性的病变,心阳虚脱证是危急的病变,具体鉴别见表8-2。

表8-2 心气虚证、心阳虚证、心阳虚脱证三证的鉴别要点

证型	相同点	不同点
心气虚证	心悸怔忡,胸闷气短,自汗,活动后加重	面色淡白,神疲体倦,少气懒言,舌淡,苔白,脉虚
心阳虚证		畏寒肢冷,心痛,面色㿠白或晦暗,舌淡胖,苔白滑,脉微细
心阳虚脱证		突然冷汗淋漓,四肢厥冷,呼吸微弱,面色苍白,口唇青紫,神昏,脉微欲绝

六、心火亢盛证

心火亢盛证指心火内炽,热扰心神所表现的证候。心火亢盛证多因情志抑郁,气郁化火,或火热之邪内侵,或过食辛温,久蕴化火,内炽于心所致。

【临床表现】发热,心烦失眠,甚则狂躁谵语,神志不清,或口舌生疮,赤烂疼痛,或吐血、衄血,面赤口渴,小便赤、涩、灼、痛,大便秘结,舌尖红绛或有芒刺,舌苔黄,脉数有力。

【证候分析】心火内扰心神,则发热,心烦失眠,甚则狂躁谵语,神志不清;心开窍于舌,火热循经上炎,则口舌生疮,赤烂疼痛,舌尖红绛或有芒刺;心主血脉,心火内炽,迫血妄行,则吐血、衄血;火热伤津,则口渴,便秘;心火下移,则小便赤、涩、灼、痛。舌苔黄,脉数有力均为实热之象。

【辨证要点】本证以发热,心烦失眠,口舌生疮,尿赤涩痛为辨证依据。

七、心脉痹阻证

心脉痹阻证指瘀血、痰浊、阴寒、气滞等因素阻痹心脉的证候。心脉痹阻证多因正气先虚,

心阳不振,运血无力,而致气滞、血瘀、痰浊、阴寒等邪气痹阻心脉而成,故其性质多属本虚标实。

【临床表现】心悸怔忡,心胸憋闷疼痛,痛引肩背内臂,时作时止;或刺痛,舌质紫黯或有青紫斑点,脉细涩或结代;或心胸闷痛,体胖痰多,身重困倦,舌苔白腻,脉沉滑或沉涩;或遇寒痛剧,得温痛减,畏寒肢冷,舌淡,苔白,脉沉迟或沉紧;或胀痛,喜太息,与情志变化有关,舌暗红,脉弦。

【证候分析】心阳不振,失于温运,或瘀血内阻,心脏搏动失常,故见心悸怔忡。阳气不宣,血行无力,心脉阻滞不通,故心胸憋闷疼痛;手少阴心经之脉横出腋下,循肩背、内臂后缘,故痛引肩背内臂。瘀阻心脉为主者,以刺痛为特点,伴见舌紫黯,或有青紫斑点,脉细涩或结代等症状;痰阻心脉为主者,以闷痛为特点,多体胖痰多,有身重困倦,苔白腻,脉沉滑或沉涩等症状;寒凝心脉为主者,以痛势剧烈,突然发作,遇寒加剧,得温痛减为特点,伴见畏寒肢冷,舌淡,苔白,脉沉迟或沉紧等症状;气滞心脉为主者,以胀痛为特点,其发作多与精神因素有关,常伴善太息,脉弦等气机郁滞的症状。

【辨证要点】本证以心悸怔忡,心胸憋闷疼痛与瘀血症状共见为辨证依据。

由于致痛之因有别,还应分辨疼痛特点及兼症,以审证求因,具体鉴别见表 8-3。

表 8-3　心脉痹阻证瘀、痰、寒、气的鉴别要点

证型	相同点	不同点
瘀阻心脉证	心悸怔忡,心胸憋闷疼痛,痛引肩背内臂,时发时止	刺痛,舌紫黯有斑点,脉细涩或结代
痰阻心脉证		闷痛,体胖痰多,身重困倦,苔白腻,脉沉滑或沉涩
寒凝心脉证		突发剧痛,得温痛减,畏寒肢冷,舌淡,苔白,脉沉迟或沉紧
气滞心脉证		胀痛,发作常与精神因素有关,舌淡红,苔薄白,脉弦

八、痰蒙心神证

痰蒙心神证又称为痰迷心窍证,指痰浊蒙蔽心神,以致精神、神志失常所表现的证候。痰蒙心神证多因外感湿浊之邪,或七情内伤,或内生痰浊所引起。

【临床表现】意识模糊,甚则昏不知人;或精神抑郁,表情淡漠,神志痴呆,喃喃自语,举止失常;或突然昏仆,不省人事,口吐涎沫,喉中痰鸣;面色晦暗,胸闷呕恶,苔白腻,脉滑。

【证候分析】痰浊蒙蔽心窍,神失所主,故意识模糊,甚则昏不知人;情志不遂,气郁痰凝,阻蔽心神,则精神抑郁、表情淡漠、神志痴呆、喃喃自语、举止失常;痰浊挟肝风闭阻心神,则突然昏倒、不省人事、口吐涎沫、喉中痰鸣;痰浊内阻,清阳不升,浊气上泛,故面色晦暗;胃失和降,则脘闷呕恶。舌苔白腻,脉滑均为痰浊内盛之征。

【辨证要点】本证以精神抑郁、痴呆、昏迷与痰浊症状共见为辨证依据。

九、痰火扰神证

痰火扰神证指火热痰浊扰乱心神所表现的证候。痰火扰神证多因情志刺激,气郁化火,炼液为痰,痰火内盛;或外感热邪,灼津为痰,痰火内扰所引起。

【临床表现】发热气粗,面红目赤,咳痰黄稠,喉间痰鸣,甚则神昏谵语,狂躁妄动;或失眠,

心烦,胸闷,口渴;或胡言乱语,哭笑无常,不避亲疏,狂躁妄动,打人毁物;舌红,苔黄腻,脉滑数。

【证候分析】痰火扰心有外感和内伤之分。外感热病,邪热亢盛,燔灼于里,里热蒸腾,故发热、面红目赤、呼吸气粗;邪热灼津为痰,故痰黄稠、喉间痰鸣;痰火扰乱心神,则神昏谵语、狂躁妄动;痰阻气机,则胸闷;热伤津液,则口渴。内伤杂病中,轻者因痰火扰心,则失眠、心烦;重者可见狂证,出现神志错乱,因痰火内盛,闭扰心神,神志昏蒙,故语言错乱、时哭时笑、不避亲疏;火属阳,阳主动,故狂躁妄动、打人毁物。舌红,苔黄腻,脉滑数均为痰火内盛之象。

【辨证要点】本证以神志狂躁、神昏谵语与痰热症状共见为辨证依据。

痰蒙心神证与痰火扰神证,均有神志异常的表现,但痰蒙心神证为痰浊,其症以抑郁、痴呆、错乱为主,无热证表现;痰火扰神证则为既有痰,又有火,可有狂躁谵语等症。

十、瘀阻脑络证

瘀阻脑络证指瘀血犯头,阻滞脑络所致的证候。

【临床表现】头痛头晕经久不愈,刺痛如锥,部位固定;或健忘、失眠、心悸;或头部外伤后昏不识人,面色晦暗,舌紫黯或有瘀点、脉细涩。

【证候分析】瘀阻脑络证多因头部外伤瘀血停于脑络,或久病成瘀,阻塞脑络所致。瘀血阻络,不通则痛,故头痛如锥刺,部位固定,或昏不识人;瘀阻于内,气血不畅,脑失所养,则见头晕;瘀血不去,新血不生,心失所养,则见健忘、失眠、心悸;瘀血内停,则见面色晦暗,舌紫黯或有瘀点,脉细涩。

【辨证要点】本证以头痛如锥刺,头晕经久不愈,伴瘀血见症为辨证依据。

十一、小肠实热证

小肠实热证指心火亢盛下移小肠所表现的实热证候。小肠实热证多由于感受火热之邪,或情志过极化火,或过食温燥之品所致。

【临床表现】心烦口渴,口舌生疮,小便赤涩灼痛,甚则尿血,舌尖红,苔黄,脉数。

【证候分析】心与小肠相表里,心火炽盛,下移小肠,故小便赤涩灼痛;火热灼伤血络,血渗膀胱则尿血;心火内炽,扰及心神则心烦;热灼津伤则口渴;心火上炎则口舌生疮。舌尖红,苔黄,脉数均为里热之征。

【辨证要点】本证以心烦,口疮,小便短赤灼痛为辨证依据。

第二节 肺病与大肠病辨证

肺居胸中,上连气道、喉咙,开窍于鼻,合称为肺系。肺在体合皮,其华在毛。其经脉起于中焦,下络大肠,与大肠互为表里。肺的主要生理功能有主气、司呼吸,主宣发肃降,通调水道和朝百脉。

肺的病变主要反映在肺系,呼吸功能失调,宣降功能失常,通调水道、输布津液失职,以及卫外功能不固等方面。在临床上以咳嗽、气喘、咳痰、胸痛、咽喉痒痛、鼻塞流涕或水肿等为主要表现,其中尤以咳喘为多见。

肺病的证候有虚、实两类。虚证多因久病咳喘,或他脏病变累及于肺,导致肺气虚和肺阴虚;实证多因风、寒、燥、热等外邪侵袭和痰饮停聚于肺而成。肺病常见风寒犯肺、风热犯肺、燥邪犯肺、肺热炽盛、痰热壅肺、寒痰阻肺等证。

大肠能吸收水分,排泄糟粕,为"传导之官"。大肠的病变多因感受湿热之邪,或热盛伤津,或阴血亏虚等所致,主要反映在大便传导功能的失常,常见便秘、腹泻、便下脓血,以及腹痛、腹胀等症。大肠病变常见肠道湿热、肠热腑实、肠燥津亏等证。

一、肺气虚证

肺气虚证指肺气不足而致功能活动减弱所表现的证候。肺气虚证多由久病咳喘,耗伤肺气,或脾肾亏虚,肺失充养所致。

【临床表现】 咳喘无力,气少不足以息,动则尤甚,咳痰清稀,声音低怯,面色淡白,神疲体倦;或自汗、畏风,易于感冒;舌淡,苔白,脉虚。

【证候分析】 肺气亏虚,宗气生成不足,呼吸功能减弱,故咳喘无力、气少不足以息、声音低怯;动则耗气,则咳喘尤甚;津液不布,聚而为痰,随肺气上逆,则痰液清稀。肺气亏虚,不能宣发卫气于肌表,腠理不密,卫表不固,则自汗、畏风,易于感冒。气虚,功能衰退,则面色淡白、神疲体倦,舌淡,苔白,脉虚。

【辨证要点】 本证以咳嗽无力,气短而喘,自汗畏风,易感冒为辨证依据。

二、肺阴虚证

肺阴虚证指肺阴亏虚,虚热内扰所表现的虚热证候。肺阴虚证多因燥热伤肺,或痨虫蚀肺,或热病后期,或久病咳喘,渐致肺阴亏虚而成。

【临床表现】 干咳无痰,或痰少而黏,不易咳出,口燥咽干,形体消瘦,五心烦热,潮热盗汗,两颧潮红,或痰中带血,声音嘶哑,舌红少苔,脉细数。

【证候分析】 肺阴不足,失于滋润,或虚火灼肺,以致失于清肃,气逆于上,故干咳无痰,或痰少而黏,难以咳出;甚则虚火灼伤肺络,则痰中带血。阴虚生内热,虚热内炽,故见午后潮热、五心烦热;热扰营阴,迫津外泄则盗汗;虚火上炎,故两颧发红;阴液不足,失于滋养,则口燥咽干,声音嘶哑,形体消瘦。舌红,少苔,脉细数均为阴虚内热之象。

【辨证要点】 本证以干咳,痰少难咳,潮热盗汗等为辨证依据。

肺气虚证与肺阴虚证的具体鉴别见表8-4。

表8-4 肺气虚证与肺阴虚证的鉴别要点

证型	相同点	不同点
肺气虚证	咳喘	咳喘无力,痰清稀,气短无力,声低,自汗,舌淡,苔白,脉虚
肺阴虚证		干咳无痰或痰中带血,潮热,颧红,盗汗,五心烦热,口燥咽干,舌红,少苔,脉细数

三、风寒犯肺证

风寒犯肺证指风寒侵袭,肺卫失宣所表现的证候,又称为风寒束肺证。风寒犯肺证多因风寒外邪,侵袭肺卫,致使肺卫失宣而成。

【临床表现】咳嗽气喘,咳少量量稀白痰,微有恶寒发热,鼻塞,流清涕,喉痒,或见头身痛,无汗,舌苔薄白,脉浮紧。

【证候分析】肺司呼吸,外合皮毛,风寒外感,最易袭表犯肺,肺气被束,失于宣降而上逆,则为咳嗽气喘;寒邪犯肺,肺津不布,聚成痰饮,故咳痰色白质稀;鼻为肺窍,肺气失宣,则鼻塞,流清涕,喉痒;风寒袭表,卫阳被遏,则恶寒发热;风寒犯表,凝滞经络,故头身疼痛;寒性收引,腠理闭塞,故见无汗。舌苔薄白,脉浮紧皆为风寒之征。

【辨证要点】本证以咳吐稀白痰与风寒表证共见为辨证依据。

四、寒痰阻肺证

寒痰阻肺证指寒饮或痰浊停聚于肺,肺失宣降所表现的证候。寒痰阻肺证多因素有痰疾,罹感寒邪,或因外感寒湿,或脾阳不振,聚湿成痰,上干于肺所致。

【临床表现】咳嗽痰多,色白、质稀,易咳,胸闷气喘,或喉间有哮鸣声,畏寒肢冷,舌质淡,苔白腻或白滑,脉弦或滑。

【证候分析】痰浊阻肺,肺失宣降,则咳嗽气喘;寒饮停肺,肺气上逆,则痰色白而清稀、量多易咳;痰气搏结,上涌气道,故喉中痰鸣,时发喘哮;痰浊或寒饮凝闭于肺,肺气不利,故胸部满闷;寒性凝滞,阳气被郁,形体四肢失于温煦,故畏寒肢冷。舌质淡,苔白腻或白滑,脉弦或滑皆为寒饮痰浊内停之象。

【辨证要点】本证以咳喘,痰白量多,质稀易咳等为辨证依据。

五、饮停胸胁证

饮停胸胁证指水饮停于胸腔,阻碍气机,以胸廓饱满、胸胁胀闷或痛等为主要表现的证候。

【临床表现】胸廓饱满,胸胁部胀闷或痛,咳嗽,气喘,呼吸、咳嗽或身体转侧时牵引胁痛,或有头目晕眩,舌苔白滑,脉沉弦。

【证候分析】饮停胸胁证多因中阳素虚,气不化水,水停为饮;或因外邪侵袭,肺失通调,水液运行输布障碍,停聚为饮,流注胸腔而成。饮停胸胁,气机受阻,升降失司,络脉不利,故胸胁饱胀疼痛,气短息促;水饮停于胸腔,上迫于肺,肺失宣降,胸胁气机不利,故咳嗽、呼吸及身体转侧时牵引作痛。饮邪遏阻,清阳不升,故头目晕眩;水饮内停,故可见脉沉弦,舌苔白滑。

【辨证要点】本证以胸廓饱满、胸胁胀闷或痛等为辨证依据。

风寒犯肺证、寒痰阻肺证、饮停胸胁证三证具体鉴别见表8-5。

表8-5 风寒犯肺证、寒痰阻肺证、饮停胸胁证三证的鉴别要点

证型	相同点	不同点
风寒犯肺证	咳喘,痰稀色白	痰少,微有恶寒发热,鼻塞,流清涕,喉痒,或见头身痛无汗,舌苔薄白,脉浮紧
寒痰阻肺证		痰多易咳,胸闷气喘,或喉间有哮鸣声,畏寒肢冷,舌质淡,苔白腻或白滑,脉弦或滑
饮停胸胁证		胸廓饱满,胸胁部胀闷或痛,呼吸、咳嗽或身体转侧时牵引胁痛,或有头目晕眩,舌苔白滑,脉沉弦

六、风热犯肺证

风热犯肺证指风热侵袭,肺卫失宣所表现的证候。风热犯肺证多因风热外邪,侵袭肺卫,致使肺失宣降而成。

【临床表现】咳嗽气喘,痰黄黏稠,鼻塞,流浊涕,咽喉肿痛,发热,微恶风寒,口微渴,舌尖红,苔薄黄,脉浮数。

【证候分析】风热袭肺,肺失清肃,肺气上逆,故咳嗽气喘;风热相搏,炼液为痰,故咳痰黄稠;风热上扰,鼻咽不利,故口微渴,咽喉肿痛,鼻塞,流浊涕。风热袭表,卫气抗邪,故发热,微恶风寒。舌尖红,苔薄黄,脉浮数均为风热袭表犯肺之征。

【辨证要点】本证以咳嗽痰黄与风热表证共见为辨证依据。

七、燥邪犯肺证

燥邪犯肺证指燥邪侵犯肺卫,肺失宣降所表现的证候。燥邪犯肺证多因感受燥邪,耗伤肺津,或因风温之邪化燥伤津所致。

【临床表现】干咳少痰或痰黏难咳,甚则胸痛,痰中带血,或鼻衄、咯血,口、唇、鼻、咽干燥,尿少便干,微有发热恶寒,无汗或少汗,舌苔薄而少津,脉浮数或浮紧。

【证候分析】燥伤肺津,肺失滋润,清肃失职,故干咳少痰或痰黏难咳;咳伤肺络,故胸痛、鼻衄、咯血;津伤失润,则口、唇、鼻、咽干燥,肠道失润,则大便干燥;津液不足,则尿少;肺卫为燥邪所袭,故见发热恶寒的卫表失和症状。

夏末感燥,燥与热结,多病温燥,则见汗出,脉浮数。冬初感燥,燥与寒结,多病凉燥,则见无汗,脉浮紧。

【辨证要点】本证以干咳少痰,鼻咽口舌干燥等为辨证依据。

八、肺热炽盛证

肺热炽盛证又称为邪热壅肺证,指火热炽盛,肺失清肃所表现的实热证候。肺热炽盛证多因风热入里,或风寒入里化热,蕴结于肺所致。

【临床表现】发热,口渴,咳嗽,痰黄稠,气粗而喘,甚则鼻煽,鼻息灼热,胸痛,或咽喉红肿疼痛,小便短黄,大便秘结,舌红,苔黄,脉洪数。

【证候分析】肺热炽盛,气逆于上,故见咳嗽气喘,甚则鼻煽,气粗息灼;邪气郁于胸中,阻碍气机,则胸痛;肺热上熏于咽喉,气血壅滞,故咽喉红肿疼痛。里热蒸腾,向外升散,则发热较甚;热盛伤津,则口渴欲饮、痰黄稠、大便秘结、小便短黄。舌红,苔黄,脉洪数均为邪热内盛之征。

【辨证要点】本证以咳喘气粗与火热症状共见为辨证依据。

九、痰热壅肺证

痰热壅肺证指痰热互结,壅闭于肺所表现的证候。痰热壅肺证多因外邪犯肺,郁而化热,热伤肺津,炼液成痰,或素有宿痰,内蕴日久化热,痰热互结,壅阻于肺所致。

【临床表现】咳嗽,咳痰黄稠而量多,胸闷,气喘息粗,甚则鼻煽,或喉中痰鸣,烦躁不安,发热口渴,或咳吐脓血腥臭痰,胸痛,小便短赤,大便秘结,舌红,苔黄腻,脉滑数。

【证候分析】痰热壅阻于肺,肺失清肃,故咳嗽,胸闷,气喘息粗;痰热郁肺,肺气不宣则鼻煽;痰热互结,随肺气上逆,故咳痰黄稠而量多或喉中痰鸣;若痰热阻滞肺络,气滞血壅,肉腐血败,则咳吐脓血腥臭痰、胸痛;里热炽盛,蒸达于外,故发热;热扰心神,则烦躁不安;热伤阴津,则口渴,便秘,小便短赤。舌红,苔黄腻,脉滑数均为痰热内盛之征。

【辨证要点】本证以发热咳喘,痰多黄稠,舌红,苔黄腻,脉滑数等为辨证依据。

风热犯肺证、燥邪犯肺证、肺热炽盛证、痰热壅肺证四证具体鉴别见表 8－6。

表 8－6　风热犯肺证、燥邪犯肺证、肺热炽盛证、痰热壅肺证四证的鉴别要点

证型	主症	兼症	舌象	脉象
风热犯肺证	咳喘,痰黄黏稠	鼻塞,流黄浊涕,发热微恶风,口微渴	舌尖红,苔薄黄	脉浮数
燥邪犯肺证	干咳少痰,或痰黏难咳	唇、舌、咽、鼻干燥,恶寒发热	舌红,苔白或薄黄	脉浮数或浮紧
肺热炽盛证	咳喘,痰稠色黄	气粗而喘,高热,口渴,烦躁不安,甚则鼻煽,胸痛,咽痛红肿	舌红,苔黄	脉洪数
痰热壅肺证	咳嗽,痰多黄稠或吐脓血腥臭痰	高热,烦渴,甚则鼻煽,胸痛、胸闷	舌红,苔黄腻	脉滑数

十、风水相搏证

风水相搏证指风邪外袭,肺卫失宣,水湿泛溢肌肤,以突起头面水肿及卫表症状为主要表现的证候。

【临床表现】眼睑头面先肿,继而遍及全身,上半身肿甚,来势迅速,皮肤薄而发亮,小便短少,或见恶寒重发热轻,无汗,舌苔薄白,脉浮紧;或见发热重恶寒轻,咽喉肿痛,舌苔薄黄,脉浮数。

【证候分析】本证多由风邪外感,肺卫受病,宣降失常,通调失职,风遏水阻,风水相搏,泛溢肌肤而成。风为阳邪,上先受之,肺居上焦,为水之上源,风邪犯肺,宣发肃降失职,不能通调水道,风水相搏,水气泛溢,故水肿起于眼睑头面,上半身水肿较重;因为是外邪新感,所以发病较快,水肿迅速,皮肤发亮;上源不通,水液不能下输膀胱,则见小便短少。若伴见恶寒重,发热轻,无汗,苔薄白,脉浮紧等症,则为风水偏寒;若伴见发热重,恶寒轻,咽喉肿痛,舌红,脉浮数等症,则为风水偏热。

【辨证要点】本证以突起头面水肿与卫表症状共见为辨证依据。

十一、肠道湿热证

肠道湿热证指湿热蕴结大肠,以致大肠传导失司所表现的证候。肠道湿热证多因感受湿热之邪,或饮食不节等因素引起。

【临床表现】腹痛,下痢脓血,里急后重;或暴注下泄,色黄而臭,肛门灼热,小便短赤,身热口渴,或恶寒发热;舌红,苔黄腻,脉濡数或滑数。

【证候分析】湿热壅阻大肠气机,故腹痛;熏灼肠道,脉络损伤,血腐为脓,故见下痢脓血;

热迫肠道,故里急;湿阻大肠,气机壅滞,故后重;津为热迫而下注,则暴注下泄、色黄而臭;热炽肠道,则肛门灼热;热盛伤津,则口渴、小便短赤;若表邪未解,则恶寒发热。舌红,苔黄腻均为湿热内蕴之象。如湿重于热,脉象多见濡数;如热重于湿,脉象多见滑数。

【辨证要点】本证以腹痛,下痢脓血,或暴泻如水,大便黄褐而臭,苔黄腻,脉滑数为辨证依据。

十二、肠热腑实证

肠热腑实证又称为大肠热结证、大肠实热证,指里热炽盛,腑气不通,以发热、大便秘结、腹满硬痛为主要表现的实热证候。肠热腑实证多因邪热炽盛,汗出过多,或误用发汗,津液耗损,肠中干燥,里热炽盛,燥屎内结而成。六经辨证中称为阳明腑证,卫气营血辨证中属气分证,三焦辨证中属中焦证。

【临床表现】高热,或日晡潮热,汗多,口渴,脐腹胀满硬痛而拒按,大便秘结,或热结旁流,大便恶臭,小便短黄,甚则神昏谵语,精神狂乱,舌质红,苔黄厚而燥,或焦黑起刺,脉沉数(或迟)有力。

【证候分析】里热炽盛,伤津耗液,肠道失润,邪热与肠中燥屎内结,腑气不通,故脐腹部胀满硬痛而拒按,大便秘结;大肠属阳明,经气旺于日晡,故日晡发热更甚;若燥屎内积,邪热迫津下泄,则泻下青黑色恶臭粪水,称为"热结旁流";肠热壅滞,腑气不通,邪热与秽浊上熏,侵扰心神,可见神昏谵语,精神狂乱;里热熏蒸,迫津外泄,则高热,汗出口渴,小便短黄;实热内盛,故舌质红,苔黄厚而干燥,脉沉数有力;若燥屎与邪热互结,煎熬熏灼,则舌苔焦黑起刺;阻碍脉气运行,则脉来沉迟而有力。

【辨证要点】本证以发热,大便秘结,腹满硬痛为辨证依据。

十三、肠燥津亏证

肠燥津亏证指大肠津液亏虚,失于濡润所表现的证候。肠燥津亏证多由素体阴亏,或久病伤阴,或年老阴津不足,或吐泻太过,或热病后期,耗伤阴津,或妇女产后,出血过多等因素所致。

【临床表现】大便秘结干燥,难以排出,常数日一行,口干咽燥,或口臭,或头晕,舌红,少津,苔黄燥,脉细涩。

【证候分析】津液不足,肠道失润,传导不利,则大便干结,难以排出,常数日一行;津伤于内,口咽失润,故口干咽燥;大便日久不解,腑气不通,胃失和降,浊气上逆,则口臭,头晕;燥热内生,津不上承,故舌红,少津,苔黄燥;津亏脉道失充,故脉细涩。

【辨证要点】本证以大便燥结与津亏症状共见为辨证依据。

肠道湿热证、肠热腑实证、肠燥津亏证三证具体鉴别见表8-7。

表8-7 肠道湿热证、肠热腑实证、肠燥津亏证三证的鉴别要点

证型	主症	兼症	舌象	脉象
肠道湿热证	下痢脓血,里急后重;或暴注下泄,色黄而臭	腹痛,肛门灼热,小便短赤,身热口渴	舌红,苔黄腻	脉濡数或滑数

证型	主症	兼症	舌象	脉象
肠热腑实证	大便秘结,或热结旁流	日晡潮热,腹胀满硬痛、拒按,小便短黄,甚则神昏谵语、狂乱	舌红,苔黄厚而燥,或焦黑起刺	脉沉数(迟)有力
肠燥津亏证	大便秘结干燥,难以排出,数日一行	口干咽燥,或口臭,或头晕,	舌红,少津,苔黄燥	脉细涩

第三节　脾病与胃病辨证

脾居中焦,与胃通过经络相互络属构成表里关系。脾的主要生理功能是主运化、主统血,其气以升为健,其性喜燥恶湿。脾主肌肉、四肢,开窍于口,其华在唇。

脾的病变主要以运化、升清功能失职,以及脾不统血为主要病理改变。在临床上以腹胀、腹痛,食欲不振,纳少便溏,水肿,困重,内脏下垂,慢性出血等为主要症状。

脾病的证候有虚、实之分。虚证多因饮食、劳倦、思虑过度所伤,或病后失调所致的脾气虚、脾虚气陷、脾阳虚、脾不统血等证;实证多由饮食不节,或外感湿热或寒湿所致的寒湿困脾、湿热蕴脾等证。

胃为仓廪之官,主受纳、腐熟水谷,为“水谷之海”,胃气以降为顺,喜润恶燥。胃的病变主要反映在受纳、腐熟功能障碍及胃失和降,胃气上逆。胃的病变多因饮食失节,或外邪侵袭等所致,病久并可导致胃的阴、阳、气虚。常见食纳异常、胃脘痞胀疼痛、恶心呕吐、嗳气、呃逆等症。常见胃气虚、胃阳虚、胃阴虚、胃热炽盛、寒饮停胃、寒滞胃肠、食滞胃肠、胃肠气滞等证。

一、脾气虚证

脾气虚证指脾气不足,运化失职所表现的虚弱证候。脾气虚证多因劳倦过度,或忧思日久,损伤脾土,或禀赋不足,素体虚弱,或大病初愈,调养失宜等所致。

【临床表现】纳呆食少,脘腹胀满,食后胀甚,大便稀溏,肢体倦怠,神疲乏力,少气懒言,形体消瘦,或肥胖,水肿,面色淡黄或萎黄,舌淡,苔白,脉缓弱。

【证候分析】脾气虚弱,健运失职,故见食欲不振,纳呆食少,脘腹胀满;食后脾气愈困,故腹胀愈甚;脾虚失运,清浊不分,水湿下注肠道,则见大便稀溏;脾虚化源不足,不能充达肢体,故肢体倦怠,形体消瘦;气血不能上荣于面,故面色淡黄或萎黄;脾气虚,气血化生不足,脏腑功能衰退,故神疲乏力,少气懒言;若脾气虚弱,水湿不运,泛溢肌肤,则可见形体肥胖,或肢体水肿。舌淡,苔白,脉缓弱均为脾气虚之征。

【辨证要点】本证以纳呆食少,腹胀便溏,体倦神疲,舌淡脉弱为辨证依据。

二、脾虚气陷证

脾虚气陷证又称为中气下陷证,指脾气虚弱,升举无力所表现的证候。脾虚气陷证多由脾气虚进一步发展,或因久泻久痢,或劳累太过,或妇女孕产过多,产后失于调护等损伤脾气所致。

【临床表现】 脘腹重坠作胀，食后益甚，或便意频数，肛门重坠，或久泻不止，甚或脱肛，或小便混浊如米泔，或内脏下垂，气短懒言，神疲乏力，头晕目眩，面白无华，食少便溏，舌淡，苔白，脉弱。

【证候分析】 脾气虚衰，升举无力，气坠于下，故脘腹重坠作胀，食后更甚；中气下陷，内脏失于举托，故便意频数，肛门重坠，或久泻不止，甚或脱肛，或子宫下垂，或内脏下垂；脾阳不升，则小便混浊如米泔；头目失养，则头晕目眩；脾气虚弱，健运失职，故食少便溏；化源亏乏，脏腑功能减退，故见气短懒言，神疲乏力，面白无华，舌淡，苔白，脉弱。

【辨证要点】 本证以脘腹重坠，内脏下垂与气虚症状共见为辨证依据。

三、脾阳虚证

脾阳虚证指脾阳虚衰，阴寒内生所表现的虚寒证候。脾阳虚证多因脾气虚进一步发展，或因过食生冷，外寒直中，或肾阳不足，火不生土而致。

【临床表现】 食少腹胀，腹痛绵绵，喜温喜按，畏寒怕冷，四肢不温，口淡不渴，大便稀溏，甚至完谷不化，或肢体水肿，小便短少，或白带清稀量多，舌质淡胖或边有齿痕，苔白滑，脉沉迟无力。

【证候分析】 脾阳虚衰，运化失权，则食少腹胀，大便稀溏，甚至完谷不化；阳虚失运，寒从内生，故脘腹隐痛、冷痛，喜温喜按；脾阳虚衰，水湿不化，泛溢肌肤，则为肢体水肿，小便短少；水湿下注，带脉失约，则见白带清稀量多；脾阳虚衰，温煦失职，故畏寒怕冷，四肢不温。舌质淡胖或边有齿痕，苔白滑，脉沉迟无力均为阳虚失运所致。

【辨证要点】 本证以食少便溏，腹胀腹痛，喜温喜按，四肢不温为辨证依据。

四、脾不统血证

脾不统血证指脾气虚弱，不能统摄血液，以各种慢性出血为主要表现的虚弱证候。脾不统血证多由久病气虚，或劳倦过度，损伤脾气，以致统血无权所致。

【临床表现】 各种慢性出血（如便血、尿血、吐血、鼻衄、紫斑、月经过多、崩漏），食少便溏，神疲乏力，气短懒言，面色萎黄，舌淡，苔白，脉细无力。

【证候分析】 脾气亏虚，统血无权，血溢脉外，而见各种慢性出血症状；脾气虚弱，运化失职，故食少便溏；化源亏少，头面失于滋养，功能衰退，故见面色萎黄，神疲乏力，气短懒言。舌淡，苔白，脉细无力均为脾气虚弱，气血两虚之象。

【辨证要点】 本证以各种慢性出血与气血两虚证共见为辨证依据。

脾病辨证中脾气虚证、脾虚气陷证、脾阳虚证、脾不统血证四种证型具体鉴别见表 8－8。

表 8－8　脾气虚证、脾虚气陷证、脾阳虚证、脾不统血证四证的鉴别要点

证型	相同点	不同点
脾气虚证	食少腹胀，便溏乏力，舌淡脉弱	腹部胀满，纳呆食少，食后腹胀益甚，大便稀溏
脾虚气陷证		脘腹重坠作胀，时有便意，肛门外脱，小便混浊如米泔，内脏下垂
脾阳虚证		脘腹冷痛，喜温喜按，小便不利，白带清稀量多及阳虚见症
脾不统血证		出血症状如便血，尿血，或肌衄，鼻衄，或月经过多，崩漏

五、寒湿困脾证

寒湿困脾证指寒湿内盛,脾失温运所表现的证候。寒湿困脾证多因淋雨涉水,或饮食失节,过食生冷,或嗜食肥甘,湿浊内生,困阻中阳所致。

【临床表现】脘腹胀闷,纳呆便溏,泛恶欲呕,口淡不渴,头身困重,或小便短少,肢体水肿,或身目发黄,面色晦暗如烟熏,或妇女白带量多,舌淡胖,苔白腻,脉濡缓。

【证候分析】寒湿内盛,脾阳受困,运化失职,则脘腹痞胀,食少纳呆;水湿下渗,则大便稀溏;脾失健运,胃失和降,故泛恶欲呕;湿为阴邪,阻遏清阳,则头身困重;水湿不运,泛溢肌肤,可见肢体水肿,小便短少;影响肝胆疏泄,胆汁外溢,则为身目肌肤发黄,晦暗不泽;寒湿下注,损伤带脉,妇女可见白带量多。口淡不渴,舌淡胖,苔白腻,脉濡缓均为寒湿内盛之象。

【辨证要点】本证以脘痞纳呆,便溏,头身困重,苔白腻等为辨证依据。

六、湿热蕴脾证

湿热蕴脾证指湿热内蕴中焦,脾、胃纳运失健所表现的证候。湿热蕴脾证多因感受湿热之邪,或过食辛温肥甘,或嗜酒无度,酿成湿热,内蕴脾、胃所致。

【临床表现】纳呆脘痞,恶心呕吐,便溏不爽,肢体困重,渴不多饮,小便短黄,或身热不扬,汗出热不解,或面目肌肤发黄,色泽鲜明如橘皮,或皮肤发痒,舌红,苔黄腻,脉濡数或滑数。

【证候分析】湿热蕴结中焦,纳运失司,升降失常,故纳呆脘痞,恶心呕吐;湿热蕴脾,交阻下迫,故大便溏泄不爽;脾为湿困,故肢体困重;湿遏热伏,郁蒸于内,故身热不扬,汗出不解,渴不多饮,小便短黄;湿热蕴结脾胃,熏蒸肝胆,疏泄失权,胆汁不循常道而外溢肌肤,则身目俱黄,色泽鲜明;湿热郁蒸于皮肤,则皮肤发痒。舌红,苔黄腻,脉濡数或滑数均为湿热内蕴之征。

【辨证要点】本证以脘痞纳呆,便溏不爽,苔黄腻,脉濡数为辨证依据。

寒湿困脾证与湿热蕴脾证具体鉴别见表8-9。

表8-9 寒湿困脾证与湿热蕴脾证的鉴别要点

证型	相同点	不同点	舌象	脉象
寒湿困脾证	纳呆厌食,脘痞腹胀,恶心呕吐,身重肢倦,大便溏泻	口淡不渴,面目发黄暗如烟熏,或水肿尿少,妇人带下色白量多	舌淡胖,苔白腻	脉濡缓
湿热蕴脾证		身热不扬,汗出不解,身目发黄如鲜橘,皮肤瘙痒,便黄不爽,小便短黄	舌红,苔黄腻	脉濡数

七、胃气虚证

胃气虚证指胃气虚弱,胃失和降,以胃脘隐痛或痞胀、喜按,食少等为主要表现的虚弱证候。

【临床表现】胃脘隐痛或痞胀,按之觉舒,食欲缺乏,或得食痛缓,食后胀甚,嗳气,口淡不渴,面色萎黄,气短懒言,神疲倦怠,舌淡,苔白,脉弱。

【证候分析】胃气虚证多因饮食不节,饥饱失常,劳倦过度,久病失养,其他脏腑病证的影响等,损伤胃气所致。胃主受纳、腐熟,胃气以降为顺。胃气亏虚,受纳、腐熟功能减退,胃气失和,气滞中焦,则胃脘隐痛或痞胀,不思饮食;胃气本已虚弱,食后不负其消化之任,故食后胃脘胀满更甚;病性属虚,故按之觉舒;胃气失和,不能下降,反而上逆,则时作嗳气。胃虚影响及脾,脾失健运,化源不足,气血虚少而不能上荣于面,则面色萎黄;全身脏腑功能衰减,则气短懒言,神疲倦怠。舌淡,苔白,脉弱均为气虚之象。

【辨证要点】本证以胃脘痞满,隐痛喜按,食少与气虚症状共见为辨证依据。

八、胃阳虚证

胃阳虚证又称为胃虚寒证,指阳气不足,胃失温煦,以胃脘冷痛,喜温喜按,畏冷肢凉等为主要表现的虚寒证候。

【临床表现】胃脘冷痛,绵绵不已,时发时止,喜温喜按,食后缓解,泛吐清水或夹有不消化食物,食少脘痞,口淡不渴,倦怠乏力,畏寒肢冷,舌淡胖嫩,脉沉迟无力。

【证候分析】胃阳虚证多因饮食失调,嗜食生冷,或过用苦寒、泻下之品,或脾胃素弱,阳气自衰,或久病失养,其他脏腑病变的影响,伤及胃阳所致。胃阳不足,虚寒内生,寒凝气机,故胃脘冷痛;性属虚寒,故其痛绵绵不已,时作时止,喜温喜按,食后、按压、得温均可使病情缓解;受纳、腐熟功能减退,水谷不化,胃气上逆,则食少,呕吐清水或夹不消化食物;阳虚气弱,全身失于温养,功能减退,则畏寒肢冷,体倦乏力;阳虚内寒,津液未伤,则口淡不渴。舌淡胖嫩,脉沉迟无力,皆为虚寒之象。

【辨证要点】本证以胃脘冷痛、喜温喜按,畏冷肢凉为辨证依据。

九、胃阴虚证

胃阴虚证指胃阴亏虚,胃失濡润所表现的虚热证候。胃阴虚证多因热病后期,或气郁化火,或吐泻太过,耗伤胃阴所致。

【临床表现】胃脘嘈杂,隐隐灼痛,或痞胀不舒,饥不欲食,干呕呃逆,口燥咽干,大便干结,小便短少,舌红,少苔或无苔,脉细数。

【证候分析】胃阴不足,虚热内生,气失和降,则胃脘隐痛而有灼热感,嘈杂不舒,痞胀不适;虚热扰动,胃失滋润,则饥不欲食;胃气上逆,可见干呕或呃逆;阴津不能上滋,则口燥咽干;大便干结,小便短少。舌红,少苔或无苔,脉细数均为胃阴亏虚之征。

【辨证要点】本证以胃脘灼痛,饥不欲食,舌红少苔,脉细数为辨证依据。

胃气虚证、胃阳虚证、胃阴虚证三证具体鉴别见表 8-10。

表 8-10　胃气虚证、胃阳虚证、胃阴虚证三证的鉴别要点

证型	疼痛性质	呕吐	口味	舌象	脉象
胃气虚证	隐痛或痞胀	嗳气	口淡不渴	舌淡,苔白	弱
胃阳虚证	冷痛,喜温按	清水	口淡不渴	舌淡胖嫩	沉迟无力
胃阴虚证	隐隐灼痛	干呕	口干咽燥	舌红,苔少	细数

十、胃热炽盛证

胃热炽盛证指火热亢盛,胃失和降所表现的实热证候。胃热炽盛证多因过食辛辣,化热生

火,或情志不遂,气郁化火,或邪热内侵,胃火亢盛而致。

【临床表现】胃脘灼痛拒按,消谷善饥,渴喜冷饮,泛酸嘈杂,口臭,牙龈肿痛溃烂,小便短黄,大便秘结,舌红,苔黄,脉滑数。

【证候分析】火热之邪熏灼,阻滞不通,则胃脘灼痛而拒按;胃火炽盛,功能亢进,则消谷善饥;肝经郁火,横逆乘土,故泛酸嘈杂;浊气上冲,则口气秽臭;胃经经脉络于龈,胃火循经上炎,则牙龈红肿疼痛,甚至化脓溃烂;热盛伤津,则口渴喜冷饮,小便短黄,大便秘结。舌红,苔黄,脉滑数均为火热内盛之象。

【辨证要点】本证以胃脘灼痛,消谷善饥,大便秘结,舌红,苔黄,脉滑数为辨证依据。

 知识链接

胃阴虚证与胃热炽盛证均属热证,可见脘痛,口渴,脉数等症,但前者为虚热,常见嘈杂,饥不欲食,舌红少苔,脉细;后者为实热,常见消谷善饥,口臭,牙龈肿痛,脉滑。

十一、寒饮停胃证

寒饮停胃证指寒饮停积于胃,胃失和降,以脘腹痞胀、胃中有振水声、呕吐清水等为主要表现的证候。

【临床表现】脘腹痞胀,胃中有振水声,呕吐清水痰涎,口淡不渴,眩晕,苔白滑,脉沉弦。

【证候分析】寒饮停胃证多因饮食不节,嗜饮无度;或手术创伤,劳倦内伤,脾胃受损,中阳不振,脾失健运,水停为饮,留滞胃中,胃失和降所致。寒饮停留中焦,气机阻滞,胃失和降,则脘腹痞胀;饮邪留积胃腑,则胃中有振水声;饮停于胃,胃气上逆,水饮随胃气上泛,则呕吐清水痰涎;饮邪内阻,清阳不升,则头晕目眩;饮为阴邪,津液未伤,则口淡不渴。苔白滑,脉沉弦均为水饮内停之征。

【辨证要点】本证以脘腹痞胀,胃中有振水声,呕吐清水等为辨证依据。

胃热炽盛证与寒饮停胃证具体鉴别见表8-11。

表8-11 胃热炽盛证与寒饮停胃证的鉴别要点

证型	疼痛性质	呕吐	口味	舌象	脉象
胃热炽盛证	灼痛	酸水	渴喜冷饮	舌红,苔黄	滑数
寒饮停胃证	痞胀	清水	口淡不渴	苔白滑	沉弦

十二、寒滞胃肠证

寒滞胃肠证指寒邪袭胃,阻滞气机所表现的实寒证候。寒滞胃肠证多因过食生冷,或脘腹受凉,寒凝胃肠所致。

【临床表现】胃脘冷痛拒按,痛势急暴,遇寒加剧,得温痛减,恶心呕吐,口淡不渴,或口泛清水,腹泻清稀,恶寒肢冷,面白或青,舌苔白滑,脉弦紧或沉紧。

【证候分析】寒邪犯胃,凝滞气机,故脘腹冷痛拒按,痛势急剧;寒邪得温则散,故疼痛得温则减,遇寒气机凝滞加重,则痛势加剧;胃气上逆,则恶心呕吐;寒伤胃阳,水饮不化,则口吐清水,口淡不渴;寒邪阻遏,阳气不能外达,则恶寒肢冷,面白或青。舌苔白滑,脉弦紧或沉紧均为阴寒内盛之象。

【辨证要点】本证以胃脘冷痛,痛势急暴,得温痛减,舌苔白滑,脉沉紧为辨证依据。

十三、食滞胃肠证

食滞胃肠证指饮食停积胃肠所表现的证候。食滞胃肠证多因饮食不节,暴饮暴食,或素体脾胃虚弱,稍有饮食不慎,即食停难化而成。

【临床表现】脘腹胀满疼痛拒按,厌食,嗳腐吞酸,呕吐酸馊食物,吐后胀痛得减,或肠鸣矢气,泻下不爽,大便酸腐臭秽,舌苔厚腻,脉滑或沉实。

【证候分析】暴饮暴食,或饮食不慎,食滞胃肠,阻滞不通,则脘腹胀满疼痛而拒按;食积于内,不能受纳,故厌恶食物;胃中未消化之食物夹腐浊之气上逆,则嗳腐吞酸,或呕吐酸馊食物;吐后宿食得以排出,故胀痛可减;食滞肠道,阻滞气机,则肠鸣矢气;腐败食物下注,则泻下之物酸腐秽臭;胃、肠秽浊之气上蒸,则舌苔厚腻。脉滑或沉实,为邪实之象。

【辨证要点】本证多有伤食病史,以脘腹胀满疼痛,呕泻酸馊腐臭之物为辨证依据。

十四、胃肠气滞证

胃肠气滞证指胃肠气机阻滞,以脘腹胀痛走窜、嗳气、肠鸣、矢气等为主要表现的证候。

【临床表现】胃脘、腹部胀满疼痛,走窜不定,痛而欲吐或欲泻,泻而不爽,嗳气,肠鸣,矢气,得嗳气、矢气后痛胀可缓解,或无肠鸣、矢气则胀痛加剧,或大便秘结,舌苔白厚,脉弦。

【证候分析】胃肠气滞证多因情志不遂,外邪内侵,病理产物或病邪停滞,导致胃肠气机阻滞而成。胃肠气机阻滞,传导、通降失司,则胃脘、腹部胀满疼痛;气或聚或散,故胀痛走窜不定;胃气失降而上逆,则嗳气,欲吐,肠道气滞不畅,则肠鸣、矢气频作,欲泻而不爽;嗳气、矢气之后,阻塞之气机暂得通畅,故胀痛得减;若气机阻塞严重,上不得嗳气,下不得矢气,气聚不散,则脘腹胀痛加剧;胃肠之气不降,则大便秘结;舌苔白厚,脉弦均为浊气内停,气机阻滞之象。

【辨证要点】本证以脘腹胀痛走窜,嗳气,肠鸣,矢气等为辨证依据。

寒滞胃肠证、食滞胃肠证、胃肠气滞证三证具体鉴别见表8-12。

表8-12 寒滞胃肠证、食滞胃肠证、胃肠气滞证三证的鉴别要点

证型	疼痛性质	呕吐	口味	二便	舌象	脉象
寒滞胃肠证	冷痛	清水	口淡不渴	大便溏,小便清长	舌苔白滑	沉紧
食滞胃肠证	胀痛	酸腐物	口臭嗳腐	便泄酸腐臭秽	舌苔厚腻	滑或沉实
胃肠气滞证	胀窜痛	嗳气	口淡不渴	便泄不爽,矢气	舌苔白厚	弦

第四节　肝病与胆病辨证

肝位于右胁,胆附于肝,肝胆经脉相互络属,相为表里。肝主疏泄,主藏血,其气升发,性喜条达而恶抑郁。肝在体合筋,其华在爪,开窍于目,在志为怒。

肝的病变主要表现在疏泄失常、血不归藏、筋脉失养以及厥阴肝经不利等方面。肝开窍于目,故多种目疾都与肝有关。肝的病证较为广泛和复杂,如胸胁少腹胀痛、窜痛,情志活动异

常,眩晕头痛,手足抽搐,肢体震颤,以及目疾,月经不调,睾丸胀痛等。

肝的病证有虚、实之分,以实证多见。虚证多见肝血、肝阴的不足,实证多因气郁火盛以及寒邪、湿热等侵犯所致。

胆能贮藏和排泄胆汁,帮助脾、胃对饮食的消化,胆气宜降,为"中清之腑";胆又主决断,与情志活动有关。胆的病变常因湿热侵袭,肝病影响等所致,主要反映在影响消化和胆汁排泄、情绪活动等的异常,常见口苦、黄疸、胆怯、易惊等症,常见肝胆湿热、胆郁痰扰等证。

一、肝血虚证

肝血虚证指肝血不足,肝失濡养所表现的证候。肝血虚证多因脾、肾亏虚,生化之源不足,或因失血、久病,营血亏虚所致。

【临床表现】头晕目眩,视物模糊或夜盲;或肢体麻木,关节拘急不利,手足震颤,肌肉瞤动;或妇女月经量少而色淡,甚则闭经;爪甲不荣,面白无华,唇舌淡白,脉细。

【证候分析】肝血不足,头目失养,故眩晕,视物模糊或雀盲;筋失其养,则肢体麻木,关节拘急不利,手足震颤,肌肉瞤动,爪甲不荣;妇女肝血不足,冲任失养,血海空虚,故有月经量少而色淡,甚则闭经。血虚不能上荣头面,故面白无华。舌唇色淡,脉细均为血虚之象。

【辨证要点】本证以眩晕肢麻,视力减退,经少色淡及血虚症状为辨证依据。

二、肝阴虚证

肝阴虚证指肝脏阴液亏虚,阴不制阳所表现的虚热证候。肝阴虚证多由情志不遂,气郁化火,内灼肝阴,或慢性疾病、温热病后期耗伤肝阴,或肾阴不足,水不涵木引起。

【临床表现】头晕耳鸣,两目干涩,视力减退,面部烘热,胁肋隐隐灼痛,五心烦热,潮热盗汗,口咽干燥,或见手足蠕动,舌红,少津,脉弦细数。

【证候分析】肝阴不足,不能上滋头目,则头晕耳鸣,两目干涩,视力减退;虚火上炎,则面部烘热;虚火内灼,肝络失养,故见胁肋隐隐灼痛;阴液亏虚不能上润,则口咽干燥;筋脉失养,则见手足蠕动。五心烦热,潮热盗汗,舌红,少津,脉弦细数均为阴虚内热之象。

【辨证要点】本证以两目干涩,眩晕耳鸣,手足蠕动及阴虚症状为辨证依据。

 知识链接

肝血虚证与肝阴虚证均属肝的虚证,均有头晕等表现。但是,前者为血虚,无热象,常见眩晕、视物模糊、经少、肢麻手颤等症;后者为阴虚,虚热表现明显,常见眼干涩、潮热、颧红、手足蠕动等症。

三、肝郁气滞证

肝郁气滞证又称为肝气郁结证,指肝失疏泄,气机郁滞所表现的证候。肝郁气滞证多因情志不遂,或精神刺激,或因病邪侵扰,阻遏肝经,致使肝气失于疏泄条达所致。

【临床表现】胸胁或少腹或乳房胀闷窜痛,善太息,情志抑郁或急躁易怒;或咽部异物感,或颈部瘿瘤、瘰疬,或胁下痞块;妇女可见经前乳房作胀疼痛,痛经,月经不调,甚则闭经;舌苔薄白,脉弦。

【证候分析】肝气郁结，经气不利，故胸胁或少腹或乳房胀闷疼痛，善太息；肝失疏泄，不得条达，则情志抑郁或急躁易怒；肝郁化火灼津为痰，肝气挟痰循经上行，搏结于咽，则咽部异物感，咳之不出，咽之不下，称为梅核气；痰气搏结于颈部，则为瘿瘤、瘰疬；肝气久郁，血行不畅而瘀滞，可形成胁下痞块；肝气郁滞，气血失和，冲任不调，故妇女可见痛经，月经不调，甚则经闭。舌苔薄白，脉弦均为肝气郁结之象。

【辨证要点】本证以情志抑郁，胸胁、少腹等肝经所过之处胀闷、疼痛及月经不调等为辨证依据。

四、肝火炽盛证

肝火炽盛证指肝火炽盛，气火上逆所表现的证候。肝火炽盛证多因情志不遂，肝郁化火，或火热之邪内侵所致。

【临床表现】头晕胀痛，面红目赤，口苦口干，急躁易怒，失眠或噩梦纷纭，耳鸣如潮，甚则突发耳聋，胁肋灼痛，或吐血，衄血，便秘尿黄，舌红，苔黄，脉弦数。

【证候分析】火性上炎，肝火循经上攻头目，故头晕胀痛，面红目赤；如挟胆气上逆，则口苦口干；肝失条达柔顺之性，故急躁易怒；火热内扰，神魂不安，以致失眠，噩梦纷纭；肝火内炽，气血壅滞，故胁肋部灼热疼痛；热盛耗津，故便秘尿黄；肝热移胆，循经上冲，则耳鸣如潮，甚则突发耳聋；火伤络脉，血热妄行，可见吐血，衄血。舌红，苔黄，脉弦数均为肝经实火炽盛之征。

【辨证要点】本证以头晕胀痛，急躁易怒，目赤耳鸣等与火热症状共见为辨证依据。

五、肝阳上亢证

肝阳上亢证指肝肾阴虚，致使肝阳亢扰于上所表现的上盛下虚证候。肝阳上亢证多因情志过极，化火伤阴，或年老阴亏，或房劳太过，致肝肾阴虚，水不涵木而发病。

【临床表现】眩晕耳鸣，头目胀痛，面红目赤，急躁易怒，失眠多梦，腰膝酸软，头重脚轻，舌红，少津，脉弦有力或弦细数。

【证候分析】肝、肾之阴不足，肝阳亢逆无制，气血上冲，则眩晕耳鸣，头目胀痛，面红目赤；肝失柔顺条达，故急躁易怒；阴虚心失所养，神不得安，则见失眠多梦；肝肾阴虚，肾府经脉失养，故腰膝酸软；阴亏于下，阳亢于上，上盛下虚，故头重脚轻。舌红，少津，脉弦有力或弦细数均为肝肾阴虚，肝阳亢盛之象。

【辨证要点】本证以眩晕耳鸣，目赤烦躁，头重足轻，腰膝酸软等为辨证依据。

肝郁气滞证、肝火炽盛证、肝阳上亢证三证具体鉴别见表 8－13。

表 8－13　肝郁气滞证、肝火炽盛证、肝阳上亢证三证的鉴别要点

证型	主症	兼症	舌象	脉象
肝郁气滞证	胸胁或少腹或乳房胀闷窜痛	善太息，情志抑郁，女性可见月经不调	舌苔薄白	弦
肝火炽盛证	头晕胀痛，胁肋灼痛	急躁易怒，目赤耳鸣，便秘尿黄	舌红，苔黄	弦数
肝阳上亢证	眩晕耳鸣，头目胀痛，腰膝酸软，头重脚轻	急躁易怒，失眠多梦	舌红，少津	弦有力或弦细数

六、肝风内动证

肝风内动证指患者出现眩晕欲仆、震颤、抽搐等动摇不定症状为主要表现的证候。因其病因病机不同,在临床上常见有肝阳化风证、热极生风证、阴虚动风证、血虚生风证四种证型。

 知识链接

中医学运用"取象比类"方法,认识到肢体抽搐、眩晕、震颤等具有"动摇"特点的证候表现,与自然界"风性主动"的特性相类似,故将其称为"风气内动"或"内风",因其病机与肝功能失调关系密切,所以称为"肝风内动"。

(一)肝阳化风证

肝阳化风证指由于肝阳升发,亢逆无制所表现的动风证候。肝阳化风证多由肝阳素亢,或情志不遂,气郁化火伤阴,或素有肝肾阴亏,阴不制阳,阳亢日久,亢极化风而引起。

【临床表现】眩晕欲仆,头胀而痛,耳鸣项强,手足麻木,肢体震颤,语言謇涩,步履不正;或突然昏倒,不省人事,口眼㖞斜,半身不遂,舌强不语,喉中痰鸣;舌红,苔白或腻,脉弦细有力。

【证候分析】肝阳亢逆化风,风阳上扰,则经常眩晕欲仆,耳鸣;气血随肝风上逆,壅滞络脉故头痛;肝主筋,阴虚风动,筋脉挛急,则项强,手足麻木,肢体震颤;足厥阴肝经络舌本,风阳窜扰络脉,挟痰阻碍舌络,则语言謇涩;阴亏于下,阳亢于上,上实下虚,故步履不正;若风阳暴升,气血逆乱,肝风挟痰蒙蔽清窍,则突然昏倒,不省人事,喉中痰鸣;风痰窜扰经络,经气不利,则口眼㖞斜,半身不遂,舌强不语。舌红,苔白或腻,脉弦细有力均为肝肾阴亏阳亢之征。

【辨证要点】本证以平素眩晕,肢麻震颤,甚则突然昏仆,半身不遂,口眼㖞斜为辨证依据。

(二)热极生风证

热极生风证指热邪亢盛,筋脉失养,引动肝风所表现的证候。热极生风证多由邪热亢盛,燔灼肝经,闭扰心神而发病。

【临床表现】高热神昏,躁扰如狂,手足抽搐,颈项强直,甚则角弓反张,两目上视,牙关紧闭,舌红或绛,苔黄燥,脉弦数有力。

【证候分析】热邪蒸腾,充斥内外,故高热;热入心包,内扰心神,则神昏,躁扰如狂;热灼肝经,伤津灼液,引动肝风,而见手足抽搐,颈项强直,角弓反张,两目上视,牙关紧闭等筋脉挛急的表现。舌红或绛,苔黄燥,脉弦数有力皆为肝经火盛之征。

【辨证要点】本证以高热神昏,项强抽搐为辨证依据。

(三)阴虚动风证

阴虚动风证指阴液亏虚,筋脉失养而表现的虚风证候。阴虚动风证多因外感热病后期,阴液耗损,或内伤久病,阴液亏虚而发病。

【临床表现】手足蠕动,眩晕耳鸣,潮热颧红、五心烦热,口燥咽干,形体消瘦,舌红,少津,脉弦细数。

【证候分析】肝阴亏虚,筋脉失养,虚风内动,故手足蠕动;阴虚不能上滋,则眩晕耳鸣;阴不制阳,虚热内生,故见潮热颧红,五心烦热;阴津不能上承,故口燥咽干;阴虚津亏,肌肤失养,故形体消瘦。舌红,少津,脉弦细数均为肝阴不足,虚热内炽之征。

【辨证要点】本证以手足蠕动,眩晕耳鸣,潮热颧红及阴虚为辨证依据。

(四)血虚生风证

血虚生风证指由于肝血亏虚,筋脉失养所表现的虚风内动证候。血虚生风证多由急、慢性失血过多,或内伤久病血虚,使筋脉失养所致。

【临床表现】手足震颤,肢体麻木,肌肉眴动,关节拘急不利,眩晕耳鸣,面色苍白无华,爪甲不荣,舌淡,苔白,脉细弱。

【证候分析】肝血亏虚,血不养筋,则手足震颤,肌肉眴动,关节拘急不利,肢体麻木;肝血不足,不能上荣头面耳窍,故眩晕耳鸣;爪为筋之余,肝血不足,则爪甲不荣,面色苍白无华。舌淡,苔白,脉细弱均为血虚之象。

【辨证要点】本证以眩晕,震颤,肢麻及血虚为辨证依据。

肝风内动证中四种证型具体鉴别见表8-14。

表8-14　肝风内动证中四证的鉴别要点

证型	性质	主症	兼症	舌象	脉象
肝阳化风证	上实下虚	眩晕欲仆,头摇肢颤,舌强语謇或突然昏倒,不省人事,偏瘫	手足麻木,步履不正,腰膝酸软	舌红,苔白或腻	脉弦有力
热极生风证	实热	手足抽搐,颈项强直,角弓反张,两目上视,牙关紧闭	高热烦躁,神昏	舌红或绛,苔黄燥	弦数有力
阴虚动风证	虚热	手足蠕动	五心烦热,潮热颧红,口干,消瘦	舌红,少津	弦细数
血虚生风证	虚	手足震颤,肢体麻木,肌肉眴动	眩晕耳鸣,面色淡白,爪甲无华	舌淡,苔白	细弱

七、寒凝肝脉证

寒凝肝脉证指寒邪凝滞肝脉所表现的证候。寒凝肝脉证多因外感寒邪内侵,凝滞肝经所致。

【临床表现】少腹牵引睾丸坠胀冷痛,或阴囊收缩,或巅顶冷痛,受寒则甚,得热则缓,肢冷恶寒,舌苔白滑,脉沉弦或弦紧。

【证候分析】肝脉绕阴器,抵少腹,上巅顶,寒凝肝脉,气血凝滞,故见少腹牵引睾丸坠胀冷痛,或巅顶冷痛;寒性收引,筋脉拘急,可致阴囊收缩引痛;寒则气血凝涩,热则气血流通,故疼痛遇寒加剧,得热则缓。舌苔白滑,脉沉弦或弦紧皆为阴寒凝滞肝脉之征。

【辨证要点】本证以少腹牵引睾丸坠胀冷痛,阴囊收缩引痛,巅顶冷痛为辨证依据。

八、肝胆湿热证

肝胆湿热证指湿热之邪蕴结肝胆,疏泄失职所致的证候。肝胆湿热证多为外感湿热之邪;或嗜食肥甘,湿热内生;或脾胃失健,湿邪内生,湿郁化热所致。

【临床表现】胁肋胀痛,腹胀口苦,厌食油腻,大便不调,小便短赤;或寒热往来,或胁下有痞块,或身目发黄,或阴囊湿疹,或外阴瘙痒难忍,或睾丸灼痛肿胀,或妇人带下黄臭;舌红,苔黄腻,脉弦数。

【证候分析】湿热蕴结肝、胆,气机失于疏泄,则见胁肋胀痛;气滞血瘀,见胁下有痞块;胆热郁蒸,胆汁上泛外溢,则口苦,身目发黄;肝木克脾土,脾失健运,则厌食油腻,腹胀,大便不调;少阳郁热,枢机不利,邪正交争,则为寒热往来;湿热下注,则小便短赤,阴囊湿疹,或外阴瘙痒难忍,或睾丸灼痛肿胀,或妇人带下黄臭;湿热并重于内,则见舌红,苔黄腻,脉弦数。

【辨证要点】本证以胁肋胀痛,厌食油腻,腹胀阴痒,身目发黄及湿热为辨证依据。

九、胆郁痰扰证

胆郁痰扰证指胆失疏泄,痰热内扰所表现的证候。胆郁痰扰证多由情志不遂,肝胆失于疏泄,气郁生痰,郁久化热,痰热交阻,胆气被扰所致。

【临床表现】胆怯易惊,惊恐不宁,失眠多梦,烦躁不宁,眩晕耳鸣,胸胁胀闷,口苦欲呕,舌红,苔黄腻,脉弦数。

【证候分析】胆为清净之腑且主决断,痰热内扰,胆气不宁,则见胆怯易惊,惊恐不宁;痰热扰神,则失眠多梦,烦躁不宁;胆居右胁,痰热内扰,经气不利,则胸胁胀闷;胆脉络头目,痰热上扰,则眩晕耳鸣;胆气上逆则口苦;胆热犯胃,胃气上逆则欲呕。舌红,苔黄腻,脉弦数均为胆热之征。

【辨证要点】本证以惊悸胆怯,失眠,眩晕,口苦欲呕为辨证依据。

第五节　肾病与膀胱病辨证

肾位于腰部,左右各一,其经脉与膀胱相互络属,构成表里关系。肾藏精,主生殖,为先天之本;肾主水,并有纳气功能。肾主骨生髓充脑,在体为骨,开窍于耳,其华在发。

肾的病变主要反映在生长发育、生殖功能、呼吸及水液代谢方面的异常,临床常见症状有腰膝酸软而痛、耳鸣耳聋、发白早脱、牙齿动摇、男子阳痿遗精、精少不育、女子经少经闭、不孕,以及水肿、呼吸气短而喘、二便异常等。

肾病多虚证,其证多因禀赋不足,或幼年精气未充,或老年精气亏损,或房事不节,或久病及肾等,导致肾的阴、阳、精、气亏损,多见肾阳虚、肾虚水泛、肾阴虚、肾精不足、肾气不固等证。

膀胱具有贮藏及排泄尿液的功能,为"州都之官"。膀胱的病变多因湿热侵袭,或肾病影响膀胱所致,主要反映在排尿功能的异常,常见尿频、尿急、尿痛、尿闭等症。其常见证为膀胱湿热证。遗尿、小便失禁等膀胱的虚弱证候,多责之于肾虚不固。

一、肾阳虚证

肾阳虚证又称为"命门火衰",指肾阳不足,失于温煦,虚寒内生所表现的证候。肾阳虚证多因素体阳虚,久病伤阳,房劳太过所致。

【临床表现】腰膝酸软冷痛,形寒肢冷,下肢尤甚,神疲乏力,面色㿠白或黧黑,男子阳痿早泄,女子宫寒不孕,五更泄泻,或小便清长,夜尿频多,舌淡胖,苔白滑,脉沉迟无力。

【证候分析】肾阳亏损,失于温养则见腰膝酸软冷痛,形寒肢冷,下肢尤甚;阳气不足,精神不振,则神疲乏力;阳虚无力运行气血,面络不充,则面色㿠白;肾阳衰极,阴寒内盛,则见面色黧黑;命门火衰,性功能减退,则见男子阳痿早泄,女子宫寒不孕;肾阳虚衰,火不暖土,水谷失于健运,则见五更泄泻;肾阳虚,气化失职,肾气不固,则小便清长、夜尿频多;阳虚阴寒内盛,则舌淡胖,苔白滑,脉沉迟无力。

【辨证要点】本证以腰膝冷痛,生殖能力低下,伴虚寒见症为辨证依据。

二、肾虚水泛证

肾虚水泛证指肾阳亏虚,水液泛滥所表现的证候。肾虚水泛证多由久病损伤肾阳,或素体虚弱,肾阳不足,蒸化无权所致。

【临床表现】身体水肿,腰以下尤甚,按之没指,尿少,腹部胀满,气短乏力,畏寒肢冷,腰膝酸软或冷痛;或心悸,喘促痰鸣,舌淡胖,苔白滑,脉沉迟无力。

【证候分析】肾阳不足,蒸化无权,水湿内停,泛滥肌肤,故身体水肿,尿少;水性趋下,故腰以下肿甚,按之没指;水气犯脾,脾失健运,水聚腹中,故腹部胀满;水气上凌心、肺,则心悸气短,喘促痰鸣;阳虚失于温煦,故畏寒肢冷,腰膝冷痛。舌淡胖,苔白滑,脉沉迟无力均为肾阳虚衰之象。

【辨证要点】本证以身体水肿,腰以下尤甚与肾阳虚证并见为辨证依据。

 知识链接

人体水液的代谢过程,是气化的过程,是由肺、脾、肾及三焦、膀胱等脏腑的生理功能共同完成的。其中,起主导作用的是肾,因肾藏元阴、元阳,是人体气化之源泉,若肾阳亏虚,气化无权,水液输布代谢障碍,水湿内停,则会泛滥肌肤或凌心射肺,而为阳虚水泛证。

三、肾阴虚证

肾阴虚证指肾脏阴液不足,虚热内生所表现的证候。肾阴虚证多由禀赋不足,或久病伤肾,或房事过度,或过服温燥劫阴之品所致。

【临床表现】腰膝酸软而痛,头晕耳鸣,健忘,失眠多梦,男子遗精早泄,女子经少经闭,或崩漏,形体消瘦,五心烦热或骨蒸潮热,颧红盗汗,咽干口燥,尿黄便干,舌红,少津,脉细数。

【证候分析】肾阴不足,髓海、骨骼失养,故腰膝酸痛,头晕耳鸣,健忘;肾水亏虚,水火失济,心火偏亢,故失眠多梦;阴不制阳,相火妄动,扰动精室,故遗精早泄;肾阴亏则精血不足,故妇女经量减少,甚至闭经;阴虚则内热,虚热迫血妄行,可致崩漏;肾阴亏虚,失于滋养,故咽干口燥,形体消瘦;虚火灼津,故尿黄便干。五心烦热或骨蒸潮热,颧红盗汗,舌红,少津,脉细数皆为阴虚内热之象。

【辨证要点】本证以腰膝酸痛,遗精早泄,经少经闭与阴虚内热症状共见为辨证依据。

四、肾精不足证

肾精不足证指肾精亏损,以生长发育及生殖功能障碍为主要表现的证候。肾精不足证多因先天禀赋不足,或后天调养失宜,或房劳过度,或久病伤肾所致。

【临床表现】小儿生长发育迟缓,身材矮小,智力低下,动作迟钝,囟门迟闭,骨骼痿软;成人早衰,发脱齿摇,耳鸣耳聋,健忘恍惚,动作迟缓,腰膝酸软,足痿无力,精神呆钝,性功能减退,男子精少不育,女子经闭不孕,舌淡,脉弱。

【证候分析】肾藏精,主生殖,为生长发育之本,肾精亏,则生长发育、生殖功能障碍,故小儿发育迟缓,身材矮小,智力低下,动作迟钝;精亏髓少,骨骼失养,则囟门迟闭,骨骼痿软;成人则表现为早衰,发脱齿摇,性功能减退,男子精少不育,女子经闭不孕;耳为肾窍,脑为髓海,精少髓亏,脑海空虚,故见耳鸣耳聋,健忘恍惚,精神呆钝;精损则筋骨疲惫,故动作迟缓,腰膝酸软,足痿无力。舌淡,脉弱均为精亏体弱之象。

【辨证要点】本证以小儿生长发育迟缓,成人早衰,生殖功能减退等为辨证依据。

五、肾气不固证

肾气不固证指肾气亏虚,失于封藏、固摄所表现的证候。肾气不固证多由年高体弱,肾气亏虚,或先天禀赋不足,肾气不充,或房事过度,或久病伤肾所致。

【临床表现】腰膝酸软,神疲乏力,小便频数而清,或尿后余沥不尽,或遗尿,小便失禁,夜尿频多;男子滑精,早泄;女子月经淋漓不断,带下清稀量多,胎动易滑,舌淡,苔白,脉弱。

【证候分析】腰为肾之府,肾气亏虚,故腰膝酸软;肾气虚,功能活动减弱,故神疲乏力;肾气虚,膀胱失约,故小便频数,量多清长,或尿后余沥不尽,或夜尿频多,或遗尿,或小便失禁;肾气不足,精关不固,则滑精,早泄;女子带脉失固,则带下清稀量多;肾气不足,冲任不固,则月经淋漓不断;带脉失养,胎元不固,则胎动不安,易成滑胎。舌淡,苔白,脉弱均为肾气虚衰之象。

【辨证要点】本证以滑精,滑胎,带下及小便失控等症为辨证依据。

肾阳虚证、肾虚水泛证、肾阴虚证、肾精不足证、肾气不固证五证具体鉴别见表8-15。

表8-15 肾阳虚证、肾虚水泛证、肾阴虚证、肾精不足证、肾气不固证五证的鉴别要点

证型	相同点	不同点	舌象	脉象
肾阳虚证	腰膝酸软,神疲乏力	腰膝冷痛,生殖能力低下,伴虚寒症状	舌淡胖,苔白滑	沉迟无力
肾虚水泛证		身体水肿,腰以下尤甚,伴肾阳虚症状	舌淡胖,苔白滑	沉迟无力
肾阴虚证		遗精早泄,经少经闭,伴阴虚症状	舌红,少津	细数
肾精不足证		小儿生长发育迟缓,成人早衰,生殖功能减退	舌淡	弱
肾气不固证		小便失控;男子滑精,早泄;女子月经淋漓不断,带下清稀量多,胎动易滑	舌淡,苔白	弱

六、肾不纳气证

肾不纳气证指肾气虚衰,气不归元所表现的证候。肾不纳气证多由久病咳喘,肺虚及肾,或年高肾气衰弱,或劳伤肾气所致。

【临床表现】久病咳喘,呼多吸少,气不接续,动则喘甚,腰膝酸软,神疲自汗,舌淡,苔白,脉沉弱。咳喘重证,可见冷汗淋漓,肢冷面青,脉微欲绝;或气短息促,颧红,心烦躁扰,咽干口燥,舌红,脉细无力。

【证候分析】咳喘迁延,肺伤及肾,肾不纳气,气不归元,则见咳喘无力,呼多吸少,气不接续,动则喘甚;肺气虚弱,则神疲乏力;卫外不固,则自汗;肾气亏虚,腰膝失养,则见腰膝酸软。舌淡,苔白,脉沉弱皆为气虚之征。肾气虚极损及肾阳,致亡阳气脱,可见大汗淋漓,肢冷面青,脉微欲绝;阴阳互根,肾气久虚伤及肾阴,气阴两虚,则见气短息促,颧红,心烦躁扰,咽干口燥;阴虚内热,则舌红,脉细无力。

【辨证要点】本证以久病咳喘,呼多吸少,气不得续,动则喘甚,以及肾气亏虚表现为辨证依据。

肾气不固证与肾不纳气证具体鉴别见表 8-16。

表 8-16　肾气不固证与肾不纳气证的鉴别要点

证型	病机	相同点	不同点
肾气不固证	肾气虚弱,封藏失职	腰膝酸软,神疲乏力,气短懒言,舌淡脉弱	尿多清长,余沥不尽或遗尿失禁,滑精早泄,女子月经淋漓不尽,带下清稀,胎动易滑
肾不纳气证	肾气虚弱,纳气无权		久病咳喘,呼多吸少,气不得续,动则喘甚,自汗

七、膀胱湿热证

膀胱湿热证指由于湿热蕴结膀胱所表现的证候。膀胱湿热证多因感受湿热之邪,蕴结膀胱,或饮食不节,湿热内生,下注膀胱,使膀胱气化不利所致。

【临床表现】尿频、尿急,尿道灼痛,小便短少黄赤,或小便混浊,或尿血,或有砂石,腰及小腹胀痛,或伴有发热,舌红,苔黄腻,脉滑数。

【证候分析】湿热蕴结膀胱,气化不利,热迫尿道,故尿频、尿急,尿道灼痛;热灼津伤,则小便短少黄赤或小便混浊;膀胱湿热波及腰及小腹,则腰痛及小腹胀痛;湿热伤及血络,则尿血;湿热久郁不解,煎熬尿液成石,故尿中可见砂石;湿热郁蒸,热淫肌表,故发热。舌红,苔黄腻,脉滑数均为湿热内蕴之征。

【辨证要点】本证以尿频、尿急、尿痛,小便黄赤短涩为辨证依据。

第六节　脏腑兼病辨证

凡两个或两个以上脏腑的病证并见者,称为脏腑兼病。

人体各脏腑之间,即脏与脏、脏与腑、腑与腑之间,是一个有机联系的整体。它们在生理上既分工又合作,共同完成各种复杂的生理功能,以维持生命活动的正常进行,因而在发生病变时,它们之间则相互影响,或由脏及脏,或由脏及腑,或由腑及腑等。

脏腑兼证,并不等于两个及以上脏腑证候的简单相加,而是在病理上存在着内在联系和相互影响的规律,如具有表里关系的脏腑之间,兼证较为常见;脏与脏之间的病变,可有生克乘侮的兼病关系;有的是因在运行气、血、津液方面相互配合失常,有的则因在主消化、神志、生殖等功能方面失却有机联系等。因此,辨证时应当注意辨析脏腑之间有无先后、主次、因果、生克等关系,这样才能明确其病理机制,从而恰当地辨证施治。

脏腑兼证在临床上甚为多见,其证候也较为复杂。本节重点介绍几种常见证型。

一、心肺气虚证

心肺气虚证指心、肺两脏气虚,以咳喘、心悸、胸闷等为主要表现的虚弱证候。心肺气虚证多因久病咳喘,耗伤肺气,累及于心;或因老年体虚、劳倦太过等,使心、肺之气虚损所致。

【临床表现】胸闷,咳嗽,气短而喘,心悸,动则尤甚,咳痰清稀,神疲乏力,声低懒言,自汗,面色淡白,舌淡,苔白,或唇舌淡紫,脉弱或结或代。

【证候分析】心气虚弱,鼓动无力,则见心悸怔忡;肺气虚弱,呼吸功能减弱,失于宣降,则为咳嗽,气短而喘;宗气亏虚,气滞胸中,则胸闷;肺气亏虚,卫外不固,则自汗;动则耗气,加重气虚程度,故活动后诸症加剧;肺气亏虚,不能输布津液,水停为痰,则痰液清稀;气虚脏腑功能活动减弱,故见头晕,神疲,声低懒言,面色淡白。舌淡,苔白,或唇舌淡紫,脉弱或结或代均为气虚之象。

【辨证要点】本证以咳喘,心悸,胸闷及气虚症状共见为辨证依据。

二、心脾两虚证

心脾两虚证指心血不足,脾气虚弱所表现的证候。心脾两虚证多由病久失调,或慢性出血,或思虑劳倦过度,或饮食不节,损伤脾、胃而致。

【临床表现】心悸怔忡,失眠多梦,头晕健忘,面色萎黄,食欲不振,腹胀便溏,倦怠乏力,或皮下出血,月经量少色淡,淋漓不尽,舌质淡嫩,脉细弱。

【证候分析】心血不足,心失所养,心神不宁,则心悸怔忡,失眠多梦;血虚头目失养,则眩晕健忘;肌肤失荣,故面色萎黄无华;脾气不足,运化失健,故食欲不振,腹胀便溏;水谷精微不足,肌肉四肢失养,故倦怠乏力;脾虚不能摄血,可见皮下出血,妇女月经量少色淡,淋漓不尽。舌质淡嫩,脉细弱皆为气血不足之征。

【辨证要点】本证以心悸怔忡,失眠,食少便溏,慢性出血及气血两虚为辨证依据。

三、心肝血虚证

心肝血虚证指心、肝两脏血液亏虚所表现的证候。心肝血虚证多由久病体虚,或思虑过度,暗耗阴血,或慢性失血过多,或脾虚生血之源所致。

【临床表现】心悸健忘,失眠多梦,头晕耳鸣,面白无华,两目干涩,视物模糊,爪甲不荣,肢体麻木、震颤拘挛,妇女月经量少而色淡,甚则闭经,舌淡,苔白,脉细。

【证候分析】心血不足,心失所养,故心悸健忘,失眠多梦;血虚头目失养,则头晕耳鸣;肝血不足,目、爪、筋脉失养,则两目干涩,视物模糊,爪甲不荣,肢体麻木、震颤拘挛;女子以血为本,心肝血虚,冲任失养,则月经量少而色淡,甚则闭经。面白无华,舌淡,苔白,脉细皆为血虚之象。

【辨证要点】本证以心悸,失眠,肢麻与血虚症状共见为辨证依据。

四、心肾不交证

心肾不交证指心与肾的阴液亏虚,阳气偏亢,以心烦、失眠、梦遗、耳鸣、腰酸等为主要表现的虚热证候。心肾不交证多因忧思劳神太过,郁而化火,耗伤心、肾之阴;或因虚劳久病,房事不节等导致肾阴亏耗,虚阳亢动,上扰心神所致。

【临床表现】心烦失眠,惊悸健忘,头晕,耳鸣,腰膝酸软,梦遗,口咽干燥,五心烦热,潮热盗汗,便结尿黄,舌红,少苔或无苔,脉细数。

【证候分析】肾阴亏损,水不济火,不能上养心阴,心火偏亢,扰动心神,则见心烦,失眠,多梦,惊悸;肾阴亏虚,骨髓失充,脑髓失养,则头晕,耳鸣,健忘;腰膝失养,则腰膝酸软;虚火内炽,相火妄动,扰动精室,则梦遗;阴虚阳亢,虚热内生,则见口咽干燥,五心烦热,潮热,盗汗;舌红,少苔或无苔,脉细数均为阴虚火旺之征。

【辨证要点】本证以心烦失眠,腰膝酸软及阴虚症状共见为辨证依据。

心脾两虚证和心肾不交证均有失眠健忘,眩晕多梦等症。但前者多梦,睡后易醒,兼见面色萎黄,心悸纳少,腹胀便溏,神疲乏力,舌淡脉虚等心血不足,脾虚失运的症状。后者心烦不寐,不易入睡,甚则彻夜不寐,兼见心烦多梦,潮热盗汗,五心烦热,腰膝酸软,舌红脉细数等心火亢,肾水亏的症状。

五、心肾阳虚证

心肾阳虚证指心、肾两脏阳气虚衰,失于温煦所表现的证候。心肾阳虚证多因心阳虚衰,累及肾阳,或肾阳亏虚,气化无权,水气凌心所致。

【临床表现】心悸怔忡,畏寒肢冷,神疲乏力,或肢体水肿,下肢为甚,小便不利,腰膝冷痛,或唇甲青紫,舌淡紫,苔白滑,脉沉微细。

【证候分析】心肾阳虚,心失温养、鼓动,故心悸怔忡;阳虚机体失于温养,则畏寒肢冷,神疲乏力,腰膝冷痛;肾阳亏虚,膀胱气化失司,水湿内停,泛溢肌肤,则肢体水肿,下肢为甚,小便不利;心阳不足,运血无力,血行不畅而瘀滞,则唇甲青紫。舌淡紫,苔白滑,脉沉微细均为心肾阳虚,水湿内盛之象。

【辨证要点】本证以心悸怔忡,肢体水肿,腰膝酸冷及虚寒症状为辨证依据。

六、肝火犯肺证

肝火犯肺证指肝经气火上逆犯肺,肺失肃降所表现的证候。肝火犯肺证多由郁怒伤肝,气郁化火,或邪热内蕴肝经,上逆犯肺所致。

【临床表现】胸胁灼痛,急躁易怒,头晕目赤,烦热口苦,咳嗽阵作,咳痰黄稠,甚则咯血,舌红,苔薄黄,脉弦数。

【证候分析】肝经气火内郁,热壅气滞,则胸胁灼痛;肝失柔顺,故急躁易怒;肝火上炎,则头晕目赤;气火内郁,故胸中烦热;热蒸胆气上溢,故觉口苦;肝火循经上逆犯肺,肺失清肃,则咳嗽阵作;津为火灼,炼液为痰,故咳痰黄稠;火灼肺络,络伤血溢则咯血。舌红,苔薄黄,脉弦数均为肝经实火内炽之征。

【辨证要点】本证以胸胁灼痛,咳嗽阵作,咳痰黄稠或咯血,急躁易怒为辨证依据。

七、肝脾不调证

肝脾不调证指肝失疏泄,脾失健运所表现的证候。肝脾不调证多由情志不遂,郁怒伤肝,或饮食不节,或劳倦伤脾而引起。

【临床表现】胸胁胀满窜痛,喜太息,情志抑郁或急躁易怒,纳呆腹胀,便溏不爽,肠鸣矢气,或大便溏结不调,或腹痛欲泻,泻后痛减,舌苔白或腻,脉弦。

【证候分析】肝失疏泄,经气郁滞,故胸胁胀满窜痛;太息则气郁得达,胀闷得舒,故喜太息;肝气郁结不得畅达,则精神抑郁;肝失条达柔顺之性,则急躁易怒;肝气乘脾,脾失健运,故纳呆腹胀;气滞湿阻,则便溏不爽,肠鸣矢气或大便溏结不调;肝气横逆犯脾,腹中气滞,故见腹痛欲泻;便后气滞得畅,故泻后疼痛得以缓解。舌苔白或腻,脉弦均为肝郁脾湿之征。

【辨证要点】本证以胸胁胀满窜痛,纳呆腹胀,便溏为辨证依据。

八、肝胃不和证

肝胃不和证又称为肝气犯胃证、肝胃气滞证,指肝气郁结,胃失和降,以脘胁胀痛、嗳气、吞酸、情绪抑郁等为主要表现的证候。肝胃不和证多因情志不舒,肝气郁结,横逆犯胃,胃失和降所致。

【临床表现】胃脘、胁肋胀满疼痛,走窜不定,嗳气,吞酸嘈杂,呃逆,不思饮食,情绪抑郁,善太息,或烦躁易怒,舌淡红,苔薄黄,脉弦。

【证候分析】情志不遂,肝失疏泄,肝气横逆犯胃,胃气郁滞,则胃脘、胸胁胀满疼痛,走窜不定;胃气上逆而见呃逆,嗳气;肝失条达,情志失调,则精神抑郁,善太息;气郁化火,肝性失柔,则烦躁易怒;木郁作酸,肝气犯胃,则吞酸嘈杂;胃纳失常,则不思饮食。苔薄白,脉弦均为肝气郁结之象。若气郁化火,则舌淡红,苔薄黄,脉弦数。

【辨证要点】本证以胸胁胃脘胀痛,嗳气,吞酸等为辨证依据。

肝火犯肺证、肝脾不调证与肝胃不和证均具有胸胁疼痛,易怒,脉弦的共同症状。肝火犯肺证多见胸胁灼痛,并兼有头晕目赤,烦热口苦的肝经实火症状及咳嗽阵作,咳痰黄稠,甚则咯血的肺热壅盛症状。肝脾不调证多见胸胁、少腹、乳房胀痛,并伴有腹胀,便溏不爽,泻必腹痛,泻后痛减,肠鸣矢气等脾失健运,气滞湿阻的临床表现。肝胃不和证,还兼有胃失和降,胃气失和的胃脘攻撑作痛和胃气上逆的呃逆、嗳气及肝胃郁热的急躁,泛吐酸水,嘈杂,舌质红,苔薄黄,脉弦略数的症状。

九、肝肾阴虚证

肝肾阴虚证指肝肾阴液亏虚,虚热内扰,以腰酸胁痛、眩晕、耳鸣、遗精等为主要表现的虚热证候。久病失调,阴液亏虚,或因情志内伤,化火伤阴,或因房事不节,耗伤肾阴,或因温热病久,津液被劫皆可导致肝肾阴虚,阴不制阳,虚热内扰。

【临床表现】头晕,目眩,耳鸣,健忘,胁痛,腰膝酸软,口燥咽干,失眠多梦,低热或五心烦热,颧红,男子遗精,女子月经量少,舌红,少苔,脉细数。

【证候分析】肝肾阴虚,肝络失滋,肝经经气不利,则胁部隐痛;肝肾阴亏,水不涵木,肝阳上扰,则头晕目眩;肝肾阴亏,不能上养清窍,濡养腰膝,则耳鸣,健忘,腰膝酸软;虚火上扰,心神不宁,故失眠多梦;肝肾阴亏,相火妄动,扰动精室,精关不固,则男子遗精;肝肾阴亏,冲任失充,则女子月经量少;阴虚失润,虚热内炽,则口燥咽干,五心烦热,盗汗颧红,舌红,少苔,脉细数。

【辨证要点】本证以眩晕耳鸣,腰膝酸软与阴虚内热症状并见为辨证依据。

十、肺肾阴虚证

肺肾阴虚证指肺、肾两脏阴液不足,虚热内扰所表现的证候。肺肾阴虚证多由燥热、痨虫耗伤肺阴,或久咳肺阴受损,肺虚及肾,或房劳太过,或内伤久病,肾虚及肺所致。

【临床表现】咳嗽痰少,或痰中带血,或声音嘶哑,腰膝酸软,形体消瘦,口燥咽干,骨蒸潮热,颧红盗汗,男子遗精,女子经少,舌红,少苔,脉细数。

【证候分析】肺阴不足,清肃失职,故咳嗽痰少;阴虚内热,虚火灼伤肺络,则痰中带血;肺肾阴亏兼虚火熏灼,咽喉失润,则声音嘶哑;肾阴亏虚,腰膝失养,则腰膝酸软;阴虚水亏,机体失于滋养,故形体日渐消瘦;津不上承,则口干咽燥;虚火内扰精室,则遗精;水亏火旺,阴血不足,冲任空虚,则月经量少。骨蒸潮热,颧红盗汗,舌红,少苔,脉细数均为阴虚内热之征。

【辨证要点】本证以久咳痰少或痰中带血,腰膝酸软与虚热症状共见为辨证依据。

心肝血虚证、肝肾阴虚证和肺肾阴虚证都可见妇女月经量少,脉细症状。后两者还都有腰膝酸软,口燥咽干,五心烦热,骨蒸潮热,颧红,盗汗,男子遗精,舌红,少苔,脉细数等肾阴虚症状。心肝血虚证还兼有心悸健忘,失眠多梦,头晕耳鸣,面白无华等心血虚症状,以及两目干涩,视物模糊,爪甲不荣,肢体麻木、震颤拘挛等肝血虚症状。肺肾阴虚证还兼有干咳少痰,甚者痰中带血,声音嘶哑等肺阴虚症状。肝肾阴虚证还兼有胁痛,目干视弱,头晕耳鸣等肝阴虚症状。

十一、脾肺气虚证

脾肺气虚证指脾、肺两脏气虚所表现的证候。脾肺气虚证多由久病咳喘,肺虚及脾,或饮食劳倦伤脾,脾虚及肺所致。

【临床表现】久咳不止,气短而喘,痰多稀白,食欲不振,腹胀便溏,甚则面浮足肿,神疲乏力,声低懒言,面白无华,舌淡,苔白,脉细弱。

【证候分析】久咳不止,肺气受损,故咳嗽气短而喘;肺气虚弱,水津不布,聚湿生痰,则痰多稀白;脾气虚弱,健运失职,故食欲不振,腹胀便溏;水湿不运,泛滥肌肤,则面浮足肿;气虚功能活动减退,则神疲乏力,声低懒言;肌肤失养,则面白无华。舌淡,苔白,脉细弱均为气虚之征。

【辨证要点】本证以咳喘气短,纳少便溏与气虚症状共见为辨证依据。

十二、肺肾气虚证

肺肾气虚证又称为肾不纳气证,指肺、肾气虚,摄纳无权,以久病咳喘、呼多吸少、动则尤甚等为主要表现的虚弱证候。

【临床表现】咳嗽无力,呼多吸少,气短而喘,动则尤甚,咳痰清稀,声低,乏力,自汗,耳鸣,腰膝酸软,或尿随咳出,舌淡紫,脉弱。

【证候分析】肺肾气虚证多因久病咳喘,耗伤肺气,病久及肾;或劳伤太过,先天不足,老年体弱,肾气亏虚,纳气无权所致。肺为气之主,肾为气之根,肺司呼吸,肾主纳气。肺气虚,呼吸功能减弱,则咳嗽无力,气短而喘,咳痰清稀;宗气不足,卫表不固,则语声低怯,自汗,乏力;肾气虚,不主摄纳,气不归元,则呼多吸少;耳窍失充,则耳鸣;腰膝失养,则腰膝酸软;肾气不固,可见尿随咳出;动则耗气,肺、肾更虚,故喘息加剧。舌淡紫,脉弱均为气虚之征。

【辨证要点】本证以久病咳喘、呼多吸少、动则尤甚与气虚症状共见为辨证依据。

心肺气虚证、脾肺气虚证、肺肾气虚证三证均有肺气虚,呼吸功能减退,而见咳喘无力、气短、咳痰清稀等症。心肺气虚证兼有心悸怔忡,胸闷等心气不足的证候。肺脾气虚证兼有食少,腹胀,便溏等脾失健运的证候。肺肾气虚证兼有呼多吸少,腰酸耳鸣,尿随咳出等肾失摄纳的证候。

十三、脾肾阳虚证

脾肾阳虚证指脾、肾两脏阳气亏虚,温化失职所表现的证候。脾肾阳虚证多由脾肾久病,耗伤阳气,或水湿久羁,肾阳受损,不能温暖脾阳而成。

【临床表现】畏寒肢冷,面色㿠白,腰膝或下腹冷痛,久泻久痢,或下利清谷,或五更泄泻,或小便不利,面浮肢肿,舌淡胖,苔白滑,脉沉迟无力。

【证候分析】脾肾阳虚,不能温煦形体,故畏寒肢冷;阳虚失于温运,气血不能上荣于面,故面色㿠白;阳虚阴寒内盛,经脉凝滞,故腰膝及下腹冷痛;脾肾阳虚,温运失职,水谷不化,故久泻不止或下利清谷;黎明之时,阴气极盛,阳气未复,脾阳更弱,故见五更泄泻;阳虚不能温化水液,水泛肌肤,则面浮肢肿;膀胱气化失司,故小便不利。舌淡胖,苔白滑,脉沉迟无力均为阳虚水寒内盛之象。

【辨证要点】本证以腰膝下腹冷痛,久泻或下利清谷,水肿及虚寒症状为辨证依据。

心肾阳虚证与脾肾阳虚证,均有形寒肢冷,面浮身肿,以下肢尤甚,小便短少,苔白滑,脉沉细的肾阳虚症状。心肾阳虚证还伴有心悸怔忡,神疲乏力,唇甲青紫,舌淡紫,苔白滑等心阳虚症状。脾肾阳虚证尚兼有运化功能减退的久泻久痢,以及下利清谷或五更泄泻症状。

 ## 实训八 脏腑辨证病例的分析与讨论

【实训目的】

巩固脏腑辨证章节的相关内容。试以本章的理论知识对临床病证进行辨析,以提高学生综合分析能力及判断问题,解决实际问题的能力,掌握脏腑辨证的方法和技术。

【实训方法】

个人准备,集体讨论,教师讲评。

【实训内容】

病例一 患者戴某,女,34岁,工人。主诉:喘嗽,咯黄稠痰,胸痛1个月。病史:患者于1个月前开始咳嗽,痰少,初起轻度发热、恶风,无明显鼻塞、流涕。曾服用六君子汤加苏梗、川朴等数剂,咳嗽加重,咳剧时胸痛连腹,痰色黄而稠,咽干而痒,口干渴饮,大便干结,小便黄,咽红,舌质红,苔薄黄,脉滑数。

要求:①证候分析;②病名诊断(中、西);③证名诊断。

病例二 患者谢某,男,24岁,农民。主诉:反复胃脘痛1年,黑便1周。病史:近1年来反复胃脘痛,劳累、饥饿时发作。7日前感身倦乏力,有时心悸,大便黑色,现上腹疼痛频频,喜按,神疲,懒言,口干,纳减,无明显恶心呕吐,大便色黑而溏,面色淡白少华,舌淡白,苔薄白,脉缓乏力。

要求:①证候分析;②病名诊断(中、西);③证名诊断。

病例三 王某,男,50岁。主诉:腹痛腹泻发作近10年。病史:患者10年前患痢疾,里急后重,下利脓血,医院诊断为阿米巴痢疾,经治疗已控制,但后又复发,每年有 1～2 次发作,近年更为严重,腹痛肠鸣,大便每日 5～6 次,稀烂,带黏液,腹泻时间多在下半夜及清晨,伴见面色萎黄,眼圈暗黑,畏寒肢冷,纳差,腰酸痛,夜尿频多,舌淡胖,边有齿印,苔白滑,脉沉弱。

要求:①证候分析;②病名诊断(中、西);③证名诊断。

病例四　张某,男,35 岁,已婚。主诉:咳嗽 2 年,咯血丝痰 3 个月。病史:患者于 2 年前开始咳嗽,时轻时重,缠绵不愈,近 3 个月来咳嗽加剧,出现声音嘶哑,咳痰量少痰中带有血丝,伴见口燥咽干,午后潮热,颧红,盗汗,腰酸,梦遗,大便干结,小便短赤,舌质红,少苔,脉细数。

要求:①证候分析;②病名诊断(中、西);③证名诊断。

病例五　王某,男,8 岁。主诉:发热,腹痛,大便脓血 3 日。病史:患儿于 3 日前开始发热,伴大便稀烂,夹有黏液,每日 5～6 次,未作治疗,今日始来诊,证见:高热(40 ℃),腹痛,里急后重,大便脓血相混,日夜达 20 次,伴口渴频频索饮,口气臭秽,面色晦滞,精神疲倦,时见烦躁,四肢冷,按触腹部有灼热感,不欲盖衣被,尿黄而短,舌质红,苔黄干,脉滑数有力。

要求:①证候分析;②病名诊断(中、西);③证名诊断。

病例六　任某,男,45 岁。主诉:全身水肿 2 个多月。病史:患者于 2 个月前开始倦怠不适,继而渐渐出现遍身水肿,尤以下肢较甚,有冷痛感,按之凹陷不起。目前伴见面色淡白,腹胀伴体倦,脘闷纳减,有时便溏,小便短少,而尿色清,脉沉细迟,舌质淡,苔白滑。

要求:①证候分析;②病名诊断(中、西);③证名诊断。

病例七　姜某,男,49 岁,已婚,工人。主诉:胃脘痛 20 年,加剧半年。病史:患者胃脘疼痛反复发作已 20 年。饥饿时痛甚,得食缓解,经治迁延不愈。4 年前开始疼痛,发作更频,痛时喜按喜热,近半年来诸症加重,疼痛持续,伴嗳气泛酸,脘腹胀满窜痛,进食反增,近 1 个月来兼见恶心呕吐,纳呆食减,且见倦怠乏力,腰膝酸软,大便溏泻。病者嗜酒 20 余年。

望诊:发育中等,营养欠佳,形体较瘦弱,精神萎靡,面色淡黄,晦而浮虚,畏寒,喜蜷卧,舌质淡嫩,紫黯,舌苔黄白相兼,稍腻。闻诊:时有嗳气,作呕,语声较低。切诊:胃脘有压痛,肢冷,脉沉细而弦。

要求:①证候分析;②病名诊断(中、西);③证名诊断。

【实训时间】

2 学时。

【实训小结】

你对上述病例分析与诊断结果与教师讲评有无出入,如有错漏,错在哪里? 并试述其原因。

 目标检测

一、单项选择题

1. 下述对"脏腑辨证"的认识,不正确的是(　　　)

A. 脏腑的生理病理特点是脏腑辨证的依据

B. 八纲、病性等辨证是脏腑辨证的依据

C. 脏腑辨证的实质,只是对病位做出判断

D. 以脏腑为纲,辨明病证所在的脏腑病位

E. 应当分辨脏腑病位上的病因及病理性质

2.心阳虚证除心悸外,应有下列何症( )

A.头晕目眩 B.自汗神疲 C.体倦无力 D.形寒肢冷 E.脉细无力

3.小便赤涩灼痛,兼面赤口渴,心烦不寐,便干,舌红脉数,最宜诊断为( )

A.心火亢盛证 B.膀胱湿热证 C.心火下移证 D.阴虚火旺证 E.下焦湿热证

4.心悸,伴口咽干燥,失眠烦热,舌红少苔,属于( )

A.心血虚证 B.心肾不交证 C.痰火扰神证 D.心阴虚证 E.心火炽盛证

5.肺气虚证咳喘的特点是( )

A.咳喘痰多,色白清稀 B.咳喘胸闷,喉中痰鸣 C.咳喘痰少,不易咳出

D.咳喘痰多,痰黏易咳 E.咳喘无力,声低气短

6.咳嗽,咳痰清稀,喉痒,微有发热、恶寒,舌苔薄白,脉浮紧,应诊为( )

A.风寒束肺证 B.风寒袭表证 C.卫分证 D.寒饮停肺证 E.寒痰阻肺证

7.脾病的常见症状不包括下列哪项( )

A.嗳气 B.出血 C.腹胀 D.便溏 E.内脏下垂

8.下列何证表现为纳呆脘痞,呕恶身重,身热起伏,尿黄便溏,苔黄腻( )

A.肝胆湿热证 B.大肠湿热证 C.脾胃湿热证 D.膀胱湿热证 E.邪伏少阳证

9.月经淋漓不尽,面色不华,神疲乏力,气短,舌淡,脉弱,最易诊断为( )

A.阴虚火旺证 B.脾肺气虚证 C.心火下移证 D.肾阳虚证 E.脾不统血证

10.大肠湿热证最不可能见下列哪项( )

A.里急后重 B.肛门灼热 C.舌苔白腻 D.身热口渴 E.下痢脓血

11.下列哪项不是肝病的常见症状( )

A.急躁易怒 B.少腹胀痛 C.纳呆便溏 D.月经不调 E.眩晕肢颤

12.下列哪项最不可能见于肝胆湿热证( )

A.寒热往来 B.阴部瘙痒 C.耳鸣如潮 D.身目发黄 E.厌食油腻

13.下列哪项不是肝阳上亢证与肝火上炎证的共见症( )

A.失眠多梦 B.急躁易怒 C.胁肋灼痛 D.面红目赤 E.头晕头痛

14.对诊断肾阳虚证最无意义的是( )

A.小便失禁 B.五更泄泻 C.形寒肢冷 D.早泄精冷 E.性欲减退

15.下列哪项对诊断肾阴虚证最无意义( )

A.经少色赤 B.烦热盗汗 C.阳事不举 D.眩晕健忘 E.舌红少苔

16.滑胎三次,又已妊娠而腰酸腹坠,神疲乏力,舌淡苔白,宜诊断为( )

A.脾气下陷证 B.气血两虚证 C.肾气不固证 D.肾精不足证 E.肾阳虚证

二、简答题

1.心血虚证与心阴虚证的临床表现有何异同?

2.依据病因与主症区分心脉痹阻四证。

3.试比较风寒犯肺证与寒痰阻肺证的异同点。

4.肺阴虚证与肺气虚证的临床表现有何异同?

5.肺热炽盛证与痰热壅肺证有何异同?

6.脾气虚证与脾阳虚证的临床表现有何异同?

7.试比较食滞胃肠证与胃肠气滞证的异同点。

8.试比较肝火炽盛证与肝阳上亢证的异同点。

9.鉴别热极生风与阴虚动风的成因及临床表现。

10.寒湿困脾证与湿热蕴脾证临床表现有何异同?

11.试述肾阳虚证的成因及临床表现。

12.某女,28岁。2年来月经提前而至,每次经行10余日方止,且量多色淡,腿部多见紫色斑块,面色萎黄,倦怠乏力,食欲不振,腹胀便溏,头晕健忘,心悸,失眠多梦,舌质淡嫩,脉细弱。请写出诊断(证候名称)及简要分析。

(李先强　李建民　徐　宁)

第九章　其他辨证方法概要

学习目标

【学习目的】通过本章的学习，熟悉中医更多的辨证方法及其适用范围，为更好地提高临床综合思维辨证能力奠定基础。

【知识要求】熟悉六经辨证、卫气营血辨证、三焦辨证常见证型的临床表现、辨证要点。了解六经辨证、卫气营血辨证、三焦辨证的传变特点。

【能力要求】初步具有运用六经辨证、卫气营血辨证、三焦辨证的理论知识对临床典型病例进行辨证的能力，能够进行本章各证型的证候分析，归纳病机并做出证名诊断。

中医学的辨证方法尚有六经辨证、卫气营血辨证、三焦辨证三种。这三种辨证方法多用于外感病，其中六经辨证主要用于伤寒病，卫气营血辨证与三焦辨证则用于温病。

第一节　六经辨证概要

六经辨证是汉代张仲景在《素问·热论》六经分证的基础上，根据外感病的证候特点和传变规律总结出来的一种外感病的辨证方法。

六经，即太阳、阳明、少阳、太阴、少阴、厥阴六经。其含义与经络学中的含义不尽相同，此六经代表外感热病六类证候的名称，故常称为"六经病证"，包括太阳病证、阳明病证、少阳病证、太阴病证、少阴病证、厥阴病证六类证候。

六经辨证将外感病的各种证候以阴、阳为纲加以概括。凡病位偏表在腑，正气旺盛，病势亢奋者为三阳病证；病位偏里在脏，正气不足，病势减退者为三阴病证。其三阳病证以六腑及阳经病变为主；三阴病证以五脏及阴经病变为主。

可见，六经辨证实质上是对十二经脉，五脏六腑病理变化的归纳，且贯穿了八纲辨证的内容。因此，六经辨证不仅可作为外感病的辨证纲领，而且可指导内伤杂病的辨证。

一、六经病证的分类

(一)太阳病证

太阳病证指邪自外入或病由内发，致使太阳经脉及其所属脏腑功能失常所出现的临床证候。太阳经主表，循于项背，为诸经之藩篱，统摄营卫之气。太阳病是外感病的初期阶段，病情尚浅。外邪侵犯人体，太阳首当其冲，故一般首先表现为太阳病证。风寒邪气侵袭人体，多先伤及体表，郁遏于太阳经脉，正邪抗争于肌表、经络以致出现营卫不和，卫外失职所表现的证候,即太阳经证。太阳经证不愈,病邪可循经入腑,而发生太阳腑证。

1. 太阳经证

太阳经证指由于风寒之邪侵犯人体肌表,正邪相争,营卫不和,以恶风寒,头项强痛,脉浮为主要表现的证候。由于患者感邪不同及体质的差异,又有太阳中风和太阳伤寒之分。

(1)太阳中风证:指以风邪为主的风寒之邪侵犯太阳经脉所表现的证候。

【临床表现】 发热,恶风,头痛,自汗出,脉浮缓,或见鼻鸣,干呕。

【证候分析】 太阳主表,统摄营卫,风邪袭表,营卫失和,卫阳被郁则恶风;卫气与外邪抗争则发热,头痛;邪客肌表,卫外不固,营阴不能内守则自汗出;汗出肌腠疏松,营阴不足,故脉浮缓;外邪侵袭肺、胃,肺气失宣则鼻鸣,胃失和降则干呕。

【辨证要点】 本证以恶风,发热,汗出,脉浮缓为辨证要点。

(2)太阳伤寒证:指以寒邪为主的风寒之邪侵犯太阳经脉所表现的证候。

【临床表现】 恶寒,发热,头项强痛,周身或骨节疼痛,无汗而喘,脉浮紧。

【证候分析】 寒邪侵犯肌表,卫阳被遏,肌肤失于温煦,故恶寒;寒郁肌表,卫阳奋起抗邪,正邪相争故发热;寒性收引,经脉拘急,筋骨失于温养,故头痛,项强,周身或骨节疼痛;寒性凝滞,腠理致密,玄府不通,故无汗;寒邪束表,肺气失宣,则呼吸气喘;寒邪束表,经脉拘急,则脉浮紧。

【辨证要点】 本证以恶寒,无汗,头身疼痛,脉浮紧为辨证要点。

2. 太阳腑证

太阳腑证指太阳经邪不解,内传其太阳之腑所表现出的证候。太阳腑证在临床上可分为太阳蓄水证和太阳蓄血证。

(1)太阳蓄水证:指外邪不解,内舍于太阳膀胱之腑,膀胱气化失司,水液停蓄所表现的证候。

【临床表现】 发热,恶寒,小便不利,小腹胀满,发热,烦渴,渴欲饮水,水入即吐,脉浮或浮数。

【证候分析】 太阳经证不解,故仍见发热,恶寒,脉浮等表证症状;膀胱主藏津液,化气行水,因表邪内传其膀胱之腑,膀胱气化不利,既不能布津上承,又不能化气行水,所以出现烦渴,小便不利。水气上逆,停聚于胃,拒而不纳,故水入即吐。

【辨证要点】 本证以太阳经证及小便不利,小腹胀满并见为辨证要点。

(2)太阳蓄血证:指外邪入里化热,随经深入下焦,邪热与瘀血相互搏结于少腹部位所表现出的证候。

【临床表现】 少腹急结,硬满疼痛,如狂或发狂,小便自利或不利,或大便色黑,舌紫或有瘀斑,脉沉涩或沉结。

【证候分析】 外邪侵袭太阳,入里化热,营血被热邪煎灼,热与蓄血相搏于下焦少腹,故见少腹拘急,甚则硬满疼痛;心主血脉而藏神,邪热上扰心神则如狂或发狂;若瘀血结于膀胱,气化失司,轻则小便自利,重则小便不利,溺涩而痛;瘀血停留胃肠,则大便色黑;郁热阻滞,脉道不畅,故脉沉涩或沉结。本证妇女多见,除上述表现外,常兼有经水不调,病经或经闭等瘀热阻于胞宫的见症。

【辨证要点】 本证以少腹急结,神乱如狂,但小便自利等为辨证依据。

（二）阳明病证

阳明病证指在伤寒病发展过程中,邪热亢盛,胃肠燥热所表现的证候。阳明病证多由太阳病失治、误治,伤津化燥,邪热内传阳明经入里所致,也有因素体阳盛津亏,感受外邪,入里化热而成。

阳明病是外感热病过程中,正邪剧争的极期阶段。其特点是阳热炽盛,性质属里实热证。其主要脉症是身热,汗出,不恶寒反恶热,脉大。阳明病的主要病机是以"胃家实"为提纲。胃家,包括胃与大肠,实,即指胃、肠的实证、热证。根据病变部位和证候特点的不同可分为阳明经证和阳明腑证两大类。阳明经证与阳明腑证均为里热实证。其区别在于阳明经证,里热炽盛,但肠中尚无燥屎内结;阳明腑证,热甚伤津,热与糟粕互结,腑气不通。在临床上,腑证较经证为多,且病情更重。故张仲景以"胃家实"为阳明正病。

1. 阳明经证

阳明经证指邪热亢盛,充斥阳明经,弥漫全身,肠中尚无燥屎内结为主要表现的证候。阳明经证多由太阳经证不解,或因少阳病失治,邪热内传入里而成。

【临床表现】身大热,大汗出,大渴引饮,面赤气粗,心烦躁扰,舌苔黄燥,脉洪大。

【证候分析】阳明经证多为太阳、少阳之邪不解,内传阳明所致。邪入阳明,化燥化火,无形热邪充斥、弥漫全身,故身大热;热甚迫津外泄,故大汗出;热甚汗出,津液大伤,故大渴引饮;阳明热盛,热邪上蒸,热扰心神,则心烦躁扰而面赤;热迫于肺,肺气不利,故气粗;里热亢盛,故舌苔黄燥,脉洪大。

【辨证要点】本证以大热,大汗,大渴,脉洪大为辨证要点。

2. 阳明腑证

阳明腑证指邪热内传阳明之里,与肠中糟粕相搏,燥屎内结为主要表现的证候。阳明腑证多为阳明经证进一步发展而成。

【临床表现】日晡潮热,手足濈然汗出,脐腹部胀满疼痛,拒按,大便秘结,或腹中转矢气,神昏谵语,甚则狂躁不得眠,舌苔黄厚干燥,边尖起芒刺,甚至苔焦黑燥裂,脉沉实或滑数。

【证候分析】阳明经证,大热汗多,如误用发汗,使津液外泄,于是肠中干燥,里热更甚,而致燥屎阻结,则成腑实证。阳明的经气旺于日晡,而四肢禀气于阳明,腑中实热弥漫,故日晡潮热,手足濈然汗出;邪热与糟粕结于肠道,腑气不通,则脐腹部胀满疼痛,拒按,大便秘结;燥屎内结,结而不通,气从下失,则腹中矢气频转;邪热炽盛,上扰心神,则神昏谵语,甚则狂躁不得眠;燥热内结,津液被劫,故苔黄厚干燥起芒刺或焦黑燥裂;有形之邪内结,脉道壅滞而邪热又迫急,故脉沉实,或滑数。

【辨证要点】本证以日晡潮热,手足濈然汗出,脐腹胀满,疼痛拒按,大便秘结,苔黄厚干燥,脉沉实等为辨证要点。

（三）少阳病证

少阳病证是邪犯少阳胆腑,经气不利所表现的证候。少阳病证多因太阳经证不解,邪气内侵,郁于少阳胆经及胆腑,邪正相争于半表半里之间所致,也可由厥阴病转出少阳而成。

【临床表现】寒热往来,胸胁苦满,默默不欲饮食,心烦欲呕,口苦,咽干,目眩,脉弦。

【证候分析】邪入少阳半表半里之间,正邪相争,正不胜邪,则恶寒;正胜于邪,则发热;邪郁少阳,经气不利,故胸胁苦满;胆热犯胃,胃失和降则默默而不欲饮食,胃气上逆则欲呕;胆热扰心,故见心烦;邪热熏蒸,胆热上腾则口苦;津为热灼,则咽干;邪热上扰清窍,则目眩。脉弦为肝胆病证之象。

【辨证要点】本证以寒热往来,胸胁苦满,脉弦为辨证要点。

(四)太阴病证

太阴病证是脾阳虚衰,寒湿内生所表现的证候。太阴病证可由三阳病失治、误治而损伤脾阳,或因脾阳素虚,风寒之邪直接侵犯太阴所致。太阴脾与阳明胃互为表里,故两经病证在一定条件下常相互转化。若阳明经证清、下太过,损伤脾阳,则可转化为太阴病证;若太阴病证,滥用温燥,或寒湿郁久化热,则也可转化为阳明病证。故张仲景有"实则阳明,虚则太阴"之说。太阴病为三阴病之轻浅阶段,其病变特点为虚寒证。

【临床表现】腹满而吐,时腹自痛,食不下,大便泄泻,口不渴,四肢欠温,或舌苔白腻,脉沉缓而弱。

【证候分析】脾阳虚衰,寒湿内生,气机阻滞,则腹胀满;太阴病腹满痛为虚,所以时腹自痛且喜温喜按;脾失健运,则食不下;寒湿犯胃,胃失和降,则呕吐;中焦虚寒,寒湿下注,故大便泄泻;其邪从寒湿而化,津液未伤,犹能上承,所以太阴病口多不渴;阳虚失于温煦,则四肢欠温。舌苔白腻,脉沉缓而弱均为脾阳虚弱之象。

【辨证要点】本证以腹满时痛,自利,口不渴等虚寒表现为辨证要点。

(五)少阴病证

少阴病是伤寒病过程中的后期阶段,全身阴阳衰惫,以脉微细,但欲寐为主要表现的证候。少阴病通常是伤寒病变发展过程的后期阶段,也往往是病情最危险的阶段。

少阴包括心、肾,为水火之脏,阴阳之根。病入少阴,病性从阴化寒,则为少阴寒化证;病性从阳化热,则为少阴热化证。

1. 少阴寒化证

少阴寒化证指少阴阳气虚衰,病邪入里从阴化寒所表现的虚寒证候。少阴寒化证多为少阴阳衰,阴寒内盛所致。

【临床表现】无热恶寒,脉微细,但欲寐,四肢厥冷,下利清谷,呕不能食,或食入即吐,或身热反不恶寒,面赤。

【证候分析】少阴阳气衰微,阴寒内盛,失于温养,故无热恶寒,但欲寐,四肢厥冷;肾阳虚,火不暖土,脾胃纳运、升降失职,故下利清谷,呕不能食,或食入即吐;若阴寒内盛,格阳于外,则见身热反不恶寒,面红如妆之真寒假热证。脉微细为心肾阳虚,鼓动无力之征象。

【辨证要点】本证以无热恶寒,四肢厥冷,下利清谷,脉微细为辨证要点。

2. 少阴热化证

少阴热化证指少阴阴虚阳亢,病邪从阳化热,以心烦失眠,舌尖红,脉细数为表现的虚热证候。

【临床表现】心烦不得眠,口燥咽干,舌尖红赤,脉细数。

【证候分析】少阴热化证是阴虚阳亢,与少阴病寒化证的阳微阴盛正好相反。邪入少阴,从阳化热,肾水亏虚,不能上济于心,则心火独亢,火扰心神,则心烦不得眠;阴虚化热伤津,津不上承,故口燥咽干。舌尖红赤,脉细数均为阴虚阳亢征象。

【辨证要点】本证以心烦不得眠,舌尖红赤,脉细数为辨证要点。

（六）厥阴病证

厥阴病是伤寒病发展传变的最后阶段，表现极为错综复杂，足厥阴经属肝络胆而挟胃，其病则多显示了肝胆和胃的证候。因病理变化，正邪消长的不同，故有上热下寒和厥热胜复的不同机转。厥阴病为六经病之末，多由他经传变而成。

【临床表现】消渴，气上撞心，心中疼热，饥而不欲食，食则吐蛔。

【证候分析】其基本病理变化为上热下寒。因厥阴为三阴之尽，其特点是阴阳各趋其极，阳并于上则上热，阴并于下则下寒。邪入厥阴，心包之火炎上则上热；热灼津伤，故消渴饮水；厥阴之脉挟胃，上贯膈，火性炎上，肝气横逆无制，故见气上撞心，心中疼热；又因下焦寒盛，脾失健运，肝气乘脾，故饥而不欲食，强食则吐；内有蛔虫者，常可见吐出蛔虫。

【辨证要点】本证以上热下寒，寒热交错为辨证要点。

二、六经病证的传变

传变是疾病本身发展过程中固有的某些阶段性的表现，也是人体脏腑经络相互关系发生紊乱而依次传递的表现。一般认为："传"是指疾病循着一定的趋向发展；"变"是指病情在某些特殊条件下发生性质的转变。六经病证是脏腑、经络病理变化的反映。人体是一个有机的整体，脏腑、经络密切相关。故一经的病变常常会涉及另一经，从而表现出合病、并病及传经的病证候。

（一）合病

合病是两经或三经同时发病，出现相应的证候，而无先后次第之分。例如：太阳经病证和阳明经证同时出现，称为"太阳阳明合病"；三阳病同病的称为"三阳合病"。

（二）并病

凡一经之病，治不彻底，或一经之证未罢，又见他经证候的，称为并病。并病无先后次第之分。例如，少阳病未愈，进一步发展而又涉及阳明，称为"少阳阳明并病"。

（三）传经

病邪从外侵入，逐渐向里传播，由这一经的证候转变为另一经的证候，称为"传经"。传经与否，取决于体质的强弱、感邪的轻重、治疗的当否三个方面。例如：邪盛正衰，则发生传变；正盛邪退，则病转痊愈。身体强壮者，病变多传三阳；体质虚弱者，病变多传三阴。此外，误汗、误下，也能传入阳明，更可以不经少阳、阳明而经传三阴。但三阴病也不一定从阳经传来，有时外邪可以直中三阴。传经的一般规律如下。

1. 循经传

循经传就是按六经次序相传。例如：太阳病不愈，传入阳明，阳明不愈，传入少阳；三阳不愈，传入三阴，首传太阴，次传少阴，终传厥阴。一说有按太阳—少阳—阳明—太阴—厥阴—少阴相传者。

2. 越经传

越经传是不按上述循经次序，隔一经或隔两经相传。例如，太阳病不愈，不传少阳，而传阳明，或不传少阳、阳明而直传太阴。越经传的原因，多由病邪旺盛，正气不足所致。

3. 表里传

表里传是相为表里的经相传。例如，太阳传入少阴，少阳传入厥阴，阳明传入太阴，是邪盛正虚由实转虚,病情加剧的证候,与越经传含义不同。

(四)直中

凡病邪初起不从阳经传入,而是径中阴经,表现出三阴征候的为直中。

以上所述,都属由外传内,由阳转阴。此外,还有一种里邪出表,由阴转阳的阴病转阳证。所谓阴病转阳,就是本为三阴病而转变为三阳证,为正气渐复,病有向愈的征象。

第二节 卫气营血辨证概要

卫气营血辨证是清代叶天士在《外感温热篇》中创立的一种诊治外感温热病的辨证方法。卫气营血辨证就是把外感温热病在发展过程中不同病理阶段所反映的证候,分为卫分证、气分证、营分证、血分证四种,以用来说明病位的深浅、病情的轻重和传变规律并指导临床治疗。

卫气营血辨证,就其病位及病变发展趋势而言,卫分主表,病位在肺与体表,病情轻浅;气分主里,病位在肺、胸膈、胆、三焦、胃、肠,病情较重;营分为热邪进入心营,病位在心与心包络,病情深重;血分为邪热深入心、肝、肾,已经耗血动血,病情危急。

一、卫气营血病症的分类

(一)卫分证

卫分证指温热病邪侵犯肌表,卫气功能失常所表现的证候。

【临床表现】 发热,微恶风寒,舌边尖红,脉浮数。卫分证常伴有头痛,口干微渴,咳嗽,咽喉肿痛。

【证候分析】 温热之邪侵犯肌表,卫为邪郁而不能布达于外,故发热,微恶风寒;温热之邪属阳,故多为发热重而恶寒轻;温邪犯肺,肺失宣降,肺气上逆则咳嗽;温邪上灼咽喉,气血壅滞,故咽喉红肿疼痛;上扰清窍则头痛;邪在卫分,伤津不重,故口干微渴。舌边尖红,脉浮数均为温热之邪初犯肺卫之征。

【辨证要点】 本证以发热,微恶风寒,舌边尖红,脉浮数等为辨证要点。

(二)气分证

气分证指温热病邪内传脏腑,正盛邪实,正邪剧争,阳热亢盛所致的证候。气分证具有范围广,兼症多的特点。凡温热病邪不在卫分,未及营分、血分的一切证候均属气分证。气分证涉及肺、胸膈、脾、胃、肠、胆等脏腑,证候较为复杂。现仅以热盛阳明胃腑为例加以说明。

【临床表现】 壮热,不恶寒反恶热,汗出,口渴喜饮,心烦,便秘,尿赤,舌红,苔黄燥,脉数有力。

【证候分析】 气分证多为温热之邪由卫表及里,或温邪直入气分所致。邪热入里,正邪剧争,里热亢盛,则壮热,不恶寒反恶热;热盛迫津外泄,则汗出;热盛津伤,则口渴喜饮,便秘,尿赤,苔黄燥;热扰心神,故心烦;阳明热炽,则舌红,脉数有力。

【辨证要点】 本证以壮热,不恶寒反恶热,烦渴,舌红,苔黄燥,脉数有力为辨证要点。

(三)营分证

营分证是温热病邪内陷,灼伤营阴所表现的证候。营分证多由气分不解,传入营分;或由卫分逆传入于营分,或发病即邪在营分。营分证是温热病发展过程中较为深重的阶段。

【临床表现】身热夜甚,心烦不寐,甚或神昏谵语,斑疹隐隐,口反不渴,舌绛而干,脉细数。

【证候分析】邪热入营,灼伤营阴,则身热夜甚;邪热深入心营,心神被扰,则心烦不寐或神昏谵语;热伤血络,则见斑疹隐隐;邪热蒸腾,津液上潮于口,故口反不渴。舌质红绛而干,脉细数均为邪热入营,营阴劫伤之象。

【辨证要点】本证以身热夜甚,心烦不寐,舌红绛,脉细数为辨证要点。

(四)血分证

血分证指温热邪气深入阴分,损伤精血津液的危重阶段所表现出的证候。血分证也是卫气营血病变最后阶段的证候。其典型的病理变化为热盛动血,心神错乱。其病变主要累及心、肝、肾三脏。在临床上以热盛动血和血热伤阴多见。

1. 热盛动血证

热盛动血证指血分热盛,闭扰心神,迫血妄行所表现的出血证候。

【临床表现】在营分证的基础上,更见烦热躁扰,昏狂,谵妄,斑疹透露,色紫或黑,吐衄,便血,尿血,舌质深绛或紫,脉细数。

【证候分析】邪热入于血分,较诸热闭营分更为重。血热扰心,故躁扰发狂;血分热极,迫血妄行,故见出血诸症;因热炽甚极,故昏谵而斑疹紫黑。血中热炽,故舌质深绛或紫。实热伤阴耗血,故脉见细数。热入营分和热盛动血二者在斑疹和舌象上的主要区别为:前者热灼于营,斑疹隐隐,舌质红绛,为病尚浅;后者热灼于血,斑疹透紫色或紫黑,舌深绛或紫。

【辨证要点】本证以营分证(身热夜甚,心烦不寐等)并见出血症状为辨证要点。

2. 血热伤阴证

血热伤阴证指血分热盛,阴液耗伤,机体失养所表现的证候。

【临床表现】持续低热,暮热朝凉,五心烦热,口干咽燥,神倦耳聋,心烦不寐,舌干,少苔,脉虚细数。

【证候分析】邪热久羁血分,劫灼阴液,阴虚则虚热内扰,故低热或暮热朝凉,五心烦热;阴精耗竭,不能上荣清窍,故口干咽燥,舌干,少苔,耳聋失聪;阴精亏损,神失所养,故神倦;精血不足,故脉虚细;阴虚内热,则见脉数。

【辨证要点】本证以虚热不退并见机体失养为辨证要点。

二、卫气营血病证的传变

温热病的发展过程实际上就是卫气营血病证的传变过程。其传变规律一般有顺传和逆传两种形式。

(一)顺传

顺传,即温热病邪循卫、气、营、血的次序传变。从卫分开始,依次内传气分、营分、血分。它体现了病邪由表入里,由浅入深,病情由轻到重,由实转虚的传变过程。顺传标志着邪气步步深入,病情逐渐加重。

(二)逆传

逆传,即病邪入卫分后,不经过气分阶段,直接传入营分、血分。实际上"逆传"只是顺传规律中的一种特殊类型,而病情更加急剧、重笃。

此外,由于机体和病邪反应的特殊性,温病的传变也有不按上述规律传变的。如发病之初,无卫分证,而径见气分证,或营分证;或卫分证未罢,又兼见气分证的,称为"卫气同病";或气分证尚存,又出现营分证或血分证,称为"气营两燔"或"气血两燔"。它提示病情复杂,病情危重。

第三节　三焦辨证概要

三焦辨证是清代吴鞠通在《温病条辨》中将外感温热病归纳为上、中、下三焦病证进行辨证的一种方法。

三焦辨证是依据《黄帝内经》中三焦所属部位的概念,在六经辨证和卫气营血辨证的基础上,又将外感温热病归纳为三大类证候,即上焦病证、中焦病证、下焦病证。上焦病证多表现于温病的初期阶段,包括手太阴肺经和手厥阴心包经的病变,其中手太阴肺经的证候多为温病的初期阶段。中焦病证多表现于温病的极期阶段,包括手阳明大肠经、足阳明胃经和足太阴脾经的病变,阳明主燥,太阴主湿,若邪入阳明从燥而化,则多见里热燥实证;若邪入太阴从湿而化,则多见湿温病证。下焦病证多表现于温病的末期阶段,包括足少阴肾经和足厥阴肝经的病变,多见肝肾阴虚。

一、三焦病证的分类

(一)上焦病证

上焦病证指温热之邪侵袭手太阴肺经和手厥阴心包经所表现的证候。

【临床表现】发热,微恶风寒,汗出,咳嗽,口渴,头痛,舌边尖红,脉浮数或两寸独大;或见但热不寒,咳嗽,气喘,汗出,口渴,苔黄,脉数;甚则高热,神昏谵语或昏愦不语,舌謇肢厥,舌质红绛。

【证候分析】温热之邪,由鼻而入,鼻为肺窍,而肺主皮毛而统卫气。邪袭肺卫,肺气失宣,故见发热,微恶风寒,咳嗽,舌边尖红,脉浮数或两寸独大等。热邪伤津,则口渴;温热病邪,上扰清窍,则头痛;热迫津泄则汗出;邪热入里,故身热不恶寒;若邪热壅滞于肺,肺失肃降,气逆于上,则见咳嗽,气喘。口渴,汗出,苔黄,脉数均为邪热内盛之象。若邪在肺卫不解,可逆传心包,闭阻心神,则见神昏谵语或昏愦不语,舌謇;里热炽盛,蒸腾于外,故见高热;阳气内郁,不达四肢,故见肢厥;热伤营阴,则舌质红绛。

【辨证要点】本证以发热恶风寒,汗出头痛,咳嗽气喘或神昏谵语等为辨证要点。

(二)中焦病证

中焦病证是温热病邪侵犯中焦脾胃,出现邪从燥化或邪从湿化所表现的证候。

【临床表现】壮热,不恶寒反恶热,面红目赤,神昏谵语,口渴喜冷饮,汗出,小便短赤,腹胀满硬痛,大便秘结,舌红,苔焦黄起芒刺,脉沉实;或身热不扬,汗出热不解,脘腹痞闷,泛恶欲呕,大便不爽,头身重痛,舌红,苔黄腻,脉濡数。

【证候分析】若邪入阳明,热邪炽盛,充斥内外,则见壮热,不恶寒反恶热;邪热上炎,则面红目赤;热扰心神,则神昏谵语;热甚津液大伤,故口渴;热迫津泄则汗出,小便短少;胃性喜润恶燥,邪入阳明,热炽津伤,胃肠失润,燥屎内停,故见腹胀满硬痛,便秘;舌红,苔焦黄生芒刺,脉沉实均为燥热内结,津液被灼之象。湿热郁阻中焦,则脾失健运;胃失和降,气机不利,故见胸脘痞闷,泛恶欲吐,大便不爽;湿遏热伏,郁遏于肌腠,故身热不扬,汗出热不解;湿郁热阻,湿性重浊,气机运行不畅,故头身重痛;舌红,苔黄腻,脉濡数均为湿热内蕴之象。

【辨证要点】本证以发热气粗,腹胀便秘,或身热不扬,脘痞呕恶,便溏不爽为辨证要点。

(三)下焦病证

下焦病证指温热病邪侵及下焦肝、肾所表现的证候。

【临床表现】身热颧红,手足心热,口燥咽干,神倦,耳聋;或手足蠕动,或瘛疭,心中憺憺大动,舌绛,少苔,脉虚或细数,甚或时时欲脱。

【证候分析】温病后期,邪热久羁不去,传入下焦,耗损肝、肾之阴液。肝肾阴亏,虚热内生,则身热颧红,手足心热,口燥咽干;肾阴亏损,清窍失于充养,则神倦,耳聋;肝为刚脏,属木而主筋,赖肾水涵养,热邪久羁,肾阴被灼,水亏木旺,筋失所养,拘挛迫急,以致出现手足蠕动,甚或瘛疭,心中憺憺大动。舌绛,少苔,脉虚或细数,甚或欲脱均为阴精耗竭的虚象。

【辨证要点】本证以身热颧红,耳聋,或手足蠕动或瘛疭,舌绛少苔为辨证要点。

二、三焦病证的传变

三焦病的各种证候标志着温病病变发展过程中的三个不同阶段。三焦病证的传变规律一般从上焦手太阴肺经开始,次传中焦,终于下焦,此为顺传,说明病情由浅入深,由轻到重的病理进程。病邪由肺卫传入心包经者称为逆传,说明邪热炽盛,病情重笃。也有上焦病证未罢又见中焦病证的;有的又可自上焦径传下焦;或有中焦病证未除又见下焦病证;或起病即见下焦病证;或有两焦病证错综互见和病邪弥漫三焦者。

三焦病的传变取决于病邪的性质和受病机体抗病能力的强弱等因素。如患者体质偏于阴虚而抵抗力较强的,感受病邪又为温热、温毒、风温、温疫,若顺传中焦,则多从燥化而为阳明燥化证;传入下焦,则为肝肾阴虚。如患者体质偏于阳虚而抵抗力较弱者,感受病邪又为寒湿,若顺传中焦,则多从湿化,而为太阴湿化证;传入下焦,则为湿久伤阳。唯暑兼湿热,传入中焦可从燥化,也可以湿化;传入下焦,既可伤阴,也可伤阳,随其所兼而异。

三焦病的传变过程虽然有自上而下,但这仅指一般而言,也并不是固定不变的。有的病犯上焦,经治而愈,并无传变;有的又可自上焦径传下焦,或由中焦再传肝肾的,这又与六经病的循经传、越经传相似。也有初起即见中焦太阴病症症状的,也有发病即见厥阴症状的,这又与六经病证中的直中相类似。此外,还有两焦症状互见和病邪弥漫三焦的,这又与六经的合病、并病相似。

 实训九 六经辨证病例的分析与讨论

【实训目的】

运用六经辨证的理论知识进行病例分析,以提高综合分析及诊断的能力。

【实训方法】

个人准备,集体讨论,教师讲评。

【实训内容】

病例一 王某,女,50岁,退休教师。1978年11月20日初诊。主诉:恶寒发热,头项强痛

1 日。病史:素体虚弱,时患感冒。昨日傍晚觉恶寒,头身痛,自服复方阿司匹林 2 片,夜间出汗较多,诸症消失。但今晨全身不适,头痛,发热,鼻塞,流清涕,恶风,喷嚏连声,头项强痛不舒,俯仰不自如,如同"落枕",卧于帐中,未进早餐。检查:舌淡红,苔薄白,脉浮缓。

要求:①证候分析;②运用六经辨证进行病名诊断和证名诊断,其辨证依据是什么?

病例二　赵某,女,25 岁,农民。1985 年 10 月 18 日初诊。主诉:高热,汗多,烦渴 1 周。病史:1 周前在田间劳动后,自觉身热头痛,周身不适,入夜尤甚。次日去乡卫生院按感冒诊治,给服中药 2 剂,虽经反复出汗,但高热如蒸,持续不退。昨下午始感两脚痿软,步行不便。现仍觉身热汗多,不恶寒反恶热,口干烦躁,渴饮冷水,不思饮食,面赤气粗,小便黄赤,大便已解。检查:体温 39.2 ℃,舌质鲜红,少津,无苔,脉象洪大而数。双下肢神经反射正常。

要求:①证候分析;②指出本病例属六经病之何病何证;③指出该病证的辨证要点。

病例三　周某,女,35 岁,教师。1985 年 8 月 9 日初诊。主诉:恶寒发热,胁胀闷,口苦,不欲食 3 日。病史:3 日前始感恶寒发热,头身痛,当时未介意。今晨起一阵恶寒,一阵发热,头两侧痛甚,并觉两胁肋胀闷不适,口苦,咽干,恶心,不欲食,心烦易怒,尿黄,大便已解。检查:体温 37.8 ℃,舌质淡红,苔微黄,有津,脉弦细。

要求:①证候分析并归纳病机;②指出本病例属六经病之何病何证及其辨证依据;③指出本证型之恶寒发热与太阳病、阳明病有何不同。

【实训时间】

1 学时。

【实训小结】

对照教师的讲评,修改不妥之处,并认真分析失误原因。

实训十　卫气营血辨证病例的分析与讨论

【实训目的】

运用卫气营血辨证的理论知识进行病例分析,以提高思维、判断及诊断能力。

【实训方法】

个人准备,集体讨论,教师讲评。

【实训内容】

病例一　汪某,男,32 岁,泥工。1979 年 7 月 12 日初诊。主诉:发热,微恶寒,周身痛 3 日。病史:前晚因天气热,夜卧室外受凉,昨日微恶寒,发热,全身不适,因施工任务紧张,仍坚持上班。今晨仍发热,微恶风寒,全身关节酸痛,无汗,口渴,不欲食,小便稍黄,伴咳嗽。检查:面额灼手,体温 39.2 ℃。舌尖红,苔薄微黄,脉浮数。

要求:①证候分析并归纳病机;②指出本病例属卫气营血辨证之何证型;③指出本例患者的辨证要点,八纲辨证为何证。

病例二　高某,男,17 岁,学生。主诉:咳嗽、发热 1 周,加重并伴气喘 2 日。病史:咳嗽,发热 1 周。伴有恶寒,发热,吐痰。昨日起高烧,咳嗽加重。就诊时发热,微恶风,汗多,咳嗽气喘,吐黄稠痰,胸闷食少,口渴多饮,小便短少。检查:体温 39.4 ℃。面色赤,舌质红,苔薄黄,脉滑数。右下肺闻及湿啰音。血液化验:白细胞 $21×10^9$/L,中性粒细胞 86%,淋巴细胞 14%。胸透:右下肺小片状阴影。

要求:①证候分析并归纳病机;②指出本病例属卫气营血辨证之何证型;③指出本例患者

的主要辨证要点,八纲辨证为何证。

　　病例三　李某,女,4岁。1987年6月1日初诊。主诉:身热,躁扰,夜间尤甚8日。病史:5月23日患儿突然高烧,体温达39.6 ℃,疲乏欲寐,稍有咳嗽,二便及胸透检查无异常,急诊以"高热待查""上感"收入院。经注射青霉素及输液等治疗1周,病情未能控制。现仍发热,神志时昏,谵语,躁扰不安,夜间尤甚,手足时有抖动,尿混黄而短,大便3日未解。检查:体温39.6 ℃。舌质红绛,舌苔黄燥,脉细数。面红气粗,目闭口张,嘴唇干裂,身热烫手。血液化验:白细胞$12.7×10^9$/L,中性粒细胞86%,淋巴细胞13%。

　　要求:①证候分析;②指出本病例属卫气营血辨证之何证型;③指出本例患者的辨证要点,病位何在。

　　【实训时间】

　　1学时。

　　【实训小结】

　　对照教师的讲评,修改不妥之处,并认真分析失误原因。

 目标检测

一、选择题

　　(一)单项选择题

　　1.下列除哪项外均为太阳伤寒证的临床表现(　　　)

　　A.恶寒发热　　　　B.汗出而喘　　　　C.头项强痛　　　　D.脉浮紧　　　　E.身体疼痛

　　2.太阳中风证与太阳伤寒证的鉴别要点主要是(　　　)

　　A.恶寒与恶风　　B.发热与否　　C.有无头身疼痛　　D.脉浮紧与浮缓　　E.无汗与有汗

　　3.下列除哪项外均为阳明经证的表现(　　　)

　　A.身大热　　　B.汗大出　　　C.口大渴　　　D.脐腹胀满疼痛　　　E.心烦躁扰,气粗似喘

　　4.下列除哪项外均为阳明腑证的辨证要点(　　　)

　　A.潮热汗出　　　　　　　　　B.腹满疼痛　　　　　　　　　　　C.大便秘结

　　D.昏谵,狂乱,壮热,口渴　　　　　　　　　　　E.苔黄燥,脉沉实

　　5.阳明经证与阳明腑证的区别主要在于(　　　)

　　A.有无发热汗出　　　　　　　B.是否里热炽盛　　　　　C.肠中有无燥屎内结

　　D.有无心烦躁扰　　　　E.是否舌红,苔黄燥

　　6.下列哪项不是太阴病证的临床表现(　　　)

　　A.腹满时痛　　　B.自利　　　　C.口不渴　　　D.四肢欠温　　　E.咳喘无力,咳痰清稀

　　7.气分证发热的特征是(　　　)

　　A.发热恶寒　　　B.微热　　　C.阴虚潮热　　　D.身热夜甚　　　E.发热不恶寒反恶热

　　8.下列哪项为气分证的主要病机(　　　)

　　A.邪郁肺卫,肺失宣降　　　　　B.正盛邪实,阳热亢盛　　　　C.热灼营阴,心神被扰

　　D.热邪亢盛,耗血伤阴　　　　　E.热盛,迫血妄行

　　9.下列哪项不是营分证的临床表现(　　　)

　　A.心烦不寐　　　B.身热夜甚　　　C.斑疹隐隐　　　D.吐血衄血　　　E.舌质红绛

　　10.下列哪项为营分证口渴的特点(　　　)

A.口微渴　　B.大渴引饮　　C.渴喜冷饮　　D.口不甚渴或不渴　　E.消渴或水入即吐

11.症见灼热躁扰，谵语，斑疹，吐衄，颈项强直，四肢抽搐，舌质深绛，脉弦细数。其病机是（　　）

A.水不涵木，肝风内动　　　　B.气分热炽，肝风内动　　　　C.血分热炽，肝风内动

D.心营热盛，引动肝风　　　　E.肝经热盛，引动肝风

12.下列哪项一般不在气分证中出现（　　）

A.发热　　　　　　B.口渴　　　　　　C.神昏谵语　　　　D.心烦　　　　　E.舌质红绛

（二）多项选择题

13.下列哪些为太阳中风证的临床表现（　　）

A.发热恶寒　　　B.汗出　　　　　C.无汗而喘　　　　D.脉浮缓　　　　E.鼻鸣，干呕

14.下列哪些为太阴病证的辨证要点（　　）

A.无热恶寒　　　B.口渴　　　　　C.腹满时痛　　　　D.脉微细　　　　E.自利

15.下列哪些为厥阴病证的临床表现（　　）

A.心中疼热　　　B.食则吐蛔　　　C.气上撞心　　　　D.消渴　　　　　E.饥而不欲食

16.下列哪些属于六经病证的传变（　　）

A.逆传　　　　　B.合病　　　　　C.直中　　　　　　D.并病　　　　　E.表里传

二、简答题

1.简述太阳伤寒证的临床表现和辨证要点。

2.简述上焦病证的临床表现和辨证要点。

3.简述风热犯卫证的临床表现和辨证要点。

4.简述邪热壅肺证的临床表现和辨证要点。

（刘鹏飞　徐　媛　马芝艳）

第十章　诊断临床综合应用

学习目标

【学习目的】学会运用本章的有关知识进行病案分析,综合处理病情资料及围绕主症进行辨证和辨病,以提高思维、分析及综合运用的能力。

【知识要求】掌握病情资料综合处理的要点,诊断的思维方法,主症、证候、疾病的诊断思路,疾病诊断的方法和途径,辨证和辨病相结合的临床意义。重点掌握辨证的基本内容和步骤。熟悉四诊与辨证、辨病的关系及其诊断的基本思路。了解正确运用中医病名的有关内容。

【能力要求】初步具有综合处理病情资料及围绕主症进行辨证和辨病的能力,熟练运用辨证思维的法则、方法、内容和步骤进行辨证的能力。

在前面的章节中,分别介绍了四诊与辨证的内容、方法,但是临床如何将二者有机结合起来做出病证的诊断,即是本章要讨论的问题。

诊断是极为复杂的思维过程,要想在纷繁复杂的病情中抓住疾病的本质,除了应熟悉中医学的理论与知识外,还要对病情资料做综合处理,并进行科学的思维分析,才能做出正确诊断。因此,在临床诊断疾病的过程中,首先是要学会如何围绕患者的主诉而灵活地进一步询问和诊察,并对利用四诊全面收集的病情资料进行综合处理,明确症状主次;其次是要掌握中医常用的诊断思维方法;再次是要掌握诊断主症、证候和疾病的思路,并注意辨证和辨病相结合。这是临床诊断的必经之路,而要做好每一步和前进一步,都涉及医生的水平、态度和思维技巧,需要认真锻炼,才能逐步提高临床诊断水平。

第一节　病情资料的综合处理

医生将运用各种诊法所收集到的临床材料,如病史、症状和体征,以及与疾病有关的社会、心理、自然环境等资料,统称为病情资料。病情资料是诊病、辨证的依据。病情资料是否准确、全面,症状、体征的主次轻重是否清楚,是诊断准确与否的前提。

一、病情资料的完整性和系统性

患者的临床症状和体征有表有里,有全身也有局部,有单一也有复合。其临床表现多种多样,涉及各个方面,因此病情资料应力求完整而系统。忽视病情资料的完整性,若有遗漏或过于简单,则往往导致漏诊、误诊;忽视病情资料的系统性,杂乱无章、主次不明,则往往难以下结论。临证时不能只凭一个症状或体征便仓促给出诊断,不能片面强调或夸大某种诊法的作用,而必须对患者进行全面而系统调查,发挥医生的主导作用,将诸种诊法综合运用,多层次、多角度、多方面收集病情资料。如问诊时，按"十问歌"的顺序进行，以免遗漏；对妇女尤必详问其经、带、胎、产史，对小儿要详审其发育史等。

病情资料的完整性和系统性还反映在人与自然、社会的关系等方面，故应包括四时气候、地域水土、生活环境、职业性质、工作条件、生活习惯、性格好恶、精神情志、体质强弱等，尤其是患者的社会生活和心理状态等。总之，在病情资料中不仅要有症状和体征，还要发掘疾病深层次的社会、心理因素。

二、病情资料的准确性和客观性

病情资料的准确性和客观性是正确诊断的关键。临床表现错综复杂，有些病情资料不够准确和客观，就会影响诊断。为了使病情资料真实、可靠，必须准确地运用每一种诊法；同时应防止主观性和片面性，避免先入为主、主观臆测或暗示的方法。如问诊时不应只"问其所需"或"录其所需"，否则不仅影响病情资料的完整性，也影响了病情资料的客观性。对有诊断或鉴别诊断意义的病情资料，或有或无，或轻或重，应当明确并予以分级量化；有某些症状，如少气、气短等不能含混其词，似是而非。因此，必须采取实事求是的态度，对病情资料进行反复调查和动态观察，以及借用一些客观检查手段（包括现代医学的各种实验室检查、仪器探测等），以证实病情资料的可靠性。评价病情资料的准确、客观与否还要看患者是否如实地、准确地反映病情。

三、病情资料的一致性程度

在多数情况下，症状、体征等各种病情资料所提示的病理意义与疾病的本质是一致的，如患者畏寒、大便稀溏、小便清长、面色淡白、舌体淡胖、舌苔白润、脉沉迟无力等，均主阳气亏虚的虚寒证。这种病情资料单纯、明显，临床意义一致，说明疾病的本质不甚复杂，医生诊断时要认识其本质也是比较容易的。但是，病情各方面的资料不一致，临床意义不相同，甚至似乎存在矛盾的情况，在临床上也并不少见。如在八纲辨证中提到的寒热真假、虚实真假等，其表现就有典型的不一致性，反映了疾病过程中的特殊规律，体现了疾病的复杂性。

任何病情资料都有一定的临床意义，均反映着一定的病机。即使是不一致的资料，甚至是矛盾的资料，都有可能反映着不同的病机，关键在于能否用中医学理论去正确分析、认识其中的机制，了解其所提示的特殊的临床意义。例如：数脉主热，心阳亏虚者也常见数脉；舌有裂纹主阴津耗损、舌短主风痰阻络或病情危重，但也有属于先天生理性者。不仅要知其常，而且要知其变。当然，病情资料的不一致，一般反映病情复杂、病机多端、有主有次、有因有果，给诊断带来了困难。这就要求医生应认真询问、检查，全面掌握病情，熟悉中医学理论，并善于分析思考，方可从纷繁复杂的病情中把握病证的本质。

四、病情资料属性的分类

对病情资料属性的划分是根据它们在辨病、辨证中的意义和性质而确定的。一般可划分为必要性资料、特征性资料、偶见性资料、一般性资料和否定性资料。

（一）必要性资料

必要性资料指对某些疾病或证候的诊断是必然要见到的资料，缺少了就不能诊断为这种病或证。

必要性资料一般是病、证中的主要表现，要诊断为某证或某病，必有此症，但不等于有此症就一定是此病或此证。例如，咳嗽是咳嗽病的主症，为咳嗽病的必要性资料，但是不能一见到咳嗽就诊断为咳嗽病，因为咳嗽还可见于哮病、肺痨等肺系的多种疾病之中。又如，热扰胸膈证必见烦躁，无烦躁就不能诊断为该证，但并非凡见烦躁者都属热扰胸膈证。

因此，必要性资料并不是排他性资料，即某症对某病或某证的诊断为必有，但不等于此症只主此病或此证。

(二)特征性资料

特征性资料指对病或证的确诊具有特征性意义的资料。这种病情资料仅见于该种病或证，而不见于其他的病或证。因此，一般只要出现这种资料，即可诊断为该种病或证，但应注意该种病或证不一定都见到这种症状。例如：大便排出蛔虫，只见于蛔虫病，而不见于其他疾病，故只要见到便蛔，便可诊断为蛔虫病，但是没有便蛔也不能排除蛔虫病的可能性；盗汗一般认为是阴虚证，但是没有盗汗也不能说就不是阴虚证，因为还可凭五心烦热、舌红、少苔、脉细数等而诊断为阴虚证。

特征性资料还可以包括一些非特异性资料的有机组合，从而对某病或某证的诊断具有特异性。例如，阳明经证的大热、大汗出、大烦渴、脉洪大等"四大症"，就每一症状而言，对阳明经证并无特异性，但其组合在一起，则对阳明经证的诊断具有了特异性。

(三)偶见性资料

偶见性资料指在该病或该证中出现频率较少，或出现，或不出现的资料。偶见性资料的出现随个体差异而定，一般认为其对诊断的价值不大。

如《伤寒论》载："伤寒五六日，中风，往来寒热，胸胁苦满，嘿嘿不欲饮食，心烦喜呕。或胸中烦而不呕，或渴，或腹中痛，或胁下痞硬，或心下悸、小便不利，或不渴、身有微热，或咳者，小柴胡汤主之。"可见诊断少阳病小柴胡汤证的主要病情资料为"往来寒热，胸胁苦满，嘿嘿不欲饮食，心烦喜呕"，而自"或胸中烦而不呕"以下皆为或然见症，即为偶见性资料。

但是，偶然性中可能隐藏着必然性，有些偶见性资料可以提示病证的转化等，因而也不可忽视。例如，胃脘痛患者，若见大便色黑如柏油，则提示有络损出血。又如，老年人经常干咳少痰，偶见痰中带血，则应疑及肺癌的可能。

(四)一般性资料

一般性资料指某一症状对任何病或证的诊断既非必备性，又非特异性，只具有一般诊断意义的资料。

临床上的症状许多属于一般性资料，如神疲、头晕、乏力、不欲食、嗜睡、口不渴、舌淡红、苔薄白、脉弦等，可以在很多疾病中出现，甚至多数患者都有可能出现其中一两个，这些表现单独出现时，对任何证或病的诊断意义都不是很大，缺乏特异性。但是，患者不可能只见一个症状或体征，通过询问或检查，医生常可发现与之有关的其他资料，而将一般性资料与其他资料组合在一起的时候，便可显示出其临床意义。例如，上述症状组合在一起，或者其中某些症状表现突出时，则有可能提示气虚或有湿邪。又如，气候干燥或潮湿、隐痛等，并非病证诊断的特征性指标，然而这些资料仍是辨证以及某些疾病诊断的依据，如湿阻、着痹等病，就必有天气潮湿的因素。因而，一般性资料也具有临床意义，不能轻视。

（五）否定性资料

否定性资料指某些症状或某些阴性资料，对于某些病或证的诊断具有否定性意义，即某一病或证在任何情况下都不可能出现的资料。若能掌握相关病证的否定性资料，则往往能将类似病证加以鉴别而使诊断变得果断迅速。例如，不恶寒、无汗、口不渴、不发热、二便调、舌淡红等，似为阴性资料，但在某种情况下可起到鉴别、否定诊断的作用。本恶寒者不恶寒，说明不再是表证；风寒表证而无汗，说明并非太阳中风。又如，肝风内动证可由多种病机导致，若患者动风时并无发热、舌红、脉数等症状，则显然不属于热极生风。育龄期妇女停经，可以由多种原因导致，但若"身有病而无邪脉"，则提示并非月经病，而常是早孕的征象。可见，阴性症状也是病情资料中的重要组成部分。

总之，必要性资料和特征性资料是诊断病或证的主要依据；偶见性资料提示诊断的可能性，但难以确定诊断；一般性资料具有综合定性的意义；否定性资料则能为鉴别诊断提供依据。因此，在病情资料中，不仅要有揭示病或证的阳性症状或体征，而且要有鉴别病或证的阴性症状或体征。

第二节　诊断的思维方法

诊断过程中的基本思维方法主要有分析、综合、推理与判断。在临床上通过感性认识与理性认识之间的循环往来，从而逐渐对疾病本质做出正确判断。中医诊断不仅具有抽象思维，而且存在着形象思维、灵感思维等方法。

一、常用的诊断思维方法

对于每个医生来说，甚至同一医生对于每个疾病来说，其诊断时的思维过程与方法，都不会完全相同。因此，对于如何进行辨证、诊病，不可能给出统一的规定。

在临床上常用的诊断思维方法可概括为类比法、归纳法、演绎法、反证法、模糊判断法，以及预测法、试探法等。

（一）类比法

类比法指通过已知与未知间的对比而达到明确诊断的思维方法，即将患者的临床表现和已知的某一常见病或证进行比较，若二者主要特征相吻合，此病或证的诊断便可成立。例如，患者表现为发热、恶风、汗出、脉浮缓，这与《伤寒论》中"太阳病，发热汗出，恶风，脉缓者，名为中风"之说相符，因而便可诊断为太阳中风证。又如，患者因精神刺激后出现烦躁多言、不知饥、不欲眠、呼号歌唱、裸体奔走、打人毁物等表现，这与"弃衣而走，登高而歌，或至不食数日，逾垣上屋"（《素问·阳明脉解》）、"少卧不饥……善骂詈，日夜不休"（《灵枢·癫狂》）的狂病极其吻合，因而可诊断为狂病。

在临床上见有头晕、眼花、头摇、肢体颤抖等症者，常认为是动风，即所谓取类比象；颜面或四肢新起局部肿痛灼热，形小根深，坚硬如钉丁之状者，其病常诊为"疔"。这种形象思维也属于类比法。

类比法是一种直接的对应思维方式，具有迅速、简捷的特点，它不需要更大范围内的思考，当病情不复杂而表现又很典型时，类比法诊断的准确性就高，而熟练掌握各常见病、证的临床表现及诊断要点是采用类比法的先决条件。

（二）归纳法

归纳法指对复杂病情通过归类分析而达到明确诊断的思维方法，即将患者表现的各种证候，按照辨证要素进行分类归纳，或按病类进行区分，即据症分组，有机结合，从而认识病变的本质。

当病情表现复杂，或者病情资料很多，诊断时如果只按记录的前后顺序，一个一个症状的分析其临床意义，势必会杂乱无章，无所适从，或丢三落四，不得要领，甚至本末倒置，得出错误结论。此时最常用的简便方法是归纳法。

比如：某患者下肢水肿、尿少、舌胖、苔滑，知有水液内停；病程长、疲乏、畏冷、肢凉、苔白、脉弱等，属于阳虚之征；腹胀、不欲食、大便时溏等，是病位在脾的表现；腰膝酸软、性欲淡漠、余沥不尽等，是肾虚之候；患者以心悸为主诉，并有胸闷、喘不能卧、脉促等症，则是病位在心的表现。该病涉及水、阳虚、脾、肾、心等辨证要素，再按中医学理论进行分析判断，可知为脾肾阳虚、水气凌心证。这样把各个症状按其可能的本质性因素进行归类，并估计其各自可能性的大小，从而可把看似孤立的每个症状串联起来，并可从中认识当前病变的本质。

（三）演绎法

演绎法指对病情进行由浅入深、由粗到精，层层深入分析，直至明确诊断的思维方法。例如：某患者为新病突起，有感受外邪的病史，可知其一般属外感病范畴；症见发热明显，已不恶寒，并有口渴、舌红、脉数，说明表证已不存在，而是里热证；又表现为咳嗽明显、气喘、咳黄黏痰，则知病位在肺，故本证为肺热炽盛证。这就是辨证时由粗到精、层层深入的演绎法。又如：因外伤所致，局部肿胀压痛明显、活动受限，属于损伤类疾病；损伤部位出现功能障碍，或有畸形，或有异常活动及骨擦音，X线摄片检查见骨折等，病属骨折类疾病；病变部位主要在前臂远端桡骨，因而可诊断为桡骨骨折。

另外，根据脏腑、气血等的生理基础，而推导其病理变化，以及"久病入络""久病及肾"等；或者根据适合于病情最恰当的方剂，再据该方的适应证，而得出证名诊断，即所谓"以方测证"；在临床上常用的按病分证，即首先诊出为何病，再从其常见证型中选择最符合患者病情的某证作为诊断，也都可视为演绎法。

（四）反证法

反证法又称为否定法，指通过否定而达到确定诊断的思维方法。对于类似病、证，当难以从正面进行鉴别时，可从反面寻找不属于某证、某病的依据，起到从反面论证某诊断的作用。例如：《伤寒论》载"下之后，复发汗，昼日烦躁不得眠，夜而安静，不呕，不渴，无表证，脉沉微，身无大热者，干姜附子汤主之。"六经病变皆有可能出现"烦躁"，究竟是何证呢？张仲景用"无表证"三字，否定其为太阳病证；用"不呕"二字，否定其为少阳病证；用"不渴"二字，否定其为阳明病证，于是其病变可能是在三阴，结合"脉沉微，身无大热"，便可确认其为少阴阳虚证，故用干姜附子汤治疗。又如：一小儿症见发热、咳嗽、皮肤出现淡红色丘疹，不知属麻疹或是风疹？若初起有泪水汪汪、喷嚏，而耳后、枕后无臀核肿大者，应为麻疹，反之则为风疹。

（五）模糊判断法

模糊判断法指通过对多种不够精确、并非特征性的模糊信息进行模糊的综合评判，而达到明确诊断的思维方法。

　　临床上的许多病情表现是难以精确表达的模糊信息,如少神、体倦、痞满、气短、腹胀、身重、口苦、头晕、眼花、腰酸痛、麻木、恶寒,面色的淡白、萎黄,脉象的有力、无力、弦缓,舌象的淡红、淡白等,缺乏客观、定量的依据,有很大的模糊性和不确定性,其所主的病、证,更不是简单的是非判断。所以在临床诊断时,应主要将各种症状有机地联系起来进行相关分析,进行模糊运算,求得病、证诊断的"近似值"。中医诊断常常用的是模糊判断法,这种"八九不离十"的方法看似不够精确,但由于它是对各种信息进行了综合分析而做出的评判,因而能从整体上达到认识事物本质的目的。

　　(六)其他辨证思维方法

　　辨证思维还有一些其他的方法经常用到。一是预测法,即根据疾病发生、发展的一般规律或证候间的相互联系,判断或预测新的病情和证型。如患者本为肝阳上亢证,可预测其进一步发展将为肝阳化风证。此外,结合患者体质,前人有"从阳化热""从阴化寒""瘦人多火""肥人多痰"等论述,均可视为预测法。二是试探法,即可通过方药治疗而肯定或否定某证,这种以方测证的方法,称为试探法或试治法。如患者便秘数日,可用小承气汤试下之,药后转矢气者为燥结腑实证,转便溏者为脾气虚证。三是经验再现法,对于一些疑似证的诊断,常无确切依据,不少有经验的医生常用的是经验再现法,即回忆曾经所诊治的某病证与本病证相似且有效,可暂按曾经的病证处理。

二、诊断的思维线索

　　中医诊断思维的线索,一般可以从主症开始,并且要全面分析各种病情资料,而特征性资料常是诊断的关键。

　　(一)以主症为中心进行辨证

　　在诊察阶段,以主症为中心进行临床资料的收集,有利于诊察思路条理清楚,病情资料重点突出、主次分明。

　　在诊断阶段,仍应抓住主症,因为通过主症的辨析,常可确定病变位置,提示诊断的大致方向。例如:咳嗽为主者,病位多在肺;小便余沥不尽,病多责之于肾;心悸为主者,病位多在心;呕吐为主者,病位多在胃等。又如:患者新起咳嗽、痰稀色白、恶寒发热、头身疼痛、无汗、苔薄白、脉浮紧等,若主症是恶寒发热、头身疼痛时,则应是风寒袭表证;主症若是咳嗽、咳痰时,则辨为风寒犯肺证。

　　有时虽然主症不能提示病位,但对明确病性具有重要意义。例如:水肿虽可由肺、脾、肾等多脏病变导致,单凭水肿尚不能确诊病位,但其提示水液内停是肯定的;盗汗常说明阴虚内热;壮热提示邪热亢盛;胀痛提示气滞;便秘可证明腑气不通。

　　有些主症还可提示病位和病性两种病理意义。例如:厌食油腻为主者,常提示有肝、胆湿热;多食易饥者,多为胃热;小便涩痛短赤,为膀胱湿热。

　　(二)全面分析以保证诊断正确

　　抓准主症可以作为诊断的主要依据和线索,而对病情的综合分析,则可以全面认识疾病的本质。

　　在临床上,每一个症状对于疾病或证候的诊断来说都是有益的,即使某些阴性症状,如口不渴、大便正常、手足温、脉缓等,也常能起到鉴别诊断的作用。尤其是病性的寒、热、痰、湿、瘀、滞、气虚、阴虚等,一般都不是凭一两个症状便可确定,而是要收集全部资料进行综合判断。

比如:患者牙痛为主症,可见于龋齿、牙痈等病,辨证则有风热、风寒、阴虚、胃火及肝郁血虚等证型,单凭一个牙痛症状不可能得出结论,必然要综合全身的各种表现才能诊断。若新起发热恶寒、牙龈红肿、舌红、脉浮数,则为风热犯齿证;若红肿不甚、无热少痛、苔薄白、脉浮紧,则为风寒阻络证;若红肿疼痛较甚,或牙龈渗血溢脓、腮肿连颊、口渴冷饮、口臭、便秘、舌红、苔黄燥,则为胃火燔齿证;若牙龈暗红微肿、口燥咽干、便秘尿少、舌红苔黄、脉数,则为阴虚胃热证。

(三)特征性资料常是诊断的关键

某些症状对疾病诊断具有特殊的价值,是疾病诊断的特征性指标。例如:眉棱骨痛,除可为独立的疾病诊断外,还是疫斑热的一个重要症状;恶寒、寒战、高热、头身痛的患者,若定时发作,则为疟疾的典型表现;咽喉有白色假膜不易剥脱,并有咳如犬吠的表现者,为白喉的特征;小儿阵发呛咳不止,咳后有鸡鸣样回声者,为百日咳的特征。有时个别关键症状的发现与正确认识,可能成为分析鉴别的重要依据。亡阴证、亡阳证患者均可出现汗出不止,如何辨别?这时汗出身热还是身冷、汗液黏稠还是清稀、面色赤还是白、四肢温还是凉,以及舌象、脉象等都可能是辨证的关键。又如:外感新病的有汗或无汗是辨别表虚与表实的关键;耳鸣的新或久、鸣声的强或弱、按之减轻或尤甚等,是辨别证候属实、属虚的依据。

第三节 主症诊断思路

任何病、证都必然会反映出一定的症,诊病、辨证就是要通过症而认识疾病内在的病理本质。主症是患者的主要痛苦,是诊断的主要依据。在临床诊断时,要善于抓住和确定主症,作为诊断的主要线索。

一、主症的诊断意义

主症指患者表现的具有代表性的主要症状和体征,如头痛、头晕、腹胀、厌食、咯血、腹内包块、失眠、血压异常、黄疸、带下、乳房肿块等。

对于每一种症状,不一定都能立即认识其内在的病理本质,尤其是内脏的病变,难以直窥其病所、辨别其性质,于是只能以外现的主要症状或体征代表疾病的主要矛盾,从而形成了以主症作为病名的现象。如发热、自汗、盗汗、头痛、嗜睡、神昏、耳聋、耳鸣、牙痛、齿衄、失音、咳嗽、气喘、胸痛、心悸、心痛、呕吐、呕血、胃脘痛、胁痛、黄疸、腹痛、泄泻、便血、腰痛、带下、尿血、水肿等,虽然这些实际上都只是症,但以往一般将其视作为病,这就充分说明了主症在诊断中的主导作用。

通过主症可以理出诊察和诊断的线索。在围绕主症进行比较和进行相关分析的思维中,通过对主症的辨析,常可确定病变的位置及性质。如咳嗽,首先应通过咳嗽的程度等而区分其是否为主症,同时应详细询问咳嗽产生的原因(或诱因)、咳嗽的时间、特征;其次应了解咳嗽的伴随症状,如有无痰以及痰的质、量、色、味,有无气喘、胸闷、胸痛、喉痒等症;再次是询问全身的表现,如有无恶寒、发热、汗出,饮食、二便等情况,以及有关病史等;最后根据需要,进行必要的检查,如望舌、切脉、测量体温、听诊胸部有无异常声音、X 线检查胸部有无异常改变等。这样,可以做到诊察有序,不致遗漏,线索清楚,从而有利于分析判断。

二、确定主症的方法

(一)正确确定主症

通常主症是患者表现的一个或数个最主要的症状和体征,在一定临床经验的基础上不难确定。然而由于患者的陈述往往凌乱、主次不分,因而主症的确定是诊断过程的难点之一。医生要善于从其所诉的临床表现中,发现要害,及时把握方向。如患者有新起恶寒、发热、无汗、头痛、口渴、不欲食、苔薄黄等症,若不是其他症状特别突出,则一般应以发热作为主症。

主症的正确确定,依赖扎实的中医基础理论、熟练的四诊技巧、丰富的临床经验以及细致认真的工作态度。同时,对主症的确定,必须按照症状的自然状态去识别和把握,尊重客观事实,不可主观臆断。

(二)明确鉴别主症

对已确定的主症,必须通过认真诊察,明确症状的真实含义,以利于鉴别诊断。

如患者吐血,不注意观察则很难区分是呕血还是咯血。若血中兼有食物残渣,血色暗红或鲜红,则为呕血,血来自消化道,病位一般在胃;若血随咳嗽而出,夹杂有泡沫和痰,则为咯血,来自于呼吸道,病位多在肺。其区分还可以结合其他资料,如有无胃脘痛史、肺病史、肝病史、用药史、大量饮酒史等。必要时,还需借助纤维内窥镜等检查,以进一步明确主症,若咳嗽、咳痰、咯血、胸痛、支气管镜检查有异常改变,则为肺系疾病;若胃脘痛、呕吐、呕血、X 线钡餐透视或纤维胃镜检查发现胃黏膜病变,则病位在胃。

(三)详审主症特征

主症的特征包括症状发生的确切部位、时间、严重程度、性质、加重或减轻的条件、病变的新久缓急等,务必诊察清楚、描述详细。例如,头痛是临床常见的主症之一,可见于多种病证之中。把握头痛的不同特征,可以为进一步诊断提供主要依据。前额痛多属阳明经病变,多见于眼、鼻等的病变;侧头痛多属于少阳经病变,多见于耳病以及偏头痛、面风痛等;后头痛多属太阳经病变,多见于项痹、风眩及脑瘤等;巅顶痛多属于厥阴经病变,多见于神郁等;头痛部位固定持久,或持续性加重,多见于脑瘤、颅脑痈等。又如,发热可有多种不同的特征,不同的发热所主的病证不一。因此,应当注意掌握发热的新久、时间、程度,发热的自我感觉与体温的关系等特征。身热不扬,多属湿热蕴结证;五心烦热,多为阴虚内热证;因劳累而出现发热者,多属气虚发热;热势常随情绪波动而起伏者,多为肝郁化火。发热持续时间不定,变化无规律者,可见于感冒、肺热病、悬饮、风寒湿痹等;体温持续于 39～40 ℃而不退,一日内体温波动在 1 ℃以内者,为壮热,常见于时行感冒、肺热病、湿温、温毒发斑等;一日内体温波动达 3～4 ℃,其低点可降至 37 ℃以下者,为间歇热,常见于疱毒内陷、流注、重症痨病、疟疾等;体温在 37.4～38.5 ℃,持续两周以上者,为长期低热,常见于痨病、内脏胀(著)类疾病、肿瘤、痹病类疾病、瘿气、脏躁、神郁等疾病。再如,疼痛的性质,可有胀痛、刺痛、闷痛、隐痛、空痛、酸痛、灼痛、冷痛、喜按、拒按等,这些对辨别病情的寒、热、虚、实、气滞、血瘀等都具有重要意义。

三、围绕主症询查

主症确定以后,还需详细了解与主症密切相关的症状,再诊察全身其他病理信息。

(一)询查伴随症状

主症的伴随症状,通常与主症在病理上有密切的关系,往往可以进一步提示主症的病因病机。发热为主要表现者,需询问有无恶寒、汗出、口渴等情况;不寐为主症者,需了解有无多梦、心烦、记忆力降低、神疲等表现;泄泻为主症者,需了解有无腹痛、腹胀、呕吐等症状;腹痛为主症者,需了解脘腹部感觉、食欲食量、大便等情况。例如:腹痛暴作,伴呕泄剧烈,不能进食者,多为类霍乱或暴泻等病;腹痛且有里急后重、下痢脓血者,多为痢疾;干咳少痰,痰中带血,唇干鼻燥,咽喉干痒而痛,舌尖红,苔薄黄干,脉浮数,为燥邪犯肺证;胃脘疼痛,兼胸胁脘腹胀闷,嗳气,善太息,易怒,每因情志郁结而加重,系肝气郁结,肝胃不和之证;不寐,兼见多梦,容易惊醒,胆怯多虑,心悸气短,舌淡,为心胆气虚证。又如:头项强痛,因睡姿不当所致者为落枕;并有发热、呕吐等症者,常见于春瘟、暑瘟等急性温热疫病;年龄偏大,久有头项强痛者,可能是项痹;久有鼻塞、鼻失嗅者,应考虑是鼻渊所致。

(二)诊察全身其他症状、体征

确定主症,询问伴随症之后,还应对全身其他症状、体征进行诊察,即详细询问尚未了解到的情况。临证之初,缺乏诊断经验,询问可以参考"十问歌"的内容进行。按"十问歌"的提示,可以对寒热、汗出、头身、胸腹、二便、饮食口味、耳目、起病、既往病史、个人史等资料全面了解。

(三)进行相关检查

根据主症的不同,应进行必要的体格检查及实验室检查。例如:神昏为主要表现者,体检除脉象、血压、体温、呼吸之外,应做角膜反射、瞳孔反射、病理反射检查,还应根据可能的不同病种,进行相应的辅助检查,如血液常规、小便常规、肝功能、心电图、脑脊液、脑电图、脑血管造影、脑超声波、脑 CT 等。又如:胁痛为主症者,体格检查应明确胁痛的部位,胁部有无隆起或塌陷,胁下有无包块,腹部有无肌紧张,有无触痛、压痛及反跳痛等;一般应进行血、小便、大便常规检查;据病情需要,可进行肝功能、肝胆 B 超检查;必要时进行病原学诊断,甲胎蛋白测定,胸部及腹部 X 线片、CT、胆道造影等检查。

四、围绕主症诊病

主症是疾病诊断的主要依据。以主症作病名的诊断条件如下。第一,该症状所涵盖的病种较少,可用该主症代表某具体病种者,如呃逆、痛经等。有些症状为"大症",一个症状可能出现于十余种乃至数十种具体疾病之中,因而以其作为具体病名便不恰当。如血自肛门排出(包括血随便出,或便黑如柏油状,或单纯下血的症状),称为便血。便血可因痔疮、肛裂等局部病变导致,也可见于肠癌、鼓胀、胃溃疡等肝、脾、胃、肠等病中。疫斑热、稻瘟病等急性热病,血溢病、紫癜病、黄胖病、蛊虫病以及食物中毒、药物中毒等均可见到便血症状。因此,不能简单地将便血作为疾病诊断,应当明确导致便血的具体病种,并做出病名诊断。第二,主症突出而其他症状不十分明显。如咳嗽为主症,其他症状不突出,检查肺部无特殊的病理改变者,一般可诊断为肺咳。某些疾病诊断虽不是单纯根据一个主症而确定,而是除了主症以外,还需要有其他重要症状,或有特征性症状方能确定者,仍可围绕主症进行诊断。例如:胸闷、心痛是诊断胸痹的主要依据;心痛甚而肢厥是厥心痛的主要表现;鼻塞、下鼻甲肿大反复发作为主症者,为鼻窒;睫毛倒入、畏光流泪为主症者,为倒睫拳毛。

五、围绕主症辨证

辨证是在深入了解主症特征的基础上,结合兼症及其他有关信息如起病、季节、病史等进行综合分析,并概括为某证的诊断思维过程。

如发热为主症,根据发热的特征、伴随症、全身症、舌象、脉象等的不同,可以辨别出其病因、病位、病性、病势等证候本质。新起恶寒发热,并有头身疼痛、无汗、鼻塞、流清涕、脉浮紧者,为风寒束表证;新起发热而微恶风寒、少汗或无汗、口渴、头痛、咽痛、咳嗽、舌尖红、苔薄黄、脉浮数者,为风热犯表证;发热、面赤、口大渴、汗大出、舌红、脉洪大者,为气分热盛证;日晡潮热、手足汗出、脐腹胀满疼痛、大便秘结、舌红、苔黄燥、脉沉实者,为阳明腑实证;身热夜甚、心烦不寐、渴不多饮、皮肤干燥、斑疹隐隐、尿黄便结、舌绛、苔黄、少津、脉细滑数者,为营分热盛证;发热于夜间明显、神昏谵语、斑疹显露、面赤、唇红、尿黄、便秘、舌深绛、脉滑数者,为血分证;午后或夜间发热,手足心发热,或骨蒸潮热、心烦、少寐多梦、颧红、盗汗、口干咽燥、便结尿黄、舌质干红或有裂纹、苔少、脉细数者,为阴虚内热证;发热常在劳累后发生或加剧、头晕乏力、气短懒言、自汗、易于感冒、食少、便溏、舌质淡、苔薄白、脉弱而数者,为气虚发热证;自觉发热、面红如妆、阵发烘热、下肢清冷、小便清长、舌淡、苔润、脉浮数无根者,为虚阳浮越证;时觉发热、热势常随情绪波动而起伏、精神抑郁或烦躁易怒、胸胁胀闷、口苦而干、苔黄、脉弦数者,为肝郁化火证;暑季或高温下劳作,症见高热、烦躁,甚或神昏、面红目赤、无汗、伴恶心、胸闷、舌红或绛紫、苔黄干、脉沉数者,为暑热内郁证。

第四节　证候诊断思路

证包括证候和证名。在疾病过程中,各个具有内在联系的一组症状和体征,如发热恶寒、头痛、身痛、无汗、脉浮紧、舌苔薄白等,可将其称为证候。对病变过程中某阶段所表现的证候,在中医学理论指导下,可通过辨证而确定其病位、病性等本质,并将其综合归纳而形成证名。因此,证指病变过程中某一阶段所表现的证候和由病位、病性等病理本质性要素所构成的证名。证候是证的外候,即表现,证名是代表该证本质的名称。

辨证思维的一般方法是,在中医学理论的指导下,通过对症状、体征等临床资料的综合分析,先明确病位、病性等病理本质,然后形成完整准确的证名。采用正确的思维方法和步骤进行辨证是提高临床辨证水平的重要途径。

一、辨证诸法的关系与特点

在长期的医疗实践中,中医学对辨证的认识不断得到发展、深化,创立了多种辨证方法,如八纲辨证、脏腑辨证、经络辨证、六经辨证、卫气营血辨证、三焦辨证以及病性(气、血、津液、六淫、疫疠等)辨证等。

(一)各种辨证方法的特点与相互关系

各种辨证方法,由于是在不同时代、不同条件下形成的,因而其各自归纳的内容、论理的特点、适用的范围都不全相同。有的抽象、笼统，有的具体、深刻，有的以病位为纲，有的以病因病性为纲。它们既有各自的特点，不能相互取代，又各不全面，较难单独理解和应用；既互相交织重叠，又未形成完整统一的体系。各种辨证方法所归纳的具体内容，有的属纲领证，有的属基础证，有的属具体证，甚至存在着某些相互矛盾的现象。所以应对其各自的内容与特点有全面的了解，并进行综合运用。

八纲辨证是辨证的基本纲领，表、里、寒、热、虚、实、阴、阳可以从总体上分别反映证候的部位、性质和类别。

脏腑辨证、经络辨证、六经辨证、卫气营血辨证、三焦辨证，是八纲中辨表、里病位的具体深化，即以辨别病变现阶段的病位为纲，而以辨病性为具体内容。其中，脏腑辨证、经络辨证的重点是从"空间"位置上辨别病变所在的脏腑、经络，主要适用于"内伤杂病"的辨证；六经辨证、卫气营血辨证、三焦辨证则主要是从"时间"上区分病情的不同阶段、层次，主要适用于"外感时病"的辨证。

辨病性则是八纲中寒、热、虚、实辨证的具体深化，即以辨别病变现阶段的具体病性为主要目的，自然也不能脱离脏腑、经络等病位。其中，六淫、虫、食等，主要是讨论邪气的侵袭停聚为病，与六经辨证、卫气营血辨证、三焦辨证等的关系较为密切；气、血、津液、阴阳虚损等，主要是分析气、血、津液、阴阳等正气失常所表现的变化，与脏腑辨证的关系尤为密切。

总之，八纲是辨证的纲领；辨病性是辨证的基础与关键；脏腑、六经、卫气营血、三焦等辨证，是辨证方法在内伤杂病、外感时病中的具体运用。

（二）各种辨证方法的运用

在熟悉了各种辨证方法的特点与相互关系之后，临床上便可根据病情的具体实际而灵活选择恰当的辨证方法进行辨证。

八纲辨证是各种辨证总纲，其他辨证方法均是它的具体化。脏腑辨证是核心，因它是以脏腑理论为基础，尤其是五脏在人体中具有重要的生理功能。因此，脏腑病证可以反映机体多方面的病变，其他辨证方法中许多证候都与脏腑密切相关，大多要落实在脏腑的病位、病机上，脏腑辨证具有其他辨证方法无法取代的价值。六经辨证、卫气营血辨证和三焦辨证是从不同阶段、不同层次反映外感病证的演变。六经辨证开创了外感热病辨证论治的先河，多适用于伤寒，强调寒邪致病；卫气营血辨证是在六经辨证基础上的发展，多适用于温病，强调温热与湿热之邪为患；三焦辨证则是在卫气营血辨证的基础上，补充了湿热之邪伤人的内容，多适用于湿热温病。脏腑辨证、气血津液辨证、经络辨证主要适用于内伤杂病的辨证，但以脏腑辨证为中心；若气血津液病证的表现突出，则与气血津液辨证相结合；若与经络循行部位的症状关系密切，则与经络辨证相结合。病性辨证则以辨别六淫、疫疠、七情等致病因素为主要目的，是以上各种辨证方法的补充。

灵活地运用各种辨证方法，但并不是面面俱到。为了避免繁多的辨证所致的错综复杂以及名实异同的情况，故在辨证的思维中，应根据具体病证的特点选择最为适宜的辨证方法进行辨证。

二、辨证的基本内容和步骤

辨证的目的是寻找疾病发生、发展某一阶段的病因、病性、病位等，并确定证名。任何复杂的证,都是由病位、病性等辨证要素的排类组合而构成的。掌握每一辨证基本要素的概念、主要表现,并了解其相互间的一般组合关系,便能抓住辨证的实质,就可对各种疾病进行辨证诊断。

(一)辨病因

辨病因就是探求病证发生的根本原因,是辨证的主要内容。任何病证都可寻求到其发病的原因,一般可通过问诊,直接询问发病时的各种因素。例如:湿痹多因久居湿地、淋雨涉水所致;泄泻多因饮食不洁、过食生冷所致;肝气郁结多因情志不畅、肝失疏泄等。但是,有些病因不能直接获得,故对病因的探求更重要的是通过审证求因,即从对病情资料的分析来探求病证之因。例如:外感风邪发病,病因是风寒或是风热,只有对临床表现分析才可以认识;气滞、瘀血、食积、痰饮等病理产物作为继发性病因,也是通过审证而求得的。

(二)辨病位

辨病位,即辨别确定病变现阶段证候所在的位置,又可分为空间性病位和时间性病位。

大的病位概念有表证、里证及半表半里证,病在上、病在下。心、肺、脾、肝、肾、胃、胆、小肠、大肠、膀胱、三焦,以及胞宫、精室、清窍、咽喉、口唇、齿龈、头、鼻、目、肌肤、筋骨、经脉、经络、胸膈、脑络、脉络等,皆为空间性病位概念。时间性病位,如卫分、气分、营分、血分,太阳、阳明、少阳、太阴、少阴、厥阴等,随着病程的阶段变化,而有浅深层次的含义。常用的定病位方法如下。

1. 表里定位法

表里定位法是病证横向传变的定位方法,多在外感病证中运用。例如,六经病证中,太阳主表,少阳为半表半里,阳明和三阴主里。

2. 上下定位法

上下定位法是病证纵向传变的定位方法,多在六淫邪气致病和温病中运用。例如,风邪侵上,湿邪伤下,而温病有上、中、下三焦部位的划分。

3. 气血定位法

气血定位法是辨别病证在气、在血的定位方法,通常用于杂病辨证。一般新病在气,久病在血;温病轻浅者邪在卫气分,病深者邪入营血。

4. 脏腑定位法

脏腑定位法是辨别病证在不同脏腑的定位方法,适用于一切疾病。此定位涉及的范围较广,主要运用五行学说的五色、五声、五季、五气、五味、五体、五志、五液配五脏的理论以及病因学说、脏腑特定的临床表现等来判断病位。

每一病位概念各有特定的证候。例如:心悸、心痛等,为病位在心的主症;新起恶寒发热、头身疼痛、脉浮等,为表证的特定证候;身热夜甚、心烦不寐、神昏谵语、斑疹隐隐、舌绛等,为营分证的主要表现。认识和掌握每一病位的特定表现有利于辨别出证候的病位。

(三)辨病性

辨病性就是分清病证性质。病证发生的根本原因在于邪正斗争引起阴阳失调,故病性总体表现为阴、阳的偏盛或偏衰,但具体表现在寒、热、虚、实的属性上,所以寒、热、虚、实是最基本的病性。

1. 寒、热定性

有从病因的寒、热定性，如感受寒邪多为寒证，感受热邪多为热证。但是，主要从临床表现特点定性，如寒证以冷、凉为特点，热证以温、热为特点。一般证的寒、热属性，在外感病中，常可揭示邪气的性质；在内伤杂病中，则常揭示体内阴阳盛衰的变化，如阳盛则热、阴盛则寒、阳虚则外寒、阴虚则内热等。但应注意，在某些情况下，病性与病因不一致，如阳盛体质之人，感受寒邪可从阳化热而表现为热证；也应注意在内伤杂病中，某些证并无明显的偏寒或偏热的属性，如脾气下陷证、肾精不足证等。

2. 虚、实定性

从病因定性，邪气盛则实，故六淫、痰饮、食积、瘀血等有形之邪所致病证可定性为实；而精气夺则虚，故先天不足、后天失养、久病重病、房劳过度等所致病证可定性为虚。从病程特点定性，新病属实，而久病属虚。从体质特点定性，素体强壮者多实，而素体虚弱者多虚。从临床表现特点定性，凡机体处于虚弱、衰退、不足状态，抗病能力低下者，可定性为虚，而凡机体处于亢盛、有余、兴奋状态，邪正交争剧烈者，可定性为实。

对病证属性的定性，除寒与热、虚与实两端外，同样要注意它们之间的错杂与真假。

（四）辨病势

辨病势就是预测病证发展演变的趋势。详审病势的目的在于从整体动态的思维中，推测病证的预后和转归。辨病势要将病证特点、患者体质、病邪性质、感邪轻重、治疗作用等因素综合考虑。例如：外感病证病势急，内伤杂病病势缓；体质强者抗病能力亦强，病证易趋好转，反之易趋恶化；感受火热之邪病势多急，感受寒湿之邪病势多缓；感邪轻预后较好，感邪重预后较差；治疗正确，药中病机则病愈，反之则病当传变。

（五）辨证名

辨证名就是确定辨证的最后结论，又称为证名诊断。实际上，证名就是以病机命名的证候。因此，证名诊断就是用规范性术语高度概括疾病现阶段的病机类型。对证名的诊断，首先是建立在辨病因、辨病性、辨病位、辨病势的基础上，如肝胆湿热证，病位在肝、胆，病性为湿热，病机为肝胆湿热。其次，要求文字精练，必须具有高度的概括性，如心肾不交证、脾肾阳虚证等。再次，要求术语规范，可参照国家标准"中医临床诊疗术语"或历版《中医诊断学》教材。

三、证候诊断的要求

正确的辨证诊断，要求全面、准确、精练、规范，以能准确揭示病变当前阶段的病理本质为总要求。辨证的过程，实际上就是在整体观指导下，以阴阳五行、脏腑、经络、病因病机等基本理论为依据，对四诊所搜集到的病史、症状和环境因素等临床资料，进行综合分析，辨明其内在联系和各种病证间的相互关系，从而求得对疾病本质的认识，对疾病证候做出恰当的判断。正确的证名诊断，主要应符合以下要求。

（一）内容准确、全面

通过辨证，对于证候的成因或病性、病位及病势等，都要有所认识，尤其是所涉及的病位、病性等本质性要素，不可遗漏或判断有误，主要的本质性要素要在证名中反映出来。

一个规范的证名应当包括病位和病性。有的虽由于病位笼统，或病位已从病名诊断中（如皮肤病、肛肠病、骨折病、痈疽等）明确而可不标明病位外，但病性是绝不可少的，否则就不称其为证名。

（二）证名精练、规范

常用的证名一般有四个字左右，要包括病位、病性及病机等内容，因此用词非常精练，具有高度的概括性。能用四个字概括出证名者，则不要用六或八个字。不应当将病机解释的语句纳入证名。如肝胆湿热证、肝郁脾虚证、脾虚湿困证等，每个字都代表一定的本质。每个不同的证名，都有各自的特异性。

证名所用的词不能随意生造，应符合中医理论特色，要既能反映证候的本质，又符合中医术语规范。例如：痰热是闭神，还是扰神；虚证是亏虚，还是衰竭，抑或是亡脱，一字之差即可提示证候的差别。

（三）证变则名亦变

由于病种不同、个体差异、病程变化、治疗影响等因素，使得疾病中所表现的证候在不断地变化之中，特别是一些急重病证患者，其病情更可瞬息变化。原来是薄白苔，现已为黄腻苔；昨日恶寒发热，今日但热不寒；厚为病势剧烈，日久已是虚象为主；昨日尚在气分，今日可能已入营分或血分等。

病情的变化提示病变的本质可能已有差异。因此，一旦证候变化，其证名诊断也应随之而变。故辨证是一个动态的过程，不能把证候诊断固定在一个时间或空间，应进行动态观察，随证候的变化而变化。

（四）不受证型拘泥

可将在临床上较为常见、典型的证称为证型。书本所列各证及其所述证候，都是常用的、公认的、病情典型的证。故辨证时应力求以单一证概括全部临床表现，首先考虑常见、典型证的诊断。

但是，"候"者，随证候而定，随时候而变；"型"者，模型，固定不变。在临床上的证候，不一定典型、单纯，可能数证兼夹、复合，而教材所列证型，往往不能满足临床辨证的实际需要。因此，临床辨证要突破分型的局限，不能僵化，要知常达变，能够根据证候的实际，概括出正确的证名（当然这种证名也应规范），病情复杂者，可考虑为兼夹、复合证的诊断，做到名实相符。

第五节　疾病诊断思路

狭义的病指由病名所代表的各具体病种。每一具体病名及其定义，是对该具体疾病全过程的特点（如病因、病机、主要临床表现等）与规律（如发病条件、演变趋势、转归预后）所做的病理性概括。病名诊断是辨病的最终目的。病名诊断指对患者的各种病情资料进行分析、综合，确定患者所患病种，并揭示疾病本质及特征的思维过程。病名是中医学的重要概念，也是中医学术体系的重要内容。

一、疾病诊断的意义

疾病诊断就是确定疾病的种类和病名。病名是中医学在长期临床实践中产生和发展起来的重要概念，是中医学术体系中的重要内容。病名代表着该具体病种的本质及特征，因而病名诊断是中医诊断不可缺少的部分。

（一）把握病变规律

任何疾病均有自身的特点和规律，而把握疾病的全局有利于该病的辨证治疗。例如：麻疹的根本矛盾是麻毒内伏，在其初起阶段，易与感冒、风温肺病等外感病混淆，若不能辨别病名，则会忽视麻毒内伏的关键；发热三四日后，疹点出现于皮肤，若能明确麻疹的诊断，则胸有成竹，知其从疹点透发的情况及伴随症状判断病变之顺逆，当病势顺时，即使有发热、咳嗽、喷嚏、流泪等症，也可不必进行特殊治疗；但当麻疹难以外透时，应及时透疹，并防热毒闭肺、疹毒内陷之可能。又如：中风病可分为三个阶段。平素经常出现头晕头痛、肢麻欲仆及一时性语言障碍等为中风先兆，病机为肝肾阴虚、肝阳上亢、欲作化风之势；而一旦出现突然仆倒、昏不知人等症状为卒中，系肝风挟痰挟瘀、气血上逆、蒙蔽清窍而成；神清之后，往往脉络闭阻，表现为半身不遂、口眼喎斜、语言不利等中风后遗症。此病出现了几种不同阶段的表现和证候，但始终沿着肝风挟痰挟瘀、上蒙清窍阻络的基本病机规律发展和变化。证候诊断较难体现疾病发生、发展的演变规律。因此，中医对疾病的诊断，不能由证候诊断所代替。此外，因中西医的基本理论和对疾病的认识角度上的差异，故也不能由西医诊断所取代。

（二）把握证候主症

异病虽可以同证，但若仔细分析，由于所属病种不同，其证候表现并非完全相同，即构成同一证型的诸要素如主症、次症、兼症及舌脉等在不同的病种中其主次地位是不一致的。例如，同为脾虚证，大便溏泻和食后腹胀喜按均为其构成要素，但是病胃脘痛的脾虚证主症是食后腹胀痛，不一定出现大便溏泻，而泄泻病之脾虚证主症则以大便溏泻为主，食后腹胀痛则为次症或可不出现。又如，哮喘、水肿、崩漏、阳痿等不同疾病，虽均可出现肾阳虚证，但它们各自的主症是不同的。

同病虽可以异证，但无论证型有何差异，其主症可贯穿病变全过程，即同病异证，但异中有同。例如，肺痨，虽有肺阴亏损、阴虚火旺、气阴耗伤、阴阳两虚等不同的证型，但该病的临床特点有咳嗽、咯血、潮热、盗汗四大主症，均可出现于上述四种证型之中，只不过因病情轻重或病变阶段的不同而略有差别，病轻者四大主症未必悉具，病重者则四大主症多先后相继发生或合并出现。又如，消渴病，虽有上、中、下三消之分，但该病总以多饮、多食、多尿及形体消瘦的"三多一少"的主症为基本特征。

（三）针对疾病治疗

针对"病"所进行的专法、专方、专药治疗，是中医学的一个重要内容。如徐灵胎《医学源流论》曾指出："欲治病者，必先识病之名……一病必有主方，一病必有主药。"说明不同疾病可有自己的专法、专方、专药治疗。专病可有专法治疗，如内痔常用枯痔钉疗法、结扎疗法，痄腮可于角孙穴行灯火灸疗法，圆翳内障成熟后可采用金针拨障疗法等。专病可用专方治疗，如心动悸用炙甘草汤，肠痈用大黄牡丹皮汤或薏苡附子败酱散，郁病用逍遥散，蛔厥用乌梅丸等。专病采用专药治疗，如茵陈退黄，海藻、昆布软坚散结而治瘿肿，常山、青蒿截疟而治疗疟疾，黄连、鸦胆子治疗痢疾，水银、硫黄疗疥疮等。这些专法、专方、专药对疾病的治疗有很强的针对性，可以大大提高临床疗效。

二、疾病诊断的一般方法与途径

从某种角度说，疾病诊断实际是要将各种各样的具体病变，从"疾病"这个总概念中区分开来。区分的方法,一般是分辨其属于何类疾病,并层层分辨,直至认识其是何种具体病种,做出病名诊断。

病情的表现是复杂多样的,但是任何疾病都有其发病、病状、病程演变等方面的规律和特点,而这些规律是可以被把握的。因而疾病诊断的一般途径,大体来说是根据病因或发病特点、病史、主症或特征性症状、特发人群、流行情况等进行分析、思考。

(一)依据发病特点辨病

疾病的发生、发展,除各自有其发病特点外,就患者而言,有年龄、性别、体质、精神状态和生活习惯等差异;就病邪伤人而言,有季节时令、六淫疫疠、流行性、传染性的不同。这些都有可能构成发病特点。以发病特点为线索进行辨病思维,常可提示或缩小诊病范围,并能迅速和准确地诊断病名。

从年龄、性别来看,例如:同为黄疸病,新生儿出现黄疸称为胎黄,病情轻者多属生理现象;青年人患黄疸,以肝热病、肝瘟为多见;中老年患黄疸,无发热等症者,男性以肝积、肝癌、胰癌多见,女性以胆石病、胆癌为多见。又如:妇女于月经期或经期前后出现某一主症,并呈周期性,属月经期疾病,如经行腹痛、经行发热、经行头痛等。

从时令与邪气致病的特点来看,中暑仅见于夏天,哮喘病多发于冬季,痢疾、泄泻多见于夏季或长夏,疟疾多发于秋天,麻疹、时行感冒、痄腮、天行赤眼、痢疾等病具有传染性和流行性的发病特点等。

以疾病自身的发病特点为例,水肿从下肢开始,以下垂部位水肿为主,伴心悸气短、唇甲发绀、颈脉怒张者,多为心衰、肺心病水肿;水肿以颜面、眼睑为主,伴蛋白尿、血清蛋白降低,为肾病水肿;以腹胀大为主,皮色苍黄、腹部脉络显露、腹水征阳性者,为肝病水肿;在使用各种激素、甘草制剂等药物过程中出现水肿者,为药物性水肿。

(二)依据病因、病史辨病

若能确定导致疾病发生的特殊原因,对疾病诊断极为有益。例如:因食生蚕豆后出现腹痛、黄疸者,为蚕豆黄;近期有输血史,或毒蛇咬伤史,或服用损伤肝脏药物史,而出现黄疸者,多为血疸。因思虑劳神过度,失眠而头晕者,为神劳;因乘车船而发头晕,伴恶心呕吐者,为晕动病;新产之后头晕为主症者,为产后血晕;因头颅损伤而头晕、头痛者,为头部内伤。又如:神昏者,不可能了解患者的自觉症状,因暑热高温下劳作而昏迷,多为暑厥;因过量饮酒而昏迷,多为酒厥;因雷电击伤而昏迷,多为电击伤等。

了解既往病史情况,根据其病情演变趋势而推测当前疾病,也是临床诊病的思路之一。例如:内脏本有长期的严重疾病,在原有病情加重的基础上出现神昏者,常见于"脏厥"、中风等病;原有严重心脏病史,心悸、心痛,出现昏迷,面色苍白或青紫,肢厥,冷汗淋漓,脉结代或微者,多为心厥、真心痛;昏迷发生于肾水、癃闭、肾衰等病中,尿少,尿闭,或多尿,呼气有尿味,见于肾厥;本有肝系疾病,如肝瘟、鼓胀等,出现昏迷,嗅及肝臭味者,为肝厥;本有严重肺系疾病,如肺胀、尘肺、哮病、肺癌等,咳嗽气喘,出现昏迷,多为肺厥;因颅脑损伤、中风、中毒等,出现神昏、身体僵直、二便失禁,其状若尸者,为尸厥;原有风眩等病,头晕头痛,血压高,突然仆倒,神志昏迷者,为中风。

(三)依据主症或特征症辨病

主症及特征症是许多疾病诊断的主要线索和根据,也是辨病思维最基本的方法和途径。

例如:小儿阵发性呛咳、伴鸡鸣样回声者,必定是百日咳;以腮部红肿热痛为主要表现者,多是痄腮;以高热、身发斑疹为主要表现者,多为温毒发斑;尿出砂石或 X 线检查有结石阴影者,可确诊为石淋;便出蛔虫或粪便检查有蛔虫卵者,可确诊为蛔虫病。

(四)依据特发人群辨病

某些疾病只在某些人群中发生,而不在其他人群中发生。某些易患某些疾病的人群,就被称为某病的特发人群。某病的特发人群与年龄、性别、居处环境密切相关。例如:妇女有经、带、胎、产、杂病,故育龄妇女就诊,应考虑此类疾病,若以月经异常作为主诉,则总不离月经的期、色、量、质异常,如月经提前、月经延后、月经先后无定期等;男性有遗精、阳痿、早泄、不育等特发疾病;老年人以久咳、肺胀、风眩、胸痹、消渴、脑痿、痴呆、癃闭、癌病等较常见;小儿有疹、痘、惊、疳、五迟、肥胖等特发病;生活于西北沙漠等干燥地区者,易患干燥性疾病;居住在湖泊水乡潮湿地区的人易患风湿类疾病;居住在山区的人群易患瘿瘤等。凡这些人就诊,应考虑到其特发疾病的可能。

三、疾病命名的方式和正确运用

病名是中医学在长期临床实践中产生和发展起来的重要概念,是中医学术体系的重要内容。它代表该病的本质及特征。

每一病名都从一定角度反映着疾病的突出本质,每一病名的定义则要求全面反映该具体疾病的特征与规律。因而理解了病名概念及其含义,便有利于把握疾病的本质,从而有利于疾病的诊断与鉴别。

(一)疾病命名的方式

由于对疾病认识的角度不同,以往对疾病的命名形式也不拘一格。位于体表的疾病,多数是以具体的病理改变作为病名,如痈、疽、癣、痔、骨折、麻疹、水痘、脱肛、沙眼等;内在脏器的病变,从外观察不易得知内部的具体病理改变,因而往常以表现于外的症状或体征作为病名,如黄疸、水肿、头痛、青风内障、视瞻昏渺等。一般而论,外科(含皮肤科、肛肠科)、骨伤科疾病,多有外部形征可察,故多以外部病理体征作病名;内科、妇科、儿科病变,外部形征较少,故多以自觉的主症作病名;眼科、耳鼻喉科病变,有的是据外部征象命名,有的则依自觉症状命名;外感温热病更应注意自然环境的影响,故常结合时令、气候而命名,如中暑、夏季热等。

由于每个病名的实际用词一般有 2~4 字,如风疹、喉蛾、鹅口疮、附骨疽、圆翳内障、缠腰火丹等,有的甚至只有 1 个实词,如疟、癫、痫、哮、痢、疖等。这一方面说明中医的病名非常精练、缜密,限定词少,具有简明的特点,这是中医病名的一大特点;另一方面则因一个简短的病名,不可能将每种病的本质属性概括无遗,于是可从不同的角度对疾病进行命名,以致出现一病多名的现象。中医学对各种疾病的命名形式可归纳为以下几种。

1. 本质属性式

本质属性式,即依据主要症状、主要体征、主要病因、主要病性、时令气候等能揭示疾病本质属性的病理因素来命名的方法。例如:以主要症状命名者,如哮喘、顿咳、视歧、胎动不安等;以主要体征命名者,如麻疹、黄胖病等;以主要病因命名者,如中暑、蛔虫病、破伤风、毒蛇咬伤等;以主要病性命名者,如感冒、脏燥、热厥、白内障、风痹等;按时令气候而命名者,如春温、风温、暑温等。

2. 形象寓意式

形象寓意式,即根据普通事物的特有形象或特殊的寓意来命名的方法。有两种情况:一是根据病状结合比喻而命名,如狐臭、雀目、鱼鳞风、绣球风、乳蛾、鹤膝风等;二是病名含有特殊的寓意,如疟疾(病情酷疟)、霍乱(病状以挥霍缭乱为特征)、花柳病(隐指因眠花宿柳而得的性病)、恶阻(有孕而恶心,阻其饮食)等。

3. 特征组合式

特征组合式,即根据疾病两种以上的病理特征,如病位加病性、病因加病性、病因加病位、病因加体征、病位加主症、病位加体征、病性加体征、病位加形象比喻的组合命名。例如:病位加病性命名的有胸痹、肺痈、肝厥、肌痿等;病因加病性命名的有蛔厥、暑疖、湿温等;病因加病位命名的有脏毒、脐风等;病因加体征命名的有蚕豆黄、膝疮等;病位加主症而命名的有胁痛、胃痛、肝癌等;病位加体征而命名的有脐疝、白睛溢血等;病性加体征命名有呃逆、红丝疗等;病性加形象比喻命名的有羊痫风、蛇头疔等。

4. 附加条件式

附加条件式,即在突出有关病理因素的前提下,依据疾病的新久缓急、发病条件及是否有传染性等附加条件而命名。例如:暴暗、慢惊风、真心痛、休息痢等命名,就提示了疾病的新久缓急;经行发热、子肿、梦遗、童子痨、老人淋等命名,则阐述了发病条件;疫疠、瘅疟、时疫发斑、天行赤眼、春温等命名,则突出了疾病的传染性。

(二)中医病名的正确运用

中医病名诊断具有悠久的历史,中医学对疾病的命名很多是以主症、临床特点及病因病机为基础的,具有简明、形象、科学的特征。如伤寒、中暑、痹证、痿证、臌胀、破伤风等,精练简要、形象生动、见其名便知其意、易于掌握。有的病名,如痢疾、疟疾、白喉、癫痫、哮喘、感冒、麻疹、水痘等,还一直为现代西医所沿用。

当然,中医病名也有不足之处,如命名标准不统一,病、证、症的名称概念时有混淆,一病多名或多病一名的现象较多,有的病名的定义欠确切,内涵与外延不够清晰,病种分化不够等,故应正确对待。

在具体应用时,要求做到两点:一是一个病不允许有多个诊断,如患者低热、盗汗、咳嗽、咯血、X 线检查肺部有结核病灶者,应诊断为肺痨,而不能诊断为咳嗽、咯血或盗汗;二是对病情表现不明,或因诊断条件有限,或是医生的学识、经验不足等,对具体病种不能及时明确诊断,可采用"XX 症(如发热)待查""疫毒痢?"等形式诊断,在临床上是允许的。但是病名诊断一旦明确,则应及时予以纠正。

四、辨病与辨证相结合

中医诊断包括辨病和辨证两方面,诊断结论由病名和证名组成。病与证是疾病诊断的两个不同的侧重点。辨病是对疾病全过程与发展规律所做的概括,可掌握贯穿疾病始终的基本矛盾;辨证是对疾病当前阶段的病位、病性等所做出的结论,可抓住当前疾病的主要矛盾。正因为病与证对疾病本质反映的侧重面有所不同,所以中医学强调要辨病与辨证相结合,从而有利于正确诊断。不过,临床上有时是先辨病后辨证,有时又是先辨证后辨病,两种情况都有各自的优势,临证当灵活应用。正确认识辨证与辨病各自的优势与适应范围、深刻理解二者的相互联系、综合运用辨证与辨病的方法,是提高临床诊疗水平的重要途径。

(一)辨病为先,以病为纲

诊断应把辨病放在首要位置,因为辨病能抓住辨证的纲领。在临床上,面对复杂的病情,通过辨病,将辨证局限于某一疾病之中,可以缩小辨证范围,减少辨证的盲目性。因此,以病为纲,可起到提纲挈领的作用。每种疾病都有其基本病机和传变规律,作为疾病的基本病机贯穿于疾病的全过程,但作为证候特征的各阶段的主要病机有变化。证候的转化,即各阶段的主要病机的变化,就表现出疾病的传变规律。另外,对于不同的疾病,病与病之间有各自的规律和特点。因此,辨病可以区别不同性质的疾病。故掌握临床各科各系统疾病的特点,能有力地指导辨证。

(二)从病辨证,深化认识

辨病在诊断中起着十分重要的作用,可以获得对疾病的整体认识。由此进一步辨证,又可以获得对疾病中某阶段的具体认识。因为辨证是对疾病发生、发展中某一阶段病因、病性、病位等所得出的概括性结论,所以,证一方面受到病的规定,另一方面又受到如体质、情志等多方因素的制约。因而,从病辨证,使辨病不断深入和具体,显示了中医诊断的特色。

(三)病证互补,相得益彰

在辨病的基础上辨证,以病为纲,从病辨证,既有全局观念和整体认识,又有灵活机动性和阶段性认识。因此,辨病有助于提高辨证的准确性,重点在全过程;辨证又有助于辨病的具体化,重点在现阶段。对于病的治疗有专方、专药,其针对性强;对于证的治疗则随证治之,其灵活性强。因此,辨病与辨证相互补充,不可偏废。

 实训十一　综合运用诊断知识进行病例的分析与讨论

【实训目的】

巩固本章诊断综合运用的有关内容,使用本章的有关知识进行病例分析以提高思维、分析及综合运用的能力。

【实训方法】

个人准备,集体讨论,教师讲评。

【实训内容】

病例一　李某,女,31 岁,售货员。1992 年 3 月 17 日初诊。主诉:心悸、气促 7 年。病史:1986 年 5 月因发热、心悸、胸闷住院,诊断为"风湿热""风湿性心瓣膜病",未能治愈,病延至今。目前心悸不宁,稍劳累则气促,心前区时有刺痛,心慌易惊,夜寐噩梦纷纭,消瘦,白天动则汗出,夜间盗汗时作。检查:面色苍白无华,两颧紫红,口唇爪甲青紫。舌质紫黯,舌尖有瘀斑,苔薄黄,脉细涩、结代。

要求:①找出主症;②进行证候分析;③辨别病因、病位、病性、病势;④给出病名诊断、证名诊断;⑤对病情资料的属性进行分类;⑥提出治法与方药;⑦简述你在诊断过程中具体运用了哪几种辨证方法。

病例二　邹某,女,73 岁。1978 年 5 月 13 日初诊。主诉:咳嗽反复发作 30 年,气喘、不能平卧 1 周。病史:反复发作咳嗽 30 年,逢冬则发。近年病情加重,动则气促、心悸、汗出,气候稍有变化则咳喘亦作。1周前因洗澡受凉,咳嗽阵作,气喘不能平卧,痰稀色白量多,胸闷心悸,纳呆,尿少,大便艰难,努挣无力,便软。检查:端坐呼吸,咳声低弱,言语无力,冷汗满额,面色苍白,口唇青紫,四肢不温,两足水肿。舌胖色淡,苔白滑,脉细无力。

要求:①找出主症;②进行证候分析;③辨别病因、病位、病性、病势、病机;④做出病名诊断、证名诊断;⑤对病情资料的属性进行分类;⑥指出本案的辨证要点,本案的原发病和继发病是什么,并简述两者的证间标本关系。

病例三 徐某,男,40岁,干部。1979年5月7日初诊。主诉:纳差、腹胀、便溏、消瘦1年6个月。病史:去年1月因"胃溃疡病"行"胃大部分切除术"。术后身体日益虚弱。胃纳不佳,口淡无味,食后脘胀满。大便溏薄,每日3~4次。体重日减,四肢疲乏无力。头昏目花,清晨牙龈出血。检查:周身轻度水肿,以下肢为甚。面色萎黄,口唇淡白。舌质淡胖,有齿印,脉缓无力。

要求:①找出主症;②进行证候分析;③辨明病因、病位、病性、病势、病机;④做出病名诊断、证名诊断;⑤试述你在辨证过程中具体运用了哪些辨证方法。

病例四 管某,女,43岁,干部。1984年3月19日初诊。主诉:情绪抑郁2年,月经紊乱6个月。病史:2年前丧偶,悲痛万分。情绪抑郁,喜叹气,胸胁及乳房胀痛,嗳气则舒。口苦不思饮食,食后脘腹胀满,大便时溏时结,失眠多梦。近6个月病情加重,月经紊乱,经期延长,量多,淋漓不尽;头晕、两目干涩昏糊;心悸、少寐,四肢麻木。检查:爪甲枯白。舌质淡,苔薄黄,脉细弦而数。

要求:①列出本案的主症、次症;②进行证候分析;③辨明病因、病位、病性、病势与病机;④做出病名及证名诊断;⑤试指出在辨证过程中,主要运用了哪种逻辑思维方法,为什么。

【实训时间】

2学时。

【实训小结】

你对上述病例分析与诊断的结果与教师讲评有无出入,错漏之处何在?试分析原因。

 目标检测

一、选择题

(一)单项选择题

1.整理病情资料的注意事项中不包括以下哪项内容(   )

A.判断病情资料的完整性和系统性   B.评价病情资料的准确性

C.分析病情资料的一致性   D.评价病情资料的客观性

E.分析患者亲属的心理状态

2.主症在病情资料分析中一般属于(   )

A.中心性资料   B.偶见性资料   C.阴性资料   D.必要性资料   E.一般性资料

3.辨别疾病性质的辨证方法是(   )

A.脏腑辨证   B.经络辨证   C.六经辨证

D.卫气营血辨证   E.气血津液辨证

4.辨病位应以下列哪项辨证为主(   )

A.脏腑辨证   B.经络辨证   C.三焦辨证   D.表里辨证   E.八纲辨证

5.一个规范的证名,不应包括(　　)

A.病因　　　　　　B.病性　　　　　　C.病候　　　　　　D.病位　　　　　　E.病势

（二）多项选择题

6.下述哪些属于病情表现不一致(　　)

A.大实有羸状　　　B.形羸脉虚　　　C.至虚有盛候　　　D.热深厥亦深　　　E.形盛脉实

7.在临床上病情资料表现不一致的原因(　　)

A.多种病机同时并存　　　B.受到治疗的影响　　　C.医生判断错误

D.是存在寒热真假、虚实真假问题　　　E.不应该出现

8.辨证的基本内容包括(　　)

A.辨明疾病的病位　　　　　B.分辨病性　　　　　　C.判断病情,阐释病机

D.审度病势　　　　　　E.确定证名

9.对辨证结论及证名的要求,有下列哪几项(　　)

A.内容要求准确、全面　　　B.证名要求精练、规范　　　C.证候变则证名亦变

D.不受教材证型拘泥　　　E.要反映疾病全过程

10.辨证的主要步骤包括(　　)

A.抓住主症,确定病位　　　B.注意主症,结合兼症确定病因病性

C.分析病情,阐述病机　　　D."综合归纳,提出证名"　　　E.辨别病名

二、简答题

1.辨证的主要步骤有哪些?

2.辨病位是否应以脏腑辨证为主,为什么?

3.整理病情资料时应注意哪些问题?

（刘鹏飞　徐　嫒　马芝艳）

第十一章 病历书写

学习目标

【学习目的】通过本章的学习，为临床病历书写奠定基础，同时提高独立思考和诊断思维的能力。

【知识要求】掌握病历书写的概念与基本内容，中医病历书写通则，基本格式与要求及重点内容，住院病历的书写及体格检查的基本内容。熟悉病历的标题名称使用规范，住院病历内容排列顺序及病历示例。了解病历书写在诊疗活动中的作用和意义。

【能力要求】初步具有进行体格检查的能力，初步具有书写中医住院病历的能力。

病历，指医务人员在医疗活动过程中形成的文字、符号、图表、影像、切片等资料的总和，包括门（急）诊病历和住院病历。病历书写指医务人员通过问诊、查体、辅助检查、诊断、治疗、护理等医疗活动获得有关资料，并进行归纳、分析、整理，形成医疗活动记录的行为。

病历是记载患者疾病发生发展、演变预后、诊断治疗、防护调摄及其结果的原始档案，也是复诊、转诊、会诊及解决医疗纠纷、判定法律责任、医疗保险等事项的重要资料和依据。病历作为第一手信息资料，对医疗、保健、教学、科研、医院管理起着重要的作用。病历书写是临床医生必要的基本功，它反映着临床医务工作者医疗技术、科学作风和文化修养的水平。

早在殷商时代的甲骨文中，即有某些疾病的记述。汉代淳于意首创诊籍，《史记·扁鹊仓公列传》记载了淳于意所治疗的 25 个病历，其格式包括姓名、身份、病史、症状、诊断、治疗和疗效等内容。自汉以后，晋代葛洪的《肘后备急方》，隋代巢元方的《诸病源候论》，唐代孙思邈的《千金要方》《千金翼方》等医著中都能见到一些散在的病历记录。宋代许叔微的《伤寒九十论》可谓是我国第一部医案专著，该书记载了许氏经治的 90 例病历。明代江瓘的《名医类案》，收集了明代以前历代名医的验案，分 250 门，内容丰富，涉及临床各科。清代魏之琇的《续名医类案》、清代俞震的《古今医案按》等均是广泛收集前人医案编辑而成的。此外，出现了大量个人的医案专著，如明代汪机的《石山医案》、明代薛己的《薛氏医案》、清代喻嘉言的《寓意草》、清代叶天士的《临证指南医案》等。其中，喻嘉言的《寓意草》载有"议病式"，所列项目较全，可谓中医病历书写的雏形。近代也出现了不少著名医案，如何廉臣的《全国名医验案类编》、秦伯未的《清代名医验案精华》以及徐衡之、姚若琴的《宋元明清名医类案》等。60 多年来，随着大批中医院的建立，对中医病历书写的规范要求日趋迫切，书写的内容也日趋完备。1953 年卫生部将诊籍、医案、病历等，定名为"病案"。1982 年拟定了《中医病历书写格式和要求》；1991 年国家中医药管理局制定了《中医病案书写规范（试行）》；2000 年国家中医药管理局发布《中医病案规范（试行）》。2002 年卫生部、国家中医药管理局发布《中医、中西医结合病历书写基本规范（试行）》，其内容包括基本要求、门（急）诊病历书写要求及内容、住院病历书写要求及内容等部分，并且将"病案"定名为"病历"。

第一节 病历的内容和书写要求

病历书写的内容和要求,应依照 2002 年《中医、中西医结合病历书写基本规范(试行)》(简称《规范》)的规定进行。

一、中医病历书写通则

(一)文字、格式、用语及书写要求

(1)病历要求内容完整,重点突出,主次分明,条理清晰,语句精练,字迹清楚,书写整洁,无错别字、自造字。

(2)除病历首页的过敏药物名称和上级医师阅改病历处使用红色墨水笔外,其他书面文字书写一律使用钢笔和蓝黑色墨水。

(3)简化字应以中华人民共和国语言文字工作委员会 1986 年 10 月 10 日发布的《简化字总表》为准。

(4)病历中每页均应填写患者姓名、病历号和页序号。日期一律按×年×月×日×时顺序,用阿拉伯数字填写。除住院病历、住院记录以外,所有的病历记录均应按记录时间、内容、医师签名顺序书写。记录时间按×年×月×日×时(×时×分)书写。医师签全名位于右侧,字迹必须清晰易认。

(5)中医术语的使用按照中华人民共和国国家标准《中医临床诊断术语》(最新版)、《中医病证分类与代码》(最新版)和中医药行业标准《中医病证诊断治疗标准》(最新版)等有关标准规范;中药名称的使用依照《中华人民共和国药典》(最新版);西医疾病诊断及手术名称依照国家标准《疾病分类与代码》(最新版)。

(6)病历中护理记录按照国家中医药管理局颁布的《中医护理常规、技术操作规范》要求书写。

(7)病历中的数字按 2011 年 7 月 29 日国家质量监督检验检疫总局和国家标准化管理委员会发布的《出版物上数字用法》(GB/T 15835—2011)书写。计量单位按《中华人民共和国法定计量单位》《常用人体检验数值新旧单位换算法》《新旧压强单位换算法》最新发布的标准书写和使用。病历书写中要正确使用标点符号,以 2011 年发布的《标点符号用法》(GB/T 15834—2011)为准。

(8)病历书写要求统一印制的纸张。

(二)病历书写的时限

(1)门诊病历和急诊病历中的各种记录及住院病历中的"首次病程记录""抢救记录""手术记录""转入记录""接班记录""会诊记录""病程记录"等要求即时完成。

(2)住院病历、住院记录、死亡记录要求在 24 小时内完成。交班记录、转出记录、出院记录要求事前完成。

(3)"死亡病例讨论记录"要求在患者死亡 1 周内完成,必要时及时讨论,住院病历要求在出院后 48 小时内完成归档。

（4）"病历首页"实行按科室（或病区）签署首页制度，要求在出院后 2 周内完成。

（三）病历的阅批

（1）实习医务人员、试用期医务人员书写的病历，应当由在本医疗机构合法执业的医务人员审阅、修改并签字。进修医务人员应当由接受进修的医疗机构根据其胜任专业工作的实际情况认定后书写病历。

（2）病历是重要的医疗文字，不得涂改、挖补或剪贴。错误字词如需改正，可用单线划去，将正确字词标注其旁。住院病历在一页中阅改超过三处，需重新抄写。

（3）住院医师负责指导和督促实习医生、进修医生书写病历，并负责阅改住院病历；主治医师负责阅改住院记录，并负责病历质量；正、副主任医师及科室（病区）主任应经常检查病历质量。

（4）住院病历经各级医师签署首页并归档后，不得再进行任何修改。

（四）其他要求

（1）书写病历要求做到认真、准确、客观、符合病情。要求住院病历完整系统，住院记录简明扼要、重点突出。每份住院病历中必须有"住院记录"。住院病历与住院记录内容存在不一致时，以住院记录为准。每份病历一般应体现三级医师查房。

（2）各项化验、检验报告单分类粘贴在统一印制的专用粘贴纸上，要求整齐有序、标记清楚。住院病历归档后应将所有检验资料用红铅笔左低右高斜线封档。

（3）出院前要仔细清点患者诊疗资料是否齐全。病历书写中涉及的标题用语以本《规范》为准（详见下述）。

（4）根据现行《医疗机构管理条例实施细则》的要求，门诊病历保存 15 年，住院病历保存 30 年。病历的保存与管理遵照国家有关档案管理法规执行。

（5）本规范适用于全国各级中医、中西医结合医疗机构。

二、中医病历书写的重点内容

中医病历书写的重点内容，包括主诉，现病史，中医病名、证名诊断等几个方面。

（一）主诉的确定与正确书写

主诉是患者就诊时最感痛苦或迫切需要医生解除的症状或体征及其持续时间。

1. 主诉的确定

主诉往往是疾病的主要矛盾所在，具有重要的诊断价值。主诉是调查、认识、分析、处理疾病的重要线索。主诉的确定对临床具有重要的诊断学意义。①主诉为确定主症提供范围和依据。主症是辨病、辨证诊断活动中最核心的内容，它是医生从患者的主诉中加以分析而确定的，而主诉则是医生经过问诊或检查、分析思考以后而确定的。可见，确定了主诉就为确定主症缩小了范围、提供了依据。②主诉提示病情的轻重缓急及救治原则。如以大出血、昏迷等作为主诉者，常应做急救处理。③主诉确定询问或检查的主次和顺序，因询问和检查首先都应围绕主诉进行。④主诉是确定病种和辨别病位或病性的主要依据。例如：寒热往来定时发作，常为疟疾；胃脘痛，病位多在胃等。⑤主诉是决定现病史与既往病史书写内容的依据。因为两者一般是以主诉所定时间作为区分的界限。总之，准确地确定主诉对整个诊疗活动具有至关重要的作用。

2. 主诉的书写要求

主诉的书写总体上要求重点突出,高度概括,简明扼要。其具体书写要求如下。①主诉只能写症状和体征,而不能用病(证)名代替症状、体征,如"高热,身、目发黄,右胁疼痛4日",而不能用"黄疸4日"代替。②主诉是患者感觉最痛苦的症状或体征,一般只允许有1~3个,如"恶寒、发热、无汗1日"中的"无汗"就不应是主诉,因为"无汗"虽对辨证有意义,但它不是主要痛苦。③主诉的时间要书写清楚,每一主诉都必须有明确的时间(持续时间),如年、月、日、时、分钟等。对于两个以上复合主诉应按主诉出现的时间先后排列,如"反复性咳嗽、咳痰30年,发热、气喘5日"。④主诉症状的确切部位、性质、程度等应尽可能描述清楚,如阵发脐腹部绞痛、经常头晕、右胁下肿块等。⑤主诉应是精练的医学术语,而不能是一般人的口头语,如心里想呕、晚上睡不着、肚子内有包块等都是不允许的,而应分别描述为恶心、失眠、腹内肿块等。

(二)现病史与既往病史的划分及书写要求

1. 现病史与既往病史的划分

现病史指患者当前所患病症的状况,包括本次疾病发生、演变与诊治的全部过程,以及就诊当时的全部自觉症状。既往病史指患者过去(本次发病以前)的健康和疾病情况。两者的界定主要是根据主诉所定病症及其所记时间为划分依据,即主诉所述病症及其时间范围之内者属现病史的内容,主诉所述病症及其所定时间范围以外的其他病情与健康状况则属既往病史的内容。

实际上现病史和既往病史有时很难截然分开。因为现在与过去只是相对的概念,现在就诊的疾病可能既往已经存在,而既往所患疾病现在可能并未消除。若所指为同一病证,属何种病史,便要以主诉所定的时间为准。此外,主诉只能是症状或体征(限定1~3个),而临床就诊时的症状则有很多,这许多的症状孰为现在,孰为既往?其界定主要根据是否为主诉所指的病症。正确划分现病史和既往病史,不仅首先要确定好主诉的内容和时间,而且要根据具体病情进行综合分析。

2. 现病史的书写要求

现病史的书写要求是系统、完整、准确、翔实。其具体要求如下。①发病原因和诱因、发病缓急等,要记录确切,确实弄清与主要病情有关的方方面面。应写明患者主症出现、加重、发展的时间范围。一般而言,病发在1年以上者精确到季或月;1年以内者精确到旬或周;1个月以内者精确到日;1日以内精确到时或分。②入院前在其他医院的检查、诊断和治疗要详细记录(描述时宜加引号),对就诊的医院,不能写"当地医院""某医院",要写医院全称,以便于判定和评价其治疗水准及可信性。③现在症状应书写清楚。中医辨证主要依据现在症状和体征,故现在症应视为现病史的一项专项内容,可围绕主症、伴随症及结合"十问歌"的内容进行书写。

(三)病历中"诊断"的内容及书写

中医、中西医结合病历书写中所规定的"诊断"内容,应包括中医诊断和西医诊断;中医诊断又包括病名诊断和证名诊断。中医病名、证名诊断应注意以下几点。

(1)要使用中医的病名和证名,不得以西医病名、综合征等代替,也不能只满足于从教材所列举的名称中选取病名和证名,一般应以中华人民共和国国家标准《中医临床诊疗术语》所列内容为依据选用。

(2)病名和证名是不同的诊断概念,必须分别书写,如感冒(病名)、风寒表证(证名),黄疸

（病名）、肝胆湿热证（证名）；而不得将病名和证名合而为一进行诊断，如血虚眩晕、湿热痢疾等，则是将病名和证名混为一谈，临床上必须杜绝。

（3）若同时有几种病存在，诊断时应按重的、急性的、本科的在先，次要的、慢性的、他科的在后的顺序分行排列。如一内科就诊患者同时患有感冒、内痔、闭经等病，其排列顺序及书写格式如下。

　　诊断：

　　　　①感冒

　　　　②内痔

　　　　③闭经

（4）若对某病不能当即明确诊断时，则可采用"××症待查""××病待排""××疫毒痢？"等诊断形式，但当病名诊断一旦明确，则应及时予以纠正。不可用"初步意见""印象""拟诊""初步诊断"等名称。

（5）证名诊断一般应将病位、病性等综合为一个完整名称，如肝郁气滞证、水气凌心证等。有多种病存在时，不能每种病后分别写一个证，而应力求一证概括全貌，如患者诊断为眩晕、心悸、闭经三病同时存在，均与气血虚衰有关，其证名应诊断为气血两虚证。证名不能只有病位而无病性，如"里证""血分证"都不能作为证名诊断；同时不能将病机分析作为证名，如"气血不利""久痛入络"均不能作为证名诊断。

第二节　中医病历书写格式

一、住院病历格式及书写要求

（一）住院病历

住　院　病　历

姓名：　　　　　　　　出生地：

性别：　　　　　　　　常住地址：

年龄：　　　　　　　　单位：

民族：　　　　　　　　入院时间：　　　　年　月　日　时

婚况：　　　　　　　　病史采集时间：　　年　月　日　时

职业：　　　　　　　　病史陈述者：

发病节气：　　　　　　可靠程度：

主诉：患者就诊的主要症状、体征及持续时间。

现病史：围绕主诉系统记录从发病到就诊前疾病的发生、发展、变化和诊治经过。记录的内容要求准确具体，避免记流水账，具有鉴别意义的阴性症状也应列入。其内容包括以下几个方面。①起病情况：发病时间和地点、起病缓急、前驱症状、可能的病因和诱因。②主要症状、特点及演变情况。要准确具体地描述每一症状的发生、发展及其变化。③伴随症状：描述伴随症状的有关情况。④结合中医"十问歌"，记录目前情况。⑤诊治情况：如入院前经过诊治，应按时间顺序记录与本病有关的重要检查结果及所接受过的主要治疗方法，药物治疗应记录药物名称、用量、用法及其使用时间、效果。诊断名称应加引号。⑥如果两种或两种以上疾病同时发生,应分段记录。⑦如果怀疑自杀、被杀、被打或其他意外情况者,应注意真实记录,不得主观推断、评论或猜测。

既往病史:系统全面记录既往健康状况,防止遗漏。包括以下内容:①既往健康情况,虚弱还是健康;②患过哪些疾病,传染病、地方病、职业病及其他疾病应按时间顺序记录诊断、治疗情况;③预防接种、手术、外伤、中毒及输血史等。

个人史:①患者的出生地及经历地区,特别要注意自然疫源地及地方病流行区,说明迁徙年月;②居住环境和条件;③生活及饮食习惯,烟、酒嗜好程度,性格特点与人际关系;④过去及目前的职业及其工作环境,粉尘、毒品、放射性物质、传染病接触史等;⑤其他重要个人史。

过敏史:记录致敏药物、食物等名称及其表现。

婚育史:结婚年龄、配偶健康情况等。女性要记录经带胎产情况。月经史记录格式为:

月经初潮年龄 $\dfrac{\text{每次行经天数}}{\text{经期间隔天数}}$ 闭经年龄或末次月经时间。

家庭史:记录直系亲属及本人生活有密切关系亲属的健康与患病情况。

体 格 检 查

体温(T)　　　脉搏(P)　　　呼吸(R)　　　血压(BP)

整体情况:望神、色、形、态、声音、气味、舌象、脉象、小儿指纹。

皮肤、黏膜及淋巴结:

头面部:头颅、眼、耳、鼻、口腔。

颈项:形、态、气管、甲状腺、颈脉。

胸部:胸廓、乳房、肺脏、心脏、血管。

腹部:肝脏、胆囊、脾脏、肾脏、膀胱。

二阴及排泄物:

脊柱四肢:脊柱、四肢、指(趾)甲。

神经系统:感觉、运动、浅反射、深反射、病理反射。

经络与腧穴:经络、腧穴、耳穴、阿是穴。

注:体格检查基本内容附后。

专科检查:按各专科特点进行书写。

实验室检查:采集病史时已获得的本院及外院的重要检查结果。

辨病辨证依据:汇集四诊资料,运用中医临床诊断思维方法,得到中医辨病辨证依据。

西医诊断依据:从病史、主症、体征和实验室检查等几个方面总结出主要疾病的诊断依据。

入院诊断:

中医诊断:疾病诊断(含主要疾病和其他疾病)

　　　　　证候诊断(含相兼证候)

西医诊断:(含主要疾病和其他疾病)

实习医师(签名):

住院医师(签名):

当有修正诊断、确定诊断、补充诊断时,应书写在原诊断的左下方,并签上姓名和诊断时间。

附：住院病历体格检查基本内容

体格检查应注意光线、室温及体位等。检查时要认真，手法要正确、轻巧，切忌动作粗暴和大量暴露。态度要和蔼，检查应全面系统，从上到下循序进行，以免遗漏。但是，对于危重患者应根据病情重点进行，灵活掌握，应尽量避免因问诊、体检过繁增加患者痛苦，延误治疗时机。男性医师检查女性患者的泌尿生殖系统时，应有女医护人员或第三者（亲属）在场。体格检查的基本内容如下。

1. 生命体征

体温（T）　　　脉搏（P）　　　呼吸（R）　　　血压（BP）

2. 整体情况

整体情况包括以下几个方面。①望神：包括神志、精神状况、表情等。②望色：面容、色泽、病容等。③望形：包括发育、营养、体型、体质等。④望态：包括体位、姿势、步态等。⑤声音：语言清晰度，语音强弱如前轻后重、低微等，异常声音如咳嗽、呃逆、嗳气、哮鸣、呻吟等。⑥气味：是否正常、有无特殊气味等。⑦舌象：舌体的形态、动态、舌下脉络、舌色、苔质、苔色、有无津液等。⑧脉象：各种脉象。

3. 皮肤黏膜及淋巴结

检查包括：①皮肤黏膜，包括色泽、纹理、弹性、温度、汗液、斑疹、白㾦、疮疡、瘢痕、肿物、腧穴异常征、血管征、蜘蛛痣、色素沉着等，并明确记录其部位、大小及程度，还要记录皮肤划痕症；②淋巴结，浅表淋巴结有无瘰疬，若有，应记录其大小、活动度、部位、数目、压痛、质地等。

4. 头面部

检查包括以下几个方面。①头部：有无畸形、肿物、压痛，头发的疏密、色泽、分布，有无疖、癣、疤痕。②眼：眉毛有无脱落，有无倒睫；眼睑有无水肿、下垂、闭合和㖞斜；眼球活动度及有无震颤、斜视；结膜有无充血、水肿、苍白、出血、滤泡；巩膜是否黄染、充血；角膜有无混浊、瘢痕、反射；瞳孔的大小、两侧是否等大/等圆，得神、失神、神呆及对光反射等。③耳：耳郭形态，外耳道是否通畅、有无分泌物，乳突有无压痛，听力情况等。④鼻：有无畸形、中隔偏曲或穿孔，有无鼻甲肥大或阻塞，鼻腔分泌物性状、出血的部位和数量，鼻旁窦有无压痛及嗅觉情况等。⑤口腔：口唇颜色及有无疱疹、皲裂、溃疡，牙齿有无龋齿、缺齿、义齿、残根并注明部位，齿龈的色泽有无肿胀、溢脓、出血、铅线及萎缩，口腔黏膜有无发疹、出血、溃疡及腮腺导管口情况，扁桃体的大小及有无充血、分泌物和假膜，咽部是否充血及反射，悬雍垂是否居中等。

5. 颈项

颈项是否对称，有无抵抗强直、压痛、肿块，活动是否受限。颈动脉有无异常搏动及杂音，颈静脉是否怒张。有无肝颈静脉回流征。气管是否居中。有无瘿瘤，如有，应描述其形态、强度、压痛，有无结节、震颤及杂音。

6. 胸部

检查包括以下几个方面。①胸廓：是否对称，有无畸形、局部隆起、凹陷、压痛，有无水肿、皮下气肿、肿块，静脉有无怒张及回流异常。②乳房：大小，有无红肿、橘皮样外观、压痛、结节、肿块等。③肺脏：呼吸类型、动度、呼吸速度和特征，肋间隙有无增宽、变窄、隆起或凹陷，有无语颤、摩擦音、皮下气肿及捻发音。叩诊音包括清音、浊音、鼓音、实音，异常者应注明部位。肝肺浊音界、肺下界、呼吸时肺下缘移动度。呼吸音的性质包括肺泡音、支气管肺泡音、管状呼吸音，呼吸音的强度包括减弱、增强、消失、有无干/湿啰音，语音传导有无异常。有无胸膜摩擦音、哮鸣音。④心脏:心尖搏动的性质及位置,有无震颤或摩擦音(含部位、时间和强度)。心脏左右浊音界(表 11-1)。心脏搏动的节律、频率、心音强弱、分裂,肺动脉瓣区第二音与主动脉瓣区第二音的比较,额外心音、奔马律等。有无心脏杂音及杂音的部位、性质,心动期间的传导方向,何处最响及强度。有无心包摩擦音,心律失常时应比较心率和脉率。

表 11-1 心脏左右浊音界示意表

右(cm)	肋间	左(cm)
	II	
	III	
	IV	
	V	

锁骨中线距正中线(cm)

7. 血管

检查包括两个方面。①动脉:桡动脉的频率、节律(包括规则、不规则)、脉搏短促,有无奇脉,左桡动脉搏动、右桡动脉搏动的比较,动脉壁的性质、紧张度和硬度,以及股动脉和肱动脉有无枪击音。②周围血管征:毛细血管搏动征,射枪音,水冲脉,动脉异常搏动,Duroziez 征(杜罗济埃征)。

8. 腹部

检查包括以下几个方面。①视诊:对称、大小、膨隆、凹陷、呼吸运动、皮疹、色素、条纹、瘢痕、体毛、脐疝、静脉曲张与血流方向、胃肠蠕动波,有腹水或腹部包块时要进行短围测量。②触诊:腹部柔软、紧张度,有无压痛、反跳痛及其部位与程度,拒按或喜按。③叩诊:有无移动性浊音,包块的部位、大小、形状、软硬度、压痛、移动度。④听诊:鼓音,有无移动性浊音;肠鸣音,有无气过水声、血管杂音及其部位、性质等。⑤肝脏:大小、质地、边缘钝或锐、压痛。表面光滑与否,有无结节。肝浊音界,如有肝大,应图示。⑥胆囊:可否触及、大小、形态、压痛。⑦脾脏:可否触及、大小、硬度、压痛、表面光滑度及边缘钝或锐。脾浊音界,如有脾大,应图示。⑧肾脏:大小、硬度、叩击痛、移动度等。⑨膀胱:可否触及、上界,以及输尿管压痛点等。

9. 二阴及排泄物

检查包括两个方面。①二阴:根据需要进行检查。②排泄物:包括痰液、呕吐物、大便、小便、汗液等。

10. 脊柱四肢

检查包括以下两个方面。①脊柱:有无畸形、强直、叩压痛,运动度是否受限,两侧肌肉有无紧张、压痛。②四肢:肌力、肌张力,有无外伤、骨折、肌萎缩,关节有无红肿、疼痛、压痛、积液、脱臼及活动度、有无畸形或强直,下肢有无水肿、静脉曲张,指(趾)甲的荣枯、色泽和形状等。

11. 神经系统

检查包括以下几个方面。①感觉:痛觉、温度觉、触觉、音叉振动觉及关节位置觉。②运动:肌肉有无紧张及萎缩,有无瘫痪(部位和程度,系弛缓性或痉挛性),有无不正常的动作,共济运动及步态如何。③浅反射:腹壁反射,提睾反射及肛门反射等。④深反射:二头肌、三头肌反射,桡骨膜反射及膝腱反射及跟腱反射。⑤病理反射:在一般情况下检查弹指反射(Hoffmann 征)、跖伸踇反射(Babinski 征)、脑膜刺激征(Kernig 征)。

（二）住院记录

住 院 记 录

姓名：　　　　　　　出生地：

性别：　　　　　　　常住地址：

年龄：　　　　　　　单位：

民族：　　　　　　　入院时间：　　　年　月　日　时

婚况：　　　　　　　病史采集时间：　　年　月　日　时

职业：　　　　　　　病史陈述者：

发病节气：　　　　　可信程度：

主诉：同住院病历的要求。

现病史：与住院病历的要求相同。侧重描述主要症状及持续时间、入院前的检查和治疗情况。

既往病史：重点记录重要的过去病史。

过敏史：同住院病历的要求。

其他情况：凡与此次发病的有关内容不应遗漏，包括个人史、婚育史和家族史。

体格检查：按住院病历体检的基本内容，扼要记录查体的阳性体征和有鉴别诊断价值的阴性体征。

专科检查：按各专科特点扼要记录。

实验室检查：采集病史时已获得的本院及外院的重要检查结果。若尚未检查，则写目前尚无检查资料。

辨病辨证依据：同住院病历的要求。

西医诊断依据：同住院病历的要求。

入院诊断：

中医诊断：疾病诊断（含主要疾病和其他疾病）

　　　　　　证候诊断（包括相兼证候）

西医诊断：（包括主病和其他疾病）

实习医师（签名）：

住院医师（签名）：

当有修正诊断、确定诊断、补充诊断时，应书写在原诊断的左下方，并签名和写出诊断时间。

（三）病程记录

1. 首次病程记录

首次病程记录必须由具有执业医师资格的接诊医师书写，内容如下。

（1）一般项目：患者姓名、性别、年龄、主诉、入院时间、入院途径（如门诊、急诊或转院等）。

（2）病情要点：包括重要病史、基本生命体征、症状和体征，已经获得的实验室检查和特殊检查结果。

（3）入院诊断：同住院病历。

（4）诊疗计划：制订诊治计划，目前进行的诊疗措施、治法、方药，对调摄、护理、生活起居宜与忌的具体要求。

2. 病程记录

要求及时、准确、详细、文字清晰简练、重点突出、讨论深入。病程记录可由实习医师书写，带教医师应及时阅改并签名。入院及手术后的前3日，至少每日记录1次；危急重症患者，应随时记录；病情稳定者每周至少记录2次。病程记录一律按时间、内容、签名顺序书写。其基本内容与要求如下。

(1)病情变化及治疗情况，特别要注意对生命体征的检查和记录。病情平稳时，要记录一般情况如神志、精神、情绪、饮食、二便等；病情骤变时，应详细记载病情变化，并对可能的预后(如合病、并病等)进行分析判断。

(2)各项检查的回报结果，并进行前后对比。

(3)新开医嘱、停用医嘱及其依据。若变更治法及用药，则要求有理有据。

(4)原诊断的修改、新诊断的确定均应说明理由。

(5)详细记录诊疗操作的情况(如腰穿、骨穿、胸穿等)。

(6)与患者本人、家属或单位负责人的谈话内容。必要时，请对方签名。

(7)上级医生查房(注明其姓名、技术职务)，如实记录对病史、查体的补充，对患者情况的分析判断以及对检查治疗的具体意见。必要时，由上级医生书写或核对审查后签名。

(8)危、急、重、难病例的病程记录，应由上级医生书写或审核后签名。

(9)专科会诊记录由会诊医师在病程记录中或专用会诊单上书写。院外专家会诊或院内大会诊，由经管医师如实记录。

(10)临床药师查房、行政领导查房与患者病情有关的意见也要记录。

病程记录根据需要还包括交/接班记录、转出/转入记录、阶段小结、术前讨论记录、手术同意书、麻醉同意书、输血同意书、手术记录、病例讨论记录、抢救记录、出院记录、死亡记录、死亡病例讨论记录等。

二、门诊病历格式及书写要求

(一)初诊记录

年 月 日 科别：

姓名 性别 年龄 职业

主诉：同住院病历。

病史：主症发生的时间、病情的发展变化、诊治经过及重要的既往病史、个人史和过敏史等。

体格检查：记录生命体征、中西医检查阳性体征及具有鉴别意义的阴性体征。特别要注意舌象、脉象。

实验室检查：记录就诊时已获得的有关检查结果。

诊断：

中医诊断：包括病名、证名诊断。

西医诊断：

处理：①中医论治，记录治法、方药、用法等；②西医治疗，记录具体用药、剂量、用法等；

③进一步的检查项目;④饮食起居宜与忌、随诊要求、注意事项。

医师(签名):

(二)复诊记录

年 月 日 科别:

记录以下内容:①前次诊疗后的病情变化、简要的辨证分析、补充诊断、更正诊断;②各种诊疗措施的改变及其原因;③同一医师守方超过 3 次后需要重新誊写处方;④3 次没有确诊或疗效不佳者需要有上级医师的会诊意见,并如实详细地加以记录且有上级医师签名。

医师(签名):

三、急诊病历格式及书写要求

(一)急诊初诊记录

科别　　　　　年 月 日 时 分

姓名　　　　性别　　　年龄　　　职业　　　婚况

地址　　　　联系人　　　　　　　电话

主诉:同住院病历,但不能用诊断代替主诉。

病史:同门诊病历。

体格检查:同门诊病历。

实验室检查:同门诊病历。

诊断:

　　　中医诊断:(包括病名、证名诊断)

　　　西医诊断:

处理:包括以下内容。①有关急诊的检查项目及结果。②中医诊治:记录立法、方药及用法。③西医治疗:记录各种诊疗措施,药物治疗要具体记录药名、规格、用量与用法。④如进行急诊抢救,要记录抢救措施、实施时间、用药及剂量、使用方法等。⑤及时向家属交代病情并记录家属意见,必要时,须家属签字。⑥饮食起居宜与忌、护理原则、随诊要求。

医师(签名):

(二)急诊病程记录

对在急诊观察的患者,应随时书写急诊病程记录,要求同住院病历。急诊观察患者离院时要求记录离院时病情、去向及随诊要求。自动离院者要求有患者及其家属签字。其他记录的书写要求同住院病历。

(三)急诊留观记录

格式及要求同急诊初诊记录。

(四)急救记录

急救记录是对病情危重需要立即进行抢救的患者的诊疗记录,要求及时书写,包括以下内容。①一般项目:姓名、性别、年龄、因(主诉)于×年×月×日×时×分入抢救室。送诊者姓名及与患者的关系。②就诊时的主症、生命体征及阳性体征。③中、西医诊断。④各种化验检查结果及进一步的抢救治疗计划。⑤各种抢救措施的具体使用方法(如呼吸机、洗胃等有关内容的记录)、执行时间及实施后病情变化。⑥详细记录用药(包括特殊用药)名称、用量、给药途径及速度、医嘱执行时间等。⑦记录上级医师及会诊医师的意见并注明时间。⑧向患者家属交代病情,记录谈话内容和患者家属对诊疗的意见,患者家属签字。⑨抢救记录必须在抢救结束后立即完成,及时记录。⑩记录参加抢救人员的名单,主持抢救医师签名及记录医师签名。

四、病历示例

(一)门(急)诊病历示例

门诊手册封面

姓名:×××　性别:男　年龄:40 岁　工作单位:×××××××

住址:××市××街××号　药物过敏史:无

初诊病历记录

就诊时间:××××年 3 月 18 日 14 时　科别:中医内科

主诉:突发头晕目眩 12 小时,伴恶心、耳鸣。

病史:患者昨晚 9 时看电视时,无明显诱因自觉左耳高调耳鸣,继而头晕倒地,睁眼即觉周围天旋地转,闭目稍舒。时感恶心,但无呕吐。今晨由家人抬来就诊。现感头晕胀痛,目眩,耳鸣,恶心,口舌干苦,胸闷不舒,不欲饮食。发病时神志清楚,语言正常,无头痛、心悸、抽搐、吐涎沫及恶寒、发热。小便黄、大便干。既往身体健康,否认风眩、颈椎病、痫病、传染病史及其他精神、神经系统疾病史。否认药物过敏史。平素喜食辛辣,喜烟、喜酒,性情急躁。

体格检查:

T 37.5 ℃,P 98 次/分,R 21 次/分,BP 16/10 kPa(120/75 mmHg)。

神志清楚,语言清晰,诊察合作。皮肤温润,无黄染、水肿。周身浅表淋巴结无异常发现。痛苦面容,面色潮红。蹋卧于床,不欲睁眼,眼球水平震颤阳性。左耳听力减退。唇赤。双肺叩诊清音,呼吸音正常,无啰音。心尖搏动及心浊音界正常,心率 98 次/分,律齐,无杂音。腹平软,无压痛、叩痛、反跳痛。未扪及肝、脾、肾。脾及双侧肾区无压痛、叩痛。脊柱无异常发现。四肢活动自如,肌力、肌张力正常。

舌质红,苔黄腻。脉弦滑。

辅助检查:

血常规:Hb 120 g/L,WBC 7.5×10⁹/L, N 0.68,L 0.32。

尿常规:黄、清,蛋白微量,镜检无异常。

诊断:

中医诊断:眩晕

　　　　　　肝阳上亢、痰热动风证

西医诊断:梅尼埃病

处理:

(1)中医治疗:平肝潜阳,清热化痰息风。天麻钩藤饮合定痫汤加减。

天麻 15 g　钩藤 12 g　栀子 12 g　黄芩 10 g　牛膝 12 g　半夏 12 g　胆南星 10 g　天竺黄 12 g　生大黄 10 g　石决明 30 g(先煎)　磁石 30 g(先煎)　赭石 15 g(先煎),水煎服,1 剂/日,共 3 日。

（2）做甘油试验。

（3）右侧卧位休息，避免强光、噪声刺激。

（4）注意饮食、起居。戒烟、酒，忌肥甘，避免劳累和精神过度紧张。治疗期间予半流质低盐饮食。

（5）3 月 21 日复诊。

医师（签名）：

（二）入院记录示例

姓名：×××　　　常住地址：××市××街××××号

性别：男　　　　入院日期：1999 年 2 月 23 日 9 时 10 分

年龄：59 岁　　　记录时间：1999 年 2 月 23 日 9 时 30 分

民族：汉族　　　病史陈述者：患者本人

婚况：已婚　　　可靠程度：可靠

职业：干部　　　发病节气：雨水前 1 日

出生地：××市

主诉：突发左侧半身不遂，伴口角㖞斜 5 日。

现病史：1999 年 2 月 17 日由于家庭纠纷而生闷气，次日 10 时许在工作时，突感心悸、气促、胸部闷痛，即去医务室就诊，予硝酸甘油 0.3 mg 舌下含服，氨茶碱 0.1 g 口服，半小时后症状略有好转。下楼时，骤然心悸加重，头晕倒地。被扶起时，发现左侧肢体完全不能活动，失语，口角向右㖞斜，两眼向左凝视，冷汗频出，双手发冷，喘促，烦躁不安。即送××人民医院急诊，当时查血压 16/20 kPa（120/150 mmHg），心率 132 次/分，心律绝对不齐，心尖区闻及双期杂音，心电图示"二尖瓣 P 波，心房纤颤"。西医诊断为"脑栓塞；风湿性心脏病，二尖瓣狭窄并关闭不全，心房纤颤"。予烟酰胺 200 mg 加 10％葡萄糖 250 mL 静滴，1 次/日；维生素 E 0.1 g，2 次/日；阿司匹林 40 mg，1 次/日；三磷腺苷 20 mg，3 次/日；20％甘露醇 125 mL，静滴，1 次/8 小时。下午 6 时眼球已无偏斜，但心悸、半身不遂未好转。至 2 月 23 日，半身不遂仍无好转，遂由亲友抬来我院求治，门诊以"缺血中风，心痹，脑栓塞，风湿性心脏病"收住院治疗。现左侧肢体不能活动，语言欠流利，口角㖞斜，头痛沉胀如裹，胸闷，气促，心悸，难于平卧，咳嗽、咳黄稠痰，食少，恶心，下肢水肿，夜寐不安，神疲倦怠，尿少，2 月 18 日以来未解大便。

既往病史：既往体质较差，1979 年 2 月起有咽部疼痛反复发作及"风湿性关节炎"病史，但 1990 年 3 月以来无关节肿痛。1989 年 5 月因心悸、气短，曾在××医院经心脏超声检查诊为"风湿性心脏病"，经治（具体不详）未愈，症状时有发作。否认肺痨、肝热病等常见传染病史及其接触史，否认肾脏、血液、内分泌及神经系统疾病史。否认外伤、手术、中毒、输血史。

个人史：出生于××市，曾去过广东及东北和苏杭等地区。住地潮湿。工作、生活条件一般。喜食辛辣，吸烟 12 年（每日约 10 支），嗜酒（每日约 250 mL）。性情急躁。长期从事管理工作。否认粉尘、毒物、放射性物质接触史。否认药物、食物及其他过敏史。25 岁结婚，配偶健康状况较好，育 1 男 1 女，身体健康。

家庭史：母年过八旬，健在。父因"脑出血"于××××年 64 岁时去世。

体格检查：

T 36.5 ℃，P 96 次/分，R 21 次/分，BP 16/20 kPa（120/150 mmHg）。

整体状况:神志清楚,诊察合作。发育正常,营养较差。急性病容,表情痛苦,神疲倦怠。体型正常(身高约170 cm、体重63 kg)。被动斜坡卧位。面白颧红,呈二尖瓣面容。语言不清,声音低怯,呼吸短促,咳声时作。未闻及异常或特殊气味。舌体偏胖,边有齿痕,伸舌向右㖞斜,舌质黯,苔中心黄而腻,舌底脉络色紫黯纡曲。脉促。

皮肤、黏膜:皮肤颜色、纹理正常,温润,弹性欠佳,无斑疹、蜘蛛痣、疮疡、瘢痕及异常色素沉着、皮下结节、肿块,无瘀斑、紫癜、肌肤甲错及腧穴异常征,皮肤划痕症阴性,黏膜无异常发现。

淋巴结:全身浅表淋巴结无肿大、粘连及压痛。

头部及其器官:头颅大小正常,无畸形、肿物及压痛,无疖、癣、瘢痕。毛发稀疏,白发过半,光泽尚可,分布正常。目窠微陷,双目欠神。眉毛无脱落,无倒睫。眼睑无水肿、下垂、闭合或㖞斜。眼球活动自如,无震颤或斜视。结膜红润,无充血、水肿、出血或滤泡。巩膜无充血,无黄染。角膜清澈无瘢痕,角膜反射存在。瞳孔大小正常,双侧等大、等圆,对光反射灵敏。耳郭红润,形状正常。外耳道通畅,无分泌物、耳瘘。乳突无压痛。听力正常。鼻无畸形,鼻翼微有煽动,左侧鼻唇沟变浅。鼻中隔居中,无穿孔。无鼻甲肥大或阻塞。鼻腔见有少量稠涕,无异常气味或出血。鼻旁窦无压痛。嗅觉灵敏。唇色暗淡,轻度发绀,无疱疹、皲裂或溃疡。口角向右㖞斜,伸舌偏左。牙齿黄垢,排列不整,左下磨牙有1枚缺如,无龋齿、义齿。齿龈稍暗,无肿胀、溢脓、出血、铅线或萎缩。口腔黏膜无疱疹、出血或溃疡。扁桃体无肿大、充血、假膜或分泌物。咽部红润,无红肿充血。腭垂居中。

颈部:颈项双侧对称,活动自如,无抵抗强直、压痛或肿块。颈动脉搏动正常,无杂音。颈静脉稍充盈,呈见青筋暴露。肝颈静脉回流征阳性。气管居中。甲状腺无肿大、压痛、结节、震颤及杂音。

胸部:胸廓外形正常,双侧对称,肋间隙正常,无局部隆起、凹陷、压痛、水肿、皮下气肿或肿块,无压痛及叩击痛,无静脉怒张及回流异常。双乳房无异常发现。混合呼吸,速率正常,双侧呼吸活动度对称,语颤正常。双肺叩诊清音,下界正常,呼吸音略低,下部可闻及散在细湿啰音,语音传导正常,无胸膜摩擦音、哮鸣音。心尖搏动位于左锁骨中线上第4、5肋间,无负性心尖搏动及心前区弥散性搏动,无震颤或心包摩擦感。心浊音界向左、右两侧扩大(表11-2)。心率126次/分,心律绝对不齐,心音强弱不一,心尖区可闻及收缩期吹风样杂音Ⅲ级,向左腋下传导,并闻及舒张期隆隆样杂音。未闻及心包摩擦音。桡动脉脉率96次/分,心律不齐,脉搏短绌。股动脉及肱动脉无枪击音。未发现其他异常周围血管征。

表11-2 心脏左右浊音界示意表

右(cm)	肋间	左(cm)
3	Ⅱ	3
4	Ⅲ	5
5	Ⅳ	7
	Ⅴ	10

锁骨中线距正中线8 cm

腹部:腹部对称,大小正常,呼吸运动正常,无膨隆、凹陷、皮疹、瘢痕、黄染、异常色素沉着及条纹。无脐疝、静脉曲张、胃肠蠕动波。全腹柔软,无压痛、反跳痛、叩击痛及异常包块。叩诊鼓音。肠鸣音 1～2 次/分,无移动性浊音、气过水声及血管杂音。肝于右锁骨中线肋下 4 cm、剑突下 6 cm 可及,质地中等偏软,表面及边缘光滑、无结节,有轻触痛。未扪及胆囊,墨菲征阴性。未扪及脾脏、肾脏及膀胱。双肾区无压痛、叩击痛。

直肠肛门:无异常发现。

外生殖器:无异常发现。

脊柱四肢:脊柱生理曲度存在,无畸形、强直、叩击痛,活动自如,两则肌肉无紧张、压痛。四肢形态正常,无外伤、骨折、肌萎缩。四肢关节无红肿、疼痛、压痛、叩痛及脱臼,无畸形或关节强直。指、趾甲红润,有光泽,形状正常。双下肢轻度水肿。

神经系统:右侧肢体关节活动自如,肌力、痛觉、触觉、温度觉及关节位置觉正常。左侧肢体不能活动。左上肢、左下肢肌力均为 0 级,肌张力减弱,浅感觉减退。左侧膝反射亢进,左侧 Babinski 征阳性。右侧肱二关肌、三头肌反射正常,腹壁反射、跖反射、提睾反射、膝腱反射及跟腱反射均正常。脑膜刺激征阴性。

辅助检查:

血常规:Hb 120 g/L,WBC 7.5×10^9/L,N 0.75,L 0.25。

尿常规:黄、清,蛋白微量,镜检无异常。

肝功能:HBsAg 正常。

脑脊液:正常。

心电图:二尖瓣 P 波,心房纤颤。

诊断依据:

辨病辨证依据:包括以下几方面。①患者起病急,主要表现为头晕倒地,左侧半身不遂,口舌㖞斜,发病前曾有生闷气的诱因,可诊为"缺血中风";症以半身不遂为主,而神志清醒,故属中经络。②患者久有心悸、气短,此次发病又有胸部闷痛,冷汗频出,唇舌黯、舌底脉络色紫黯纤曲,脉促,神疲倦怠,声音低怯,为"心痹"之表现。③久居湿地,风寒湿邪内侵,流注经脉,合而为痹,脉痹不已,内舍于心,痹久损伤心气,心气不足,血行无力,滞于脉中而为瘀血,心络痹阻故心悸、胸闷;心病日久,由心及脾,脾失健运,痰浊内生,复加性情急躁,肝阳易亢,一遇情志相激,肝阳上扰,内风旋动,气血上僭,痹阻脑络,风痰瘀血阻滞经脉,发为中风,而见半身不遂、口舌㖞斜、语言謇涩;心气不足,阳气不振,气不化水,水湿内停,泛溢肌肤,故肢肿尿少;痰蕴化热,内阻于肺,清肃失司,故咳喘痰稠;痰热扰动心神则夜寐不安;痰结火郁,腑气不通则大便秘结;痰浊内阻,阻遏气机,清阳不升,则头痛沉胀如裹;气机失调,胃气上逆,故食少、恶心;舌黯、苔黄腻、舌底脉络色黯纤曲、唇黯、脉促,均为心气不足,痰热、瘀血阻滞之象。综观舌、脉、症,主病在心、脑,涉及肺、肝、脾、胃。以心气不足为本,痰热、瘀血、肝阳上扰为标,为本虚标实之证,总属痰热动风、瘀阻脑络之缺血中风;气虚痰结、心血瘀阻之心痹。患者年近花甲,宿疾病程日久,新病发病急骤,预后欠佳。

西医诊断依据:包括以下两个方面。①起病急骤,左侧半身不遂,浅感觉减退,鼻唇沟变浅,口舌㖞斜,两眼向左凝视,语言不利,左侧膝反射亢进、Babinski 征阳性,神志清楚,脑脊液检查正常,无颅内压增高或脑膜刺激征,有"风湿性心脏病"病史,符合脑栓塞的表现。②心悸、胸闷,气促,难于平卧,血压正常,二尖瓣面容,肝颈静脉回流征阳性,心浊音界向左、右两侧扩大,心律绝对不齐,心音强弱不一,心尖区可闻及双期病理性杂音,脉搏短绌,下肢水肿,心电图示"二尖瓣 P 波,心房纤颤",符合风湿性心脏瓣膜病(二尖瓣狭窄并关闭不全、心房纤颤、心功能Ⅲ级)的表现。

入院诊断:

中医诊断:疾疾诊断:1.缺血中风

2.心痹

证候诊断:心气亏虚,痰热动风,瘀阻脑络证

西医诊断:1.脑栓塞(右侧)

2.风湿性心脏瓣膜病

二尖瓣狭窄并关闭不全

心房纤颤

心功能Ⅲ级

实习医师(签名):

经治医师(签名):

 实训十二 病历书写训练

【实训目的】

通过对"住院病历"的书写训练,要求掌握住院病历书写的基本格式、排列顺序、书写要求。通过对"主诉""辨病辨证依据""西医诊断依据"的归纳与提炼,并给出中、西医正确诊断,以提高独立思考和诊断思维的能力。

【实训准备】

任课教师应提供正规印刷的、规范的中医住院病历空白稿纸。

【实训方法】

个人准备,教师批阅或组织讨论。

【实训内容】

教师提供一份病历,要求学生进行四诊资料的收集,并辨证,确定证名,书写规范的住院病历和门诊病历各一份。

【实训时间】

1学时。

【实训小结】

认真阅读教师批改意见,并改正错漏之处。

 目标检测

一、选择题

(一)单项选择题

1.我国第一部病历专著是( )

A.《诸病源候论》 B.《千金要方》 C.《伤寒杂病论》 D.《肘后备急要方》 E.《黄帝内经》

2.中医记载患者一般资料与诊治资料的案卷正式定名为( )

A.诊籍 B.医籍 C.病案 D.病历 E.医案

3.不用蓝黑墨水笔填写的是下列哪项( )

A.医生签名　　B.住院病历标题　　C.交班记录　　D.病历内容　　E.过敏药物名称

4.住院病历的"首次病程记录"完成时间是（　　　）

A.24小时完成　　　B.出院前完成　　C.及时完成　　　　D.12小时完成　　　E.48小时完成

5.住院病历要求患者入院（　　　）

A.24小时内完成　　　B.及时完成　　　C.出院48小时内完成

D.48小时内完成　　　E.事前完成

6.出院记录要求（　　　）

A.24小时内完成　　　B.及时完成　　　C.出院48小时内完成

D.48小时内完成　　　E.事前完成

7.病历首页要求（　　　）

A.24小时内完成　　　B.及时完成　　　C.出院48小时内完成

D.48小时内完成　　　E.事前完成

8.死亡记录要求在（　　　）

A.24小时内完成　　　B.及时完成　　　C.出院48小时内完成

D.48小时内完成　　　E.事前完成

9.抢救记录要求在（　　　）

A.24小时内完成　　　B.及时完成　　　C.出院48小时内完成

D.48小时内完成　　　E.事前完成

10.手术记录要求在（　　　）

A.24小时内完成　　　B.及时完成　　　C.出院48小时内完成

D.48小时内完成　　　E.事前完成

11.门诊病历要求（　　　）

A.24小时内完成　　　B.及时完成　　　C.出院48小时内完成

D.48小时内完成　　　E.当时完成

12.急诊病历要求（　　　）

A.24小时内完成　　　B.及时完成　　　C.出院48小时内完成

D.48小时内完成　　　E.当时完成

13.要求及时完成的是（　　　）

A.住院病历　　　B.首次病程记录　　　C.病历首页　　　D.门诊病历　　　E.抢救记录

（二）多项选择题

14.目前中医诊断的病证名称应参照使用的书籍有（　　　）

A.《中医病证诊断疗效标准》　　B.《中医临床诊疗术语》　　C.《中医内科急症诊疗规范》

D.《国际疾病分类》　　　　　　　E.高校中医药类规划教材

15.经抢救无效死亡，其死亡记录必须记录的内容有（　　　）

A.抢救经过　　　B.主管医师签名　　　C.死亡时间　　　D.抢救措施　　　E.抢救护士签名

16.下列哪些必须用红墨水书写（　　　）

A.住院记录内容　　B.上级医师批阅病历　　C.住院病历标题

D.患者的姓名、性别、年龄　　　　　E.过敏药物

17.中医门诊首次病历书写的内容包括（　　　）

A.一般项目 B.四诊、诊断 C.治法方药 D.四诊摘要 E.过去患病情况

18.以下哪些是个人史所记录的内容( )

A.过去患病情况 B.居住条件 C.实验室检查结果 D.饮食嗜好 E.情志状态

二、简答题

1.中医病历书写的重点内容包括哪几个方面?

2.主诉的书写要求包括哪几个方面?

3.首次病程记录包括哪些内容?

(李建民 赵海军)

参 考 文 献

［1］马维平.中医诊断学［M］.3版.北京:人民卫生出版社,2014.

［2］郭靠山.中医诊断学［M］.北京:中国中医药出版社,2015.

［3］赵桂芝,何爱国.中医诊断学［M］.2版.西安:西安交通大学出版社,2017.

［4］邓铁涛.中医诊断学(修订版)［M］.上海:上海科学技术出版社,2013.

［5］孙广仁,郑洪新.中医基础理论［M］.北京:中国中医药出版社,2012.

［6］陈家旭,邹小娟.中医诊断学［M］.北京:人民卫生出版社,2016.

［7］叶玉枝.中医基本理论［M］.北京:人民卫生出版社,2013.

［8］宋传荣,何正显.中医学基础概要［M］.3版.北京:人民卫生出版社,2014.

［9］张仲景.伤寒论［M］.北京:中国医药科技出版社,2016.

附录　常见症状的鉴别诊断

症状的鉴别诊断是研究同一症状在不同证候中出现的特点、机制和规律,即解决主症相同或相似而证候却不同的鉴别问题。症状鉴别是辨证或辨病的重要内容。有些症状作为主症时,又是中医的病名。因此,症状的鉴别诊断实际上往往即是疾病的鉴别诊断。

一、发热

发热指体温升高或体温无明显升高而患者自觉有发热的感觉。由于发热的时间、部位、热势程度及伴随症状不同,在临床上可分为恶寒发热、壮热、潮热、寒热往来、烦热、微热等不同类型。

1. 恶寒发热

恶寒发热指恶寒与发热同时出现。六经辨证的太阳病、卫气营血辨证的卫分证、三焦辨证的上焦证均可见此症,为外感表证的主症。其鉴别诊断如下。

(1)恶寒重而发热轻,兼有头痛,身痛,无汗,鼻塞,流清涕,咽喉不适,苔薄白而润,脉浮紧者,为风寒束表证,又称为风寒表实证或太阳伤寒证。

(2)恶风而发热较轻,兼有自汗,头痛,喷嚏,鼻塞,流涕,喉痒不适,或见隐疹,苔薄白,脉浮缓者,为风袭表虚证,又称为风寒表虚证或太阳中风证。

(3)发热较重而微恶风寒,兼有头胀痛,鼻塞,流浊涕,口微渴,咽喉红肿疼痛,舌尖红,苔薄黄或苔薄白而干,脉浮数者,为风热犯表证,又称为卫分证。

(4)发热恶寒,兼有头身重痛,心烦口苦,渴不欲饮,身倦气短,脘痞呕恶,尿短赤,舌红,苔微黄腻,脉濡缓或数者,为暑湿困表证。

(5)身热不扬而微恶寒,兼有头身重痛,困倦乏力,胸闷不饥,面色淡黄,或咽痛微咳,小便短少,苔白腻,脉濡缓者,为肺卫湿热证,属上焦湿热证。

(6)轻度发热恶寒,兼有口、鼻、咽喉干燥,头痛,鼻塞,干咳,痰少而黏,不易咯出,口微渴,苔薄白而干,脉浮细者,为燥邪伤肺证,多发于秋季,有温燥和凉燥之分。热重寒轻,渴甚咽红肿,舌尖红,苔黄,脉数者,属温燥;寒重热轻,身重无汗,痰稀,脉紧者,为凉燥。

(7)恶寒发热,兼有先睑面水肿,继则四肢及全身皆肿,小便不利,咽喉不适或疼痛,咳喘,苔薄白,脉浮滑者,为风水相搏证,属阳水。

2. 壮热

壮热指发热较甚,扪之烙手,体温在39 ℃以上,又称为高热。壮热是邪正剧争,热邪亢盛的标志,多见于外感病的中期、极期阶段。其鉴别诊断如下。

(1)壮热恶热,兼有汗多,烦躁头痛,渴喜冷饮,尿赤便结,或咳喘胸痛,或胁腹胀痛,舌红,苔黄燥,脉洪滑数者,为气分热盛证,可见于伤寒阳明证、温病气分证。

(2)壮热恶热,兼有神昏谵语或昏聩不语,舌蹇肢厥,舌质红绛,苔黄而干,脉细数有力者,为邪陷心包证,多见于温病极期。

(3)壮热夜甚,兼有口渴而饮水不多,心烦躁扰或昏谵,肌肤发斑或吐血、衄血、尿血、便血、舌绛苔黄,脉数有力者,为热入营血证,多见于温病极期。

(4)壮热恶热,兼有头目胀痛,手足躁动甚则抽搐,牙关紧闭,颈项强直,角弓反张,神昏狂乱,口干唇燥,尿短黄,或腹胀便秘,舌红,苔黄燥,脉弦数有力者,为热极生风证。

(5)壮热起伏,兼有汗多不解,烦渴胸闷,脘痞呕恶,头重身困,腹胀便溏不爽,尿短赤灼热,舌红,苔黄腻,脉滑数者,为中焦湿热证,多见于暑温、湿温病极期。

(6)壮热恶热,兼有暴泻腹痛,或下利脓血黏液,里急后重,肛门灼热,心烦呕恶,口干不欲饮,小便短赤,舌红,苔黄腻,脉濡数或滑数者,为大肠湿热证。

3. 潮热

潮热指发热有一定规律性,盛衰起伏如潮水涨落,每日一次,按时而发,按时而止。若一日数发,不属潮热范畴。潮热多见于外感病的中期、后期及某些内伤杂病。其鉴别诊断如下。

(1)日晡潮热,兼有热势较高,汗出而热不退,脐腹硬满疼痛拒按,便秘或纯利稀水,烦躁口渴,甚则神昏谵语、狂乱,舌红,苔黄燥甚或灰黑起芒刺,脉沉实或数而有力者,为阳明腑实证。

(2)潮热,兼有午后热甚,咳嗽喘促,痰涎壅盛,痰黄稠浊,胸闷脘痞,尿短黄,大便不畅,舌红,苔黄腻,脉滑数者,为痰热阻肺证。

(3)午后潮热,兼有身热不扬,头身困重,胸脘痞闷,腹胀便溏,口渴不欲饮,呕恶不欲食,尿短黄,舌略红,苔淡黄腻,脉濡稍数者,为三焦湿热证。

(4)午后或夜间潮热,兼有低热不退,骨蒸颧红,盗汗口渴,或五心烦热,失眠乏力,干咳少痰,或痰中带血,或头晕耳鸣,形体消瘦,舌红绛,少苔,少津,脉细数者,为阴虚火旺证。

4. 寒热往来

寒热往来指恶寒与发热交替发作的一种热型,其寒时自寒而不觉热,其热时自热而不觉寒,是半表半里证的特征。寒热往来常见于少阳证和疟疾。其鉴别诊断如下。

(1)寒热往来,兼有胸胁苦满,心烦喜呕,不欲饮食,口苦,咽干,目眩,舌边红,脉弦者,为伤寒少阳证。

(2)寒热往来,兼有热势起伏,胁肋灼痛,口苦心烦,胸闷腹胀,呕恶厌食,便溏不爽,小便短赤,舌红,苔黄腻,脉弦数或濡数者,为肝胆湿热证。

(3)寒战高热,兼有休作有时,一日、二日或三日一次,反复发作,头身剧烈酸痛,口渴引饮,汗出后热退身凉,周身乏力,脉弦者,为疟邪出入证,见于疟疾。

5. 烦热

烦热指因发热而烦躁不安,坐卧不宁,又称为五心烦热或五心如焚。五心指两手心、两足心和心胸处。烦热属里热证,虚、实皆可导致。其鉴别诊断如下。

(1)烦躁不安,身热或自觉胸膈灼热如焚,兼有失眠,唇焦口燥,口渴便秘,舌红,苔黄,脉浮滑数者,为热扰胸膈证。

(2)心烦壮热,兼有头痛头胀,面赤气粗,口渴喜冷饮,汗多尿赤,或大便秘结,苔黄燥,脉洪数有力者,为气分热盛证。

(3)烦躁发热,兼有夜寐不安,身热夜甚,手足躁扰,有时谵语神昏或狂乱,咽干唇焦,斑疹隐隐,舌红绛,脉细数者,为热入心营证。

(4)烦躁灼热,兼有斑疹紫黑,或吐衄便尿血,血鲜红或紫红,甚则昏狂谵妄,痉挛肢厥,舌质深绛,脉细数疾者,为热入血分证。

(5)烦躁发热,身热起伏,兼有汗出不解,口渴不欲饮,胸脘痞闷,呕恶纳呆,腹胀便溏,尿短黄,或见黄疸,舌红,苔黄腻,脉滑数或濡数者,为中焦湿热证。

(6)五心烦热,或低热不退,兼有骨蒸盗汗,失眠眩晕,颧红咽干,尿黄便秘,形体消瘦,舌红绛,少苔,少津,脉细数者,为阴虚火旺证。

6. 微热

微热指轻度发热,热势不高,体温不升高或在38 ℃以下,又称为低热。微热常见于某些内伤病或温热病的恢复期。其鉴别诊断如下。

(1)微热,兼有干咳少痰,或痰黏不易咯出,口舌干燥而渴,脘痞嘈杂,饥而不欲食,尿黄便秘,舌红,少津,脉虚细者,为肺胃阴虚证。

(2)低热久留不退,或五心烦热,兼有颧红盗汗,目涩咽干,眩晕耳鸣,腰膝酸软,舌绛而干,少苔,脉虚数者,为肝肾阴虚证。

(3)低热,热势随情绪而波动,兼有精神抑郁或烦躁易怒,胸闷胁胀,口苦嗳气,善太息,舌黯,苔白,脉弦者,为肝气郁结证。

(4)低热时发时止,多在劳累后发生或加重,兼有头晕乏力,气短懒言,食少便溏,自汗恶风,舌淡,苔薄,脉缓弱者,为脾虚气陷证。

二、异常出汗

凡与气候、劳动、情绪等因素无关的汗出过多,都属于异常出汗。异常出汗按其汗出部位和特点可以分成许多种,这里重点介绍自汗、盗汗及半身出汗三种。

1. 自汗

自汗指不因劳动和天气过热,白天时时汗出,动则加剧的称自汗。自汗乃阴阳失调,营卫不利,津液外泄所致,外感病、内伤病均可发生,尤以气虚证、阳虚证多见。

(1)自汗恶风,劳动则加剧,兼有易于感冒,神疲乏力,气短懒言,食少便溏,面淡白无华,舌淡,苔薄白,脉弱者,为肺脾气虚证,也称为肺卫不固证。

(2)自汗恶风,兼有低热头痛,肢体酸痛,鼻塞流涕,喷嚏喉痒,舌苔薄白,脉浮缓者,为风袭表虚证,又称为营卫不和证或太阳中风证。

(3)全身汗出量多,兼有高热恶热,烦渴引饮,面红目赤,气急乏力,尿黄便干,舌红,苔黄燥,脉洪数有力者,为气分热盛证,多见于伤寒阳明经证及暑温病等。

(4)全身出汗,兼有手足心及头部较多,身热不扬或热势起伏,肢体困重,口腻纳呆,小便短黄,舌红,苔黄腻,脉濡数者,为湿热内蕴证。

(5)汗出不止,兼有精神萎靡,畏寒肢冷,面色苍白,头晕心悸,气短乏力,舌淡紫,苔白滑,脉细微者,为心肾阳虚证,多见于伤寒少阴证及内伤病后期。

2. 盗汗

盗汗指睡着后汗出,醒后汗止者谓之盗汗。盗汗主要见于内伤杂病,多由阴虚或气阴两虚所致。

(1)盗汗,兼有潮热,心悸怔忡,心烦失眠,多梦易惊,手足心热,口燥咽干,尿黄便干,舌红,少津,脉细数者,为心阴虚证。

(2)盗汗,兼有遗精,腰膝酸软,五心烦热,骨蒸颧红,眩晕耳鸣,或月经不调,咽干便结,舌红,少津,脉细数者,为肾阴虚证。

(3)盗汗,兼有咳嗽,痰少而黏或痰中带血,气短乏力,食少纳呆,五心烦热,咽干颧红,舌红,少苔,脉细数无力者,为气阴两虚证。

3.半身汗出

半身汗出指人体或上或下,或左或右,半身出汗而另一半却不能出汗的症状。本症可分为虚、实两类,多见于中风后遗症、痿证、外伤截瘫等。

(1)半身出汗,兼有或左或右,面色白,神疲气短,眩晕心悸,四肢与唇舌发麻,食少乏力,舌淡,脉细者,为气血两虚证。

(2)上半身出汗,下半身无汗,兼有面色苍白,畏寒肢冷,神疲乏力,口淡不渴,小便清长,舌淡,苔白,脉虚无力者,为阳虚不固证。

(3)下半身出汗,上半身无汗,兼有前阴潮湿,腰膝酸软,梦遗早泄,口燥咽干,五心烦热,舌红,少苔,脉细数者,为肾阴亏虚证。

(4)半身无汗或左或右,或上或下,或某一局部无汗,兼有无汗处刺痛胀痛,或半身不遂,舌淡紫或有瘀斑、瘀点,脉沉涩者,为瘀血阻络证。

三、抽搐

抽搐又称为抽风、瘛疭,指肢体不自主地伸展和屈曲,并且交替进行,抽动不已的症状。凡邪实或正虚导致筋脉过度舒缩,皆可出现抽搐。抽搐多见于温热病极期、疼痛、破伤风、痫病及小儿惊风等。

(1)四肢抽搐阵作,兼有项背强急,角弓反张,牙关紧闭,苦笑面容,口角流涎,烦热,脉弦紧者,为风毒伤肝证,多见于破伤风。

(2)抽搐频繁有力,兼有角弓反张,烦躁不安,高热神昏,肢厥,面红唇赤,涕泪皆无,口渴喜饮,尿黄便结,舌红绛,苔黄燥,脉数实者,为热极生风证。

(3)抽搐缓慢无力,时发时止,兼有微热倦怠,面色萎黄,气短懒言,闭目昏睡或睡时露睛,大便色青或下利清谷,舌淡,苔少,脉弦缓无力者,为肝脾两虚证。

(4)抽搐轻缓,兼有手足颤抖,头晕目眩,面色淡白无华,神疲乏力,心悸失眠,四肢麻木,舌淡,脉弱者,为血虚生风证。

(5)四肢抽搐时作,手足蠕动,眩晕欲倒,腰膝酸软,胁肋灼痛,低热或午后潮热,舌红,苔少或无苔,脉虚数者,为阴虚动风证。

四、出血

出血指血不循经而溢出脉外,停留于脏腑组织或排泄于孔窍的一种症状。由于出血部位不同,在临床上常见的有吐血、咯血、衄血、齿衄、便血、尿血、肌衄及妇女崩漏等。出血最常见的病机是血热、气虚、阴虚火旺、血瘀等。出血证见于外感、内伤多种疾病中。

(1)各种出血,量多势急,血色鲜红,兼有发热恶热,烦躁面赤,舌红绛,苔黄燥,脉数有力者,为血热伤络证。心火亢盛者,伴心悸失眠,口舌生疮,或神昏谵语;肝火炽盛者,伴头目胀痛,易怒发狂,胸胁胀痛;肺热壅盛者,伴咳喘,痰黄黏稠,胸闷胸痛;胃火上炎者,伴胃脘灼痛,牙龈红肿溃烂,口臭,口渴便秘。

(2)出血反复不止,色紫红量少,兼有五心烦热,潮热盗汗,颧红咽干,眩晕耳鸣,干咳少痰,腰膝酸软,形体消瘦,舌红绛,少津,脉细数,为阴虚火旺证。

(3)出血量多,色淡质稀,兼有面唇淡白无华,心悸气短,神疲懒言,食少便溏,舌淡嫩胖且边有齿痕,苔薄,脉细弱者,为脾不统血证。

（4）出血势缓而色暗淡，淋漓不尽，兼有面色苍白，畏寒肢冷，脘腹隐痛喜暖喜按，神疲乏力，大便清稀或久泻失禁，舌淡紫，苔白滑，脉沉细无力者，为脾肾阳虚证。

（5）出血鲜红或暗红，兼有身热不扬，脘痞腹胀，头身困重，呕恶纳呆，口苦黏腻，小便短少，大便不爽，舌红，苔黄腻，脉滑数或濡数者，为湿热蕴结证。

（6）突然出血量多，或淋漓不断，色紫黯夹血块，兼有局部刺痛拒按，面唇青紫晦暗，舌紫黯或有瘀斑、瘀点，脉沉涩者，为血瘀阻络证。

五、咳嗽

咳嗽是肺系疾病的主要症状。各种原因导致肺失宣降，肺气不利，均可引起咳嗽。咳嗽可分为外感和内伤两大类。

（1）咳嗽，痰白清稀，兼外感风寒表实之证，则为风寒束肺证。

（2）咳嗽，痰黄稠，咳痰不爽，兼外感风热表证之症状者，为风热犯肺证。

（3）咳嗽，痰黄黏稠，不易咳出，兼气喘胸闷，烦躁口渴，咽喉肿痛甚则鼻煽胸痛，尿黄便结，舌红，苔黄燥，脉滑数者，为热邪壅肺证。

（4）咳嗽，痰多色白质稠，易于咳出，兼气喘胸闷，脘痞腹胀，食少便溏，舌淡胖，苔白腻，脉濡或滑者，为痰湿阻肺证。

（5）咳嗽，喘急，痰稠难咳，咳引胸胁掣痛，兼有面红目赤，咽干口渴，烦躁易怒，舌红，苔黄，少津，脉弦数者，为肝火犯肺证。

（6）干咳无痰，或痰少而黏不易咳出，或痰中带血，或咯血胸痛，兼有咽干唇燥，五心烦热，潮热盗汗，舌红，少苔，少津，脉细数者，为肺阴虚证。

（7）咳嗽乏力，痰多而清稀，动则加剧，兼有面色白，神疲乏力，声低懒言，自汗易感冒，舌淡嫩，苔薄白，脉虚弱者，为肺气虚证。

六、呕吐

呕吐指胃内容物从口中吐出的症状，若仅有欲吐感觉而未吐出实物者，称为恶心。呕吐与恶心皆是胃气上逆的表现，凡外感、内伤诸病引起胃气上逆时，皆可引起呕吐。

（1）突然恶心呕吐，伴有胃脘胀痛，喜暖拒按，纳呆腹泻，兼外感表证之症状者，为寒湿犯胃证。

（2）呕吐未消化的酸腐食物，兼有嗳腐吞酸，腹胀厌食且吐后觉舒，或腹泻，苔厚腻或垢浊，脉沉滑者，为食滞胃脘证。

（3）呕吐清水痰涎，兼有脘腹胀痛，胃中有振水音，肠鸣辘辘，口淡不欲食，头眩心悸，舌淡胖，苔白滑，脉沉弦者，为痰饮停胃证。

（4）食入即吐，兼有口臭渴饮，面红心烦，或牙龈肿痛，尿黄便结，舌红，苔黄燥，脉洪数有力者，为胃火炽盛证。

（5）呕恶泛酸，吐出物酸腐，兼有嗳气太息，胁肋胀痛，急躁易怒，舌边红，苔薄腻，脉弦者，为肝气犯胃证。

（6）呕恶时作，饮食稍多即吐，兼有脘腹隐痛，喜暖喜按，面色白，神疲乏力，畏寒肢凉，便溏，舌淡，苔白，脉濡缓或沉迟者，为脾胃阳虚证。

（7）呕吐或干呕反复发作，兼有呃逆频作，胃脘嘈杂，饥而不欲食，兼阴虚之见症，舌红，少苔，脉细数者，为胃阴不足证。

七、泄泻

大便次数增多,粪便稀薄,甚至泻出水样便者称为泄泻。脾失健运,肠失传导,致水谷不化而下泄,则成为泄泻。外感、内伤多种因素均可引起泄泻。

(1)泄泻清稀或水样便,便次频多,兼有脘腹胀痛,肠鸣纳呆,口淡不渴,肢体困重,微恶寒,舌胖,苔白腻,脉濡缓者,为寒湿困脾证。

(2)泻下黄褐色溏便,如糊状不爽,臭秽灼肛,兼有腹胀呕恶纳呆,身热不扬,口苦渴不多饮,头身困重,尿短黄,舌红,苔黄腻,脉濡数者,为湿热蕴脾证。

(3)泻下稀便,夹杂不消化食物,臭如败卵,兼有矢气频传,腹部胀痛,嗳腐吞酸,纳呆厌食,苔厚腻,脉滑者,为食滞胃脘证。

(4)大便溏薄,稍多食或食油腻,则腹胀泄泻或呕恶,兼有食少纳呆,面色萎黄,神疲乏力,气短懒言,舌淡,苔白,脉缓弱者,为脾胃气虚证。

(5)泄泻清稀或完谷不化,兼有脘腹胀满,隐痛绵绵,喜温喜按,畏寒肢冷,倦怠乏力,食少纳呆,面色白,舌淡,苔白,脉沉细无力者,为脾胃阳虚证或脾肾阳虚证。

(6)情志不畅则腹痛肠鸣欲泻,泻后痛止,兼有胁腹胀满,嗳气食少,急躁易怒,善太息,舌苔薄白,脉弦缓者,为肝郁脾虚证。

八、便秘

便秘指大便干结,排便困难,排便次数明显减少。便秘为各种原因减少了粪便的水分、阻碍了腑气通降而形成。便秘常见于热病后期、产后、老年人及体质虚弱者。

(1)便秘或热结旁流,兼有脐腹硬满胀痛且拒按,面赤发热或日晡潮热,口臭烦渴,尿短黄,舌红,苔黄燥,脉滑数有力者,为肠热腑实证。

(2)便秘或排便不爽,兼有脘腹痞满胀痛,嗳气矢气后减轻,食少纳呆,肠鸣矢气频作,舌黯,苔腻,脉弦者,为肠道气滞证。

(3)便秘腹胀,兼有脐腹冷痛急暴,遇寒加剧,得温则减,恶心呕吐,舌淡,苔白,脉弦紧者,为寒凝肠道证。

(4)虽有便意,临厕努挣不下,挣则乏力气短汗出,甚则虚脱昏倒,大便并不干结,兼有神疲面白,腹部下坠感,舌淡,苔薄,脉虚弱者,为脾肺气虚证。

(5)大便干结,努挣难下,兼有面色萎黄或淡白,唇爪色淡,眩晕心悸,失眠多梦,舌淡瘦,苔薄,脉细弱者,为血虚肠燥证。

(6)大便数日一行,干结如羊屎,兼有口干唇燥,五心烦热,头晕颧红,尿短黄,舌红,少津,苔黄燥或灰黑,脉细涩者,为肠燥津亏证。

九、小便不利

小便不利指排尿困难,尿量明显减少。本症的原因主要是肾与膀胱的气化不利,也与脾失运化、肺失通调密切相关。小便不利常见于水肿、淋浊、癃闭、里热伤津及湿温等病证。

(1)小便不利,兼有面浮足肿或下肢先肿,渐至全身水肿,按之凹陷不起,脘闷腹胀,纳呆便溏,神倦肢困,舌淡,苔白滑,脉沉。或水肿日益加剧,小便不利,腰膝酸冷,四肢不温,畏寒神倦,面色白或灰滞,舌淡胖,苔白滑,脉沉无力者,为脾肾阳虚证。

(2)小便不利,尿少黄赤,睑面先肿且迅速至周身水肿,按之凹陷不即起,常伴恶风、恶寒、发热、肢节酸重,苔薄白,脉浮紧,或咽喉肿痛、舌红而脉浮数者,为风水相搏证。

（3）小便不利，甚则点滴不出，兼有尿频、尿急、灼痛，尿黄赤或混浊或有砂石，小腹与腰部相引而痛，口渴不欲饮，舌红，苔黄腻，脉滑数者，为膀胱湿热证。

（4）小便不利，或尿如细线，或点滴难出，兼有小腹胀满硬痛拒按，面青紫晦暗，或大便色黑，或有急性外伤史，舌紫黯或有瘀斑、瘀点，脉涩而细者，为瘀阻膀胱证。

（5）小便不利，黄赤灼热，兼有身热汗多，烦渴引饮，口干舌燥，大便干结，皮肤弹性差，极度消瘦，或昏谵，舌红，少苔或无苔而干，脉细数者，为热盛伤津证。

十、疼痛

疼痛是临床最常见的自觉症状之一。根据患者主诉提供的疼痛部位和性质，可以判断出疾病在脏、在腑、在经、在络、在气、在血。按部位疼痛可分为头痛、胸胁痛、胃脘痛、腹痛、腰痛、肌肉关节痛等。

从疼痛的性质来看，一般胀痛多为气滞，刺痛多为血瘀，重着酸痛多为湿，窜痛多为风或气滞，冷痛、挛痛多为寒，灼痛多属火，隐痛绵绵或空痛喜按多为虚证，疼痛剧烈或胀痛拒按多属实证。

1. 头痛

头痛在临床上颇为常见，可见于多种疾病。无论外感或内伤，引起头部气血失和均可产生头痛。

（1）全头痛，痛势较剧烈，痛连项背，常喜裹头，兼有恶风寒，口淡不渴，舌质淡红，苔薄白，脉浮紧者，为风寒头痛。

（2）头痛而胀，甚则如裂，兼有发热恶风，面红赤，口渴喜饮，大便秘结，小便黄赤，舌边尖红，苔薄黄，脉浮数者，为风热头痛。

（3）头痛如裹，兼有肢体困重，身热不扬，胸闷纳呆，小便不利，大便溏薄，舌质淡红，苔白腻，脉濡或滑者，为风湿头痛。

（4）头胀痛，或抽掣而痛，头痛多为两侧，兼有头晕目眩，心烦易怒，面红目赤，口苦胁痛，失眠多梦，舌质红，苔薄黄，或少苔，脉弦或弦细数者，为肝阳头痛。

（5）头痛隐隐，时发时止，遇劳加重，兼有头晕，神疲乏力，气短懒言，自汗，面色㿠白，舌质淡红或淡胖，边有齿印，苔薄白，脉细弱或脉大无力者，为气虚头痛。

（6）头痛隐隐，缠绵不休，兼有面色少华，头晕，心悸怔忡，失眠多梦，舌质淡，苔薄白，脉细或细弱者，为血虚头痛。

（7）头痛而空，兼有腰膝酸软，眩晕耳鸣，健忘，遗精带下，神疲乏力，偏肾阳虚则见畏寒肢冷，偏肾阴虚则见面色潮红，五心烦热，盗汗，舌质淡，体胖，或舌质红，苔薄白，或少苔、剥苔，脉沉细无力或细数者，为肾虚头痛。

（8）头痛昏蒙重坠，兼有胸脘痞闷，纳呆呕恶，眩晕，倦怠无力，舌质淡红，苔白腻，脉滑或弦滑者，为痰浊头痛。

（9）头痛剧烈，或刺痛，经久不愈，痛处固定不移，兼有日轻夜重，头部有外伤史，或长期头痛史，舌暗红，或舌边尖夹有瘀斑、瘀点，或舌下静脉充盈，苔薄白，脉弦细或细涩者，为瘀血头痛。

2. 胸胁痛

胸胁痛指前胸部与两侧腋下胁部疼痛。胸痛与胁痛可单独出现，也可并见，多属心、肺、肝、胆疾病。

(1)胸部剧痛,痛彻肩背且遇寒加重,兼有胸闷,心悸气短,咳唾喘息,面色苍白或青灰,畏寒肢冷,舌淡紫,苔白滑,脉弦紧或结者,为阳虚寒凝证。

(2)胸中胀闷疼痛,兼有咳喘痰鸣,咳痰量多,身重体胖,眩晕心悸,脘痞呕恶,食少纳呆,舌淡胖,苔白腻,脉弦滑者,为痰湿内阻证。

(3)胸胁胀痛,多因情绪不舒而发作或加重,兼有胸闷太息,急躁易怒,嗳气口苦,食少,舌黯,苔薄白,脉弦者,为肝郁气滞证。

(4)胸胁刺痛拒按,咳唾、转侧则加剧,兼有胸胁胀闷或胁下有痞块,或胸胁部有外伤史,面色青紫,舌紫黯或有瘀斑、瘀点,脉弦涩或结代者,为血瘀胸胁证。

(5)胸痛咳喘,咳吐黄稠痰或大量腥臭脓血痰,兼有身热烦渴,尿黄便结,舌红,苔黄腻,脉滑数者,为痰热壅肺证。

(6)胸胁胀满掣痛,咳唾则疼痛加剧,兼有转侧不利,肋间饱满,舌淡,苔白,脉沉弦者,为饮停胸胁证。

(7)胸部灼痛,干咳无痰或痰少而黏,咯血或痰中带血,兼有五心烦热,潮热颧红,盗汗咽干,舌尖红,少苔而干,脉细数者,为肺阴虚证。

(8)胁肋隐隐灼痛,绵绵不休,兼有眩晕耳鸣,两目干涩,五心烦热,潮热盗汗,舌红,苔少或无苔,脉弦细数者,为肝阴虚证。

3. 胃脘痛

胃脘痛指剑突下、上腹中部的疼痛。胃脘痛多由胃、脾、肝、胆等脏腑功能失调、气机不畅所致。

(1)胃脘剧痛,得热痛减遇寒加剧,兼有呕吐清涎,恶寒肢冷,面色青灰或苍白,舌淡紫,苔白滑,脉弦紧者,为寒邪犯胃证。

(2)胃脘灼痛拒按,兼有口渴喜冷饮,消谷善饥或食入即吐,口臭便秘,小便短赤,舌红,苔黄厚燥,脉滑数者,为胃热炽盛证。

(3)胃脘胀痛,牵引胁肋,或脘胁窜痛,每因情志不畅而发作或加剧,兼有嗳气吞酸,胸闷太息,大便不爽,苔薄白,脉弦者,为肝气犯胃证。

(4)胃脘刺痛,不移拒按,食后痛甚,或呕血,兼有大便色黑如柏油,面色青紫晦暗,舌紫黯或有瘀斑、瘀点,脉涩者,为血瘀胃络证。

(5)胃脘隐痛,空腹时明显,进食则疼痛暂缓,兼有喜温喜按,口吐清涎,畏寒肢冷,倦怠乏力,食少便溏,面色白,舌淡,苔白,脉沉细无力者,为脾胃阳虚证。

(6)胃脘隐隐灼痛,时作时止,嘈杂似饥而不欲食,兼有口燥咽干,干呕呃逆,五心烦热,大便干结,舌红,少苔或无苔,脉细数者,为胃阴虚证。

4. 腹痛

腹痛指整个腹部或其中某一局部的疼痛。其范围涉及胃脘以下,耻骨联合以上,包括大腹、小腹和少腹。脾、肝、胆、肾、大肠、小肠、膀胱、胞宫等居于腹内,其气血运行失调,皆能产生腹痛。一般而言,痛在大腹多属脾与大肠;痛在少腹多属肝与小肠;痛在小腹多属膀胱、肾、胞宫。腹痛胀痛拒按者为实,腹痛绵绵喜按者为虚。

(1)腹部剧痛拘急,痛无休止,得热痛减遇冷尤甚,兼有畏寒肢冷,口和尿清,或肠鸣腹泻,舌淡紫,苔白腻,脉沉紧者,为寒凝肠道证。

(2)腹痛,里急后重,暴泻或痢下脓血黏液,兼有肛门灼痛,脘痞腹胀,身热烦躁,小便短赤,舌红,苔黄腻,脉滑数者,为肠道湿热证。

(3)腹部胀痛或游走窜痛,痛无定处,兼有嗳气矢气后暂舒,常随情绪波动而变化,大便不爽,舌淡,苔薄白,脉沉弦者,为肠道气滞证。

(4)腹中局部刺痛、拒按且固定不移,日轻夜重,或可触及肿块,兼有面色晦暗,舌有瘀斑、瘀点,脉沉涩者,为肠道血瘀证。

(5)脘腹胀满作痛且拒按,兼有嗳腐吞酸,纳呆厌食,肠鸣矢气,大便不爽,或泻下溏便,臭如败卵,或便秘,舌苔厚腻或浊垢,脉滑有力者,为食积肠道证。

5. 腰痛

腰痛指腰部一侧或双侧的疼痛。腰为肾之府,腰痛与肾的关系至为密切。外感或内伤导致腰部经络不利,均可引起腰痛。

(1)腰部酸软疼痛,绵绵不休,时作时止,喜捶喜按,兼有下肢无力,眩晕耳鸣,遗精或月经不调,并伴有肾阳虚或肾阴虚之脉症者,为肾虚精亏证。

(2)腰部重着冷痛,逢阴雨天或受寒,则发作或加重,得热痛减,兼有转侧不利,或牵掣下肢冷痛,麻木,舌淡,苔白腻,脉沉紧者,为寒湿阻络证。

(3)腰胯灼热胀痛,痛处喜凉恶热,转侧不利,兼有下肢酸软,心烦口苦,小便短黄,大便不爽,舌红,苔黄腻,脉濡数者,为湿热阻络证。

(4)腰部疼痛如刺,痛有定处,拒按,俯仰不便不能转侧,兼有大便色黑或秘结,或有外伤史,舌黯有瘀斑、瘀点,脉沉涩者,为瘀血阻络证。

6. 肌肉关节痛

肌肉关节痛指全身或局部肌肉、关节的疼痛。肌肉关节痛多因风寒湿热等淫邪外袭,闭塞经络,气血不通而致,也可因气血不足,阴阳失调,筋脉失养引起。

(1)肌肉与关节强痛、重着、肿胀、麻木,兼有肢体屈伸不利,气候潮湿、寒冷则发作或加剧,反复发作,经久难愈多为风寒湿痹证。风邪偏重者,多见于上肢游走疼痛,痛无定处,苔薄,脉浮;寒邪偏重者,剧烈冷痛,得热痛减,苔白滑,脉弦紧;湿邪偏重者,重痛不移,肿胀麻木,苔白腻,脉濡数。

(2)局部关节、肌肉红肿热痛,扪之灼热,得冷则舒,兼有发热心烦,汗出口渴,尿黄便结,或见皮肤红斑,舌红,苔黄腻,脉滑数者,为湿热阻络证。

(3)肢体关节胀痛、刺痛不移,夜间痛剧,兼有关节肿大变形,不能屈伸,或周围肌肉萎缩,面色晦暗或肌肤甲错,舌淡胖紫或有瘀斑、瘀点,苔厚腻,脉弦滑或沉涩者,为痰瘀阻络证。

(4)长期肌肉、关节酸痛或隐痛,时轻时重,兼有筋脉拘急,面色白或萎黄,眩晕心悸,神疲气短,倦怠乏力,食少消瘦,舌淡瘦,脉细弱者,为气血两虚证。

(李建民　赵海军)